Clinical Nursing of
Common Diseases

临床常见病护理

侯亚楠　等 主编

化学工业出版社
·北京·

图书在版编目（CIP）数据

临床常见病护理 / 侯亚楠等主编. — 北京 ：化学工业出版社，2025. 10. — ISBN 978-7-122-49391-0

Ⅰ. R47

中国国家版本馆 CIP 数据核字第 2025LC9232 号

责任编辑：邵桂林　赵兰江　　装帧设计：韩　飞
责任校对：杜杏然

出版发行：化学工业出版社
（北京市东城区青年湖南街 13 号　邮政编码 100011）
印　　装：北京科印技术咨询服务有限公司数码印刷分部
787mm×1092mm　1/16　印张 14　字数 331 千字
2026 年 1 月北京第 1 版第 1 次印刷

购书咨询：010-64518888　　　　售后服务：010-64518899
网　　址：http://www.cip.com.cn
凡购买本书，如有缺损质量问题，本社销售中心负责调换。

定　　价：98.00 元

编写人员名单

主　编	侯亚楠	胜利油田中心医院
	李　利	长春中医药大学附属医院
	周利娜	广东省妇幼保健院
	任福玲	日照市岚山区人民医院
	田　美	烟台市莱阳中心医院
副主编	张樊君	深圳市宝安区人民医院
	于　影	佳木斯大学
	杨利红	深圳市第二人民医院（深圳大学第一附属医院）
	宋建东	内蒙古医科大学附属医院
	冯艳苓	吉林省一汽总医院
	张兆娜	吉林省一汽总医院
	邹洪敏	吉林省一汽总医院
	马忠莹	吉林省一汽总医院
	陈贺玲	吉林省中医药科学院
参　编	田凤玲	上海市第一人民医院酒泉医院（酒泉市人民医院）
	李　丹	吉林省中医药科学院
	王晓玲	烟台市疾病预防控制中心
	付晓玲	十堰市人民医院（湖北医药学院附属人民医院）新生儿科
	冯　怡	十堰市人民医院（湖北医药学院附属人民医院）心内科
	史娟娟	十堰市人民医院（湖北医药学院附属人民医院）甲状腺乳腺血管外科
	王　娇	十堰市人民医院（湖北医药学院附属人民医院）甲状腺乳腺血管外科

前言

医学模式、社会模式的不断转变和医学科学技术的迅速发展，带动了护理理念、护理技术的变革，层出不穷的新理论、新知识、新技术和新方法在临床实践中被广泛应用，医疗服务需求日益多元化，这种发展趋势对临床护理工作者提出了更高的要求。为进一步规范护理行为、提高专科护理质量和操作水平、指导临床护理工作者运用专业技术知识切实对患者实施优质护理，更好地体现人文关怀，我们特组织了一批长期在临床一线工作的资深护理工作者，在结合本身临床工作实践并参考相关文献资料的基础上编写了本书。

本书详细介绍了各科室临床护理工作者必备的护理管理知识，重点阐述了临床常见疾病的护理技术，书中不仅介绍了疾病的护理，还增加了相关的诊疗内容，旨在使护理工作者可以全面、系统地了解疾病的相关知识，以便于更好地为患者服务。

本书兼顾科学性、指导性和实用性，内容涵盖面广，贴合临床实际，对规范临床护理工作、指导护理教学活动有一定的积极作用，适合广大临床护理工作者和医学院校护理专业师生阅读参考。

由于编者的水平和能力有限，书中不足之处在所难免，敬请广大读者批评指正，以期再版修订时进一步完善。

编者

2025 年 8 月

目录

第一章

内　科

第一节　肺炎

肺炎是指终末气道、肺泡和肺间质等在内的肺实质的炎症。常见症状为咳嗽、咳痰或原有呼吸道症状加重，并出现脓性痰或血痰，伴或不伴胸痛。大多数患者有发热，早期肺部体征无明显异常，重症者可有呼吸困难、呼吸窘迫。可由病原微生物、理化因素、免疫损伤、过敏及药物所致，其中以感染因素最多见，是呼吸系统多发病、常见病。肺炎可以是原发病，也可以是其他疾病的并发症。老年人、儿童、伴有基础疾病或免疫功能低下者，如COPD、心力衰竭、肿瘤、应用免疫抑制剂、久病体衰、糖尿病、尿毒症、艾滋病等并发肺炎时病死率高。

一、分类

1. 按感染来源分类

（1）细菌性肺炎　占成人各类病原体肺炎的80%，其重要特点是临床表现多样化、病原谱多元化、耐药菌株不断增加。

（2）真菌性肺炎　真菌引起的疾病是真菌病，肺部真菌病占内脏深部真菌感染的60%以上，大多数为条件致病性真菌，以念珠菌和曲霉菌最为常见，除了可由多种病原体引起外，其他如放射性因素、化学因素、过敏因素等亦能引起肺炎。

（3）非典型肺炎　是指由支原体、衣原体、军团菌、立克次体、腺病毒以及其他一些不明微生物引起的肺炎。

2. 按获病方式分类

（1）医院获得性肺炎（HAP）　亦称为医院内肺炎（NP），是指患者入院时不存在、也不处于感染的潜伏期，入院48h后在医院（包括老年护理院、康复院）内发生的肺炎。我国HAP发病率为1.3%～3.4%，是第一位的医院内感染（占29.5%）。

（2）社区获得性肺炎（CAP）　又称为院外肺炎，是指在医院外罹患的感染性肺实质炎症，包括有明确潜伏期的病原体感染而在入院后平均潜伏期内发病的肺炎。

3. 按解剖部位分类

可分为大叶性肺炎、小叶性肺炎和间质性肺炎。

二、病因与发病机制

1. 病因

（1）健康人体对病原微生物具有较强的免疫力，当患者出现机体免疫力下降时可造成病原微生物的条件致病。

① 免疫功能受损：受寒、饥饿、疲劳、醉酒、昏迷、毒气吸入等。

② 患者有基础疾病：肺结核、恶性肿瘤、糖尿病、营养不良、烧伤等。

③ 长期大量使用广谱抗生素。

④ 使用肾上腺皮质激素/免疫抑制药、放射治疗或化学治疗后、器官移植、导管插管等情况。

⑤ 进入下呼吸道的病原菌毒力较强或数量较多时，感染发病。

（2）医院获得性肺炎的产生，其危险因素除了有宿主因素外，还包括医源性因素，如长期住院或长期住 ICU，进行机械通气，人工气道，长期经鼻咽腔留置胃管，曾接受抗生素、糖皮质激素或免疫抑制药治疗，使用 H_2 受体拮抗药等。

2. 发病机制

微生物在肺内的感染途径可分为三种类型。

（1）内源性感染　口咽部定植菌吸入，即正常人口腔和上呼吸道寄生的微生物进入下呼吸道导致感染，是肺炎最重要的发病机制。

（2）外源性感染　带菌气溶胶吸入，即患者吸入带菌的粉尘引起感染。

（3）继发性感染　体内其他部位已存在感染，经过血行或淋巴系统播散至肺，或者邻近气管的感染直接蔓延侵犯肺。

三、临床表现

（1）症状和体征　肺炎因病因不同，起病急缓，痰液性质，并发症（末梢循环衰竭、胸膜炎或脓胸、菌血症等）有无等可有不同，但其有很多的共同表现（表 1-1），需要指出的是肺炎的临床表现、实验室和影像学所见对 HAP 的诊断特异性甚低，尤其应注意排除肺不张、心力衰竭和肺水肿、基础疾病肺侵犯、药物性肺损伤、肺栓塞和成人型呼吸窘迫综合征等。粒细胞缺乏、严重脱水患者并发 HAP 时 X 线检查可以阴性，卡氏肺孢子虫肺炎有 10%～20%的患者 X 线检查完全正常。当出现重症肺炎症状时，需密切观察，积极救治。

表 1-1　肺炎与重症肺炎的临床表现

分类	临床表现
肺炎	(1)新近出现咳嗽、咳痰或原有呼吸道疾病症状加重，并出现脓性痰；伴或不伴胸痛
	(2)发热
	(3)肺实变体征和(或)湿啰音
	(4)WBC>10×10^9 个/L 或<4×10^9 个/L，伴或不伴核左移
	(5)胸部 X 线检查显示片状、斑片状浸润性阴影或间质性改变，伴或不伴胸腔积液

续表

分类	临床表现
重症肺炎	(1)意识障碍
	(2)呼吸频率>30次/min
	(3)PO_2<60mmHg、PO_2/FiO_2<300,需行机械通气
	(4)血压<90/60mmHg
	(5)胸部X线片示双侧或多肺叶受累,或发病48h内病变扩大≥50%
	(6)少尿:尿量<20mL/h,或<80mL/4h,或急性肾衰竭需要透析治疗

(2) 典型的症状和体征　金黄色葡萄球菌肺炎为黄色脓性痰；肺炎链球菌肺炎为铁锈色痰常伴口唇单纯疱疹；肺炎杆菌肺炎为砖红色黏冻样痰；铜绿假单胞菌肺炎呈淡绿色痰；厌氧菌感染痰常伴臭味。

(3) 实验室检查

① 血常规：白细胞总数和中性粒细胞多有升高，伴或不伴核左移，部分可见中毒颗粒。支气管肺泡灌洗液定量培养和保护性毛刷定量培养可诊断。老年体弱者白细胞计数可不升高，但中性粒细胞百分比仍高。肺部炎症显著但白细胞计数不升高常提示病情严重。

② 痰培养：痰细菌培养结合纤维支气管镜取标本检查，诊断的敏感性和特异性较高。必要时做血液、胸腔积液细菌培养可明确诊断。真菌培养为诊断真菌感染的金标准。

③ 血清学检查：对于衣原体感染、军团菌肺炎等进行补体结合试验、免疫荧光素标记抗体检查可协助诊断。

④ 辅助检查：胸部X线可显示新出现或进展性肺部浸润性病变。肺部病变表现多样化，早期间质性肺炎，肺部显示纹理增加及网织状阴影，后发展为斑点片状或均匀的模糊阴影，近肺门较深，下叶较多。约50%为单叶或单肺段分布，有时浸润广泛、有实变。儿童可见肺门淋巴结肿大。少数病例有少量胸腔积液，肺炎常在2～3周消散，偶有延长至4～6周者。

四、诊断

1. 病史

年龄>65岁；存在基础疾病或相关因素，如慢性阻塞性肺疾病（COPD）、糖尿病，慢性心、肾功能不全，慢性肝病、一年内住过院、神志异常、脾切除术后状态、长期嗜酒或营养不良。

2. 体征

呼吸频率>30次/min，脉搏≥120次/min；血压<90/60mmHg；体温≥40℃或≤35℃；意识障碍；存在肺外感染病灶如脑膜炎甚至败血症（感染中毒症）。

3. 实验室和影像学检查异常

血白细胞计数>20×10^9个/L；血肌酐>106μmol/L或血尿素氮>7.0mmol/L；血红蛋白<90g/L或血细胞比容<0.30；血浆清蛋白25g/L；有感染中毒症状或弥散性血管内凝血的证据，如血培养阳性、代谢性酸中毒、凝血酶原时间和部分激活的凝血活酶时间延长、血小板减少；胸部X线片病变累及一个肺叶以上、出现空洞、病灶迅速扩散或出

现胸腔积液。

如果肺炎患者需要呼吸支持（急性呼吸衰竭、气体交换恶化伴高碳酸血症或持续低氧血症）、循环支持（血流动力学障碍、外周低灌注）和需要加强监护与治疗（肺叶引起的感染中毒症状或基础疾病所致的其他器官功能障碍）则可认为是重症肺炎。

五、治疗原则

细菌性肺炎治疗主要选择敏感抗菌药物及对症支持治疗。真菌性肺炎治疗目前尚无很理想的药物，临床所见真菌肺炎常继发于大量广谱抗生素、肾上腺皮质激素、免疫抑制药等的应用，也可因体内留置导管而诱发，因此本病的预防比治疗更为重要。

1. 一般治疗

去除诱发因素，治疗基础疾病，调整免疫功能。

2. 对症治疗

加强营养支持，进食高能量、富含维生素、易消化的饮食；补充液体，维持水、电解质、酸碱平衡，对病情较重、病程较长、体弱或营养不良者应输新鲜血或血浆，或应用人血清蛋白。合并休克患者应注意保证有效血容量，应用血管活性药物及正性肌力药物。当有呼吸急促或有缺氧、发绀时给予氧疗，必要时给予机械通气治疗；高热时给予物理或药物降温，注意祛痰，采取的体位应有利于引流排痰，结合药物祛痰，必要时可经支气管镜或人工气道吸痰、冲洗，当有剧咳或有剧烈胸痛时方可考虑加用镇咳药物。

3. 抗生素治疗

抗菌治疗是决定细菌性肺炎预后的关键，正确选择和及早使用抗菌药物可降低病死率。治疗疗程根据病情轻重、感染获得来源、病原体种类和宿主免疫功能耐药金黄色葡萄球菌（MRSA）状态等有所不同，轻、中度肺炎可在症状控制后3～7天停药，病情较重者常需1～2周，金黄色葡萄球菌肺炎、免疫抑制宿主、老年人肺炎疗程适当延长；吸入性肺炎或伴肺脓肿形成、真菌性肺炎时，总疗程则需数周至数月；抗感染治疗2～3天后，若临床表现无改善甚至恶化，应调换抗感染药物；若已有病原学检查结果，则根据病原菌体外药敏试验选用敏感的抗菌药物。

（1）轻至中度肺炎常见病原菌

包括肠杆菌科细菌、流感嗜血杆菌、肺炎链球菌、甲氧西林敏感金葡菌（MSSA）。治疗抗生素可选择：①第二代及不具有抗假单胞菌活性的第三代头孢菌素（头孢噻肟、头孢曲松钠）；②β-内酰胺类和β-内酰胺酶抑制药（如氨苄西林和舒巴坦）；③氟喹诺酮类（环丙沙星和诺氟沙星）或克林霉素联合大环内酯类。

（2）重症肺炎常见病原菌

重症肺炎常见病原菌包括铜绿假单胞菌、耐药金黄色葡萄球菌（MRSA）、不动杆菌、肠杆菌属细菌、厌氧菌。治疗抗生素可选用喹诺酮类或氨基糖苷类联合下列药物之一：①抗假单胞菌β-内酰胺类，如头孢他啶、头孢哌酮、哌拉西林、替卡西林、美洛西林等；②广谱β-内酰胺类和β-内酰胺酶抑制药（克拉维酸、头孢哌酮、哌拉西林和他唑巴坦）配伍；③碳青霉烯类（如亚胺培南）；④必要时联合万古霉素（针对MASA）；⑤当估计真菌感染可能性大时应选用有效抗真菌药物。

4. 抗真菌药物治疗

抗真菌药物具有较强的肝肾毒性，必须谨慎选择用药时机和药物类型。

5. 其他治疗

对休克型肺炎应及时抢救，控制感染；选择性病例应给予手术治疗。

六、常见护理问题

1. 体温过高

（1）相关因素

与细菌侵入肺泡所致炎症反应、免疫力下降有关。

（2）临床表现

口腔温度持续在39～40℃，1天内体温波动范围在1℃以内；颜面潮红，皮肤灼热，口唇干燥，呼吸、脉搏加快；患者主诉发热、不适。

（3）护理措施

① 每4h监测体温1次，观察热型变化规律。

② 观察患者的面色、脉搏、呼吸、血压、食欲、出汗等，皮肤是否干燥及弹性如何。

③ 卧床休息，降低机体耗能，注意保暖。为患者提供良好的住院环境，发热患者容易怕光，拉上窗帘以降低室内亮度，病室保持适宜的温度为18～22℃、湿度为50%～70%。

④ 进食富含优质蛋白质、维生素和足量热量的易消化、流质或半流质饮食。还可接受发热食疗，如荷叶粥、绿豆粥、金银花茶等。

⑤ 做好口腔护理。高热患者唾液分泌减少，口腔黏膜干燥，极易引起口腔炎、舌炎和黏膜溃疡，在饭前、饭后协助患者漱口，加强晨、晚间口腔护理，防止口腔感染，口唇干裂者涂甘油保护，有疱疹者局部涂消炎膏。

⑥ 体温超过38.5℃者给予物理降温，头部放置冰袋，或乙醇、温水擦浴等，30min后观察体温并做记录。

⑦ 在解热过程中如患者大量出汗，应及时擦干汗液，更换衣裤、床单、被套。

⑧ 鼓励患者多饮水，每天饮水量2000mL，必要时静脉补液。

⑨ 按医嘱应用抗生素、解热药，观察并记录用药效果。

⑩ 解热后鼓励患者增加活动和呼吸运动，以促进痰液排出，防止并发症出现。

2. 气体交换受损

（1）相关因素　与肺部炎症广泛，通气/血流比例降低；气道内分泌物堆积有关。

（2）临床表现　患者呼吸急促；口唇发绀；动脉血气示低氧血症。

（3）护理措施

① 监测患者生命体征，每2～4h监测1次，特别注意观察呼吸的性质、频率、节律、形态、深度及有无呼吸困难。

② 减少活动量，以减轻能量和氧的消耗。

③ 协助患者采取舒适的半卧位或高枕卧位，有利于呼吸。去除紧身衣物及厚重盖被，以减少胸部压迫感。

④ 鼓励患者深呼吸，协助翻身及进行胸部叩击，指导有效咳嗽，清除呼吸道分泌物，保持呼吸道通畅，有利于肺部气体交换。

⑤ 痰液黏稠不易咳出时，按医嘱给予祛痰、解痉药，必要时生理盐水 10mL 加 α-糜蛋白酶 5mg、地塞米松 5mg 及少量抗生素，超声雾化吸入 2 次/天。

⑥ 按医嘱吸氧，保持鼻导管通畅，导管固定牢固，防止脱落，给氧装置的湿化瓶每天更换，导管每周更换 2 次，每天乙醇消毒 2 次，确保氧疗安全有效。

⑦ 按医嘱给予抗生素治疗，观察药物疗效及不良反应。

⑧ 根据病情预测是否需要气管插管和呼吸机并做好准备。

3. 疼痛

（1）相关因素　与炎性渗出物刺激胸膜、高热时代谢产物在体内堆积、频繁咳嗽有关。

（2）临床表现　患者主诉疼痛，表现为痛苦面容；处于强迫体位即患侧卧位。

（3）护理措施

① 仔细观察患者疼痛部位、性质和程度。

② 嘱患者注意休息，调整情绪，转移注意力，减轻疼痛。

③ 协助患者取舒适的体位：患侧卧位，以降低患侧胸廓活动度来缓解疼痛。

④ 指导患者在深呼吸和咳嗽时用手按压患侧胸部以降低呼吸幅度，可减轻疼痛。

⑤ 因胸部剧烈活动引起剧烈疼痛时，可在呼气状态下用宽胶布固定患侧胸部，减轻因胸廓大幅度运动而引起的胸痛。

4. 焦虑

（1）相关因素　与担心预后及治疗费用、环境改变有关。

（2）临床表现　呼吸、心率增快，血压升高；面色潮红或苍白、失眠、疲劳和虚弱；患者自诉不安，预感不幸，表现为易怒、没有耐心、自责或责备他人。

（3）护理措施

① 评估患者的焦虑程度（使用焦虑自评量表 SAS）。

② 建立良好的护患关系，得到患者的信任。

③ 消除对患者产生干扰的因素，鼓励患者积极配合治疗，早日康复。

④ 了解患者家属情况及其家庭作用，住院后家庭存在的主要问题。与家庭的关键人物取得联系，帮助解决有关问题，让家庭成员与患者联系，给予心理支持。

⑤ 帮助患者正确评估目前的病情，消除患者存在的不愿接受的事实。耐心倾听，理解、同情患者的感受。

⑥ 协助患者进行适当的活动，分散患者的注意力，解除肌紧张，帮助患者应用松弛疗法，如听音乐等。

5. 潜在并发症（感染性休克）

（1）相关因素　与年老体弱、免疫力差或严重的败血症、毒血症有关。

（2）临床表现　表情淡漠、面色苍白；高热或体温不升、脉搏细速、脉压变小、呼吸浅快；四肢厥冷、多汗；尿量减少。

（3）护理措施

① 严格按照医嘱使用抗菌药物，注意药物浓度、配伍禁忌、滴速和用药间隔时间。

用药前详细询问过敏史，用药期间应注意观察疗效和药物的不良反应。

② 密切观察患者的生命体征，定时测量体温、脉搏、呼吸。

③ 观察患者的面色、神志、肢体末端温度等，发现休克先兆，立即与医师联系，并配合医师进行抢救。

④ 安置患者于去枕平卧位，尽量减少搬动，适当保暖。

⑤ 给予高流量吸氧，迅速建立两条静脉通道，妥善安排输液顺序，输液速度不宜过快，以防诱发肺水肿。

⑥ 监测动脉血气分析、电解质等，时刻注意病情的动态变化。

⑦ 嘱患者绝对卧床休息，做好生活护理。

6. 潜在并发症（胸膜炎）

（1）相关因素　胸部炎症累及胸膜。

（2）临床表现　胸痛、呼吸困难；肺炎的治疗过程中，体温下降后再度上升；胸部X线片显示有胸腔积液。

（3）护理措施

① 严密观察患者体温、呼吸变化，若在治疗过程中发生体温下降后再度上升或呼吸困难，需警惕胸膜炎的发生。

② 密切观察患者胸痛的性质、程度及呼吸困难的关系。并发胸膜炎者往往随着渗出液的增多，胸痛有所减轻，但呼吸困难反而加重。

③ 按医嘱使用抗生素，观察药物疗效及不良反应。

④ 若患者出现胸膜炎，积极配合医师进行治疗，做好胸腔穿刺及闭式引流的护理。

七、健康教育

1. 疾病简介

肺炎是指肺实质的炎症。常见病因有感染、毒气、化学物质、药物、放射线，以及食物呕吐物的吸入，过敏、风湿性疾病等。受凉、劳累可诱发。其主要表现为发病急骤、突发的寒战、发热、胸痛、咳嗽、咳痰。儿童、年老体弱、身体免疫力下降者易患本病。

2. 心理指导

肺炎患者往往发病时出现发热、胸痛、咳嗽、咳痰等不适感，导致因疼痛而害怕咳嗽，从而影响预后，因而应积极鼓励并给予帮助，并告诉患者肺炎经积极治疗后一般可彻底治愈，以减轻患者的焦虑，取得配合。

3. 饮食指导

宜进食高热量、高蛋白质，富含维生素A、维生素E和维生素B_2，易消化的半流质饮食，如牛奶、蛋羹类、细软面条、鱼粥、肉末、糙米饭、胡萝卜、莴苣等，多饮水。忌食温热生痰食物，如蛇肉、白果、柑橘、胡椒、龙眼肉，以保护呼吸道黏膜，增强抗病能力。

4. 用药指导

常见药物有抗生素（如青霉素）、祛痰药（如氨溴索），应在医师或护士指导下遵医嘱服用药物。用药过程中如出现皮肤瘙痒或皮疹、腹泻、胃部不适、血痰，应立即告知医护人员。

5. 休息与活动指导

高热时卧床休息，保证充足睡眠，解热后可在室内活动，注意初起床时防受凉。

6. 特殊指导

(1) 配合痰培养标本的留取。

(2) 若痰多，难以咳出，可每1～2h进行1次有效咳痰，即先数次随意深呼吸（腹式），吸气终了屏气片刻，然后进行咳嗽。也可使用胸部叩击法，两手指并拢拱成杯状，腕部放松，迅速而又规律地叩击胸部各肺叶，每一肺叶反复叩击1～3min，以使痰液松动，易于咳出。

(3) 高热时，可行头部、腋窝、腹股沟处冰敷、温水擦浴、乙醇擦浴，退热时注意保暖，及时更换湿衣服。必要时可遵医嘱服用解热药，同时要密切观察有无出汗、发热或虚脱症状出现。

7. 病情观察

配合监测生命体征，注意有无寒战、胸痛及咳嗽、咳痰情况。

8. 出院指导

(1) 肺炎虽可治愈，但若不注意身体，易复发。

(2) 出院后应戒烟，避免淋雨、受寒，尽量避免到人多的公共场所。室内经常开窗通风，防止感冒，及时治疗上呼吸道感染，1个月以后回院复查胸部X线片。

(3) 合理饮食，保持心情愉快，增强机体免疫力。

(4) 积极参加力所能及的体育锻炼，如打太极拳、练养生功等，以调节呼吸、增加肺活量，使支气管肌肉松弛，提高呼吸道纤毛清除能力，以免细菌生长繁殖。

(5) 如有高热、寒战、胸痛、咳嗽、咳痰，立即就诊。必要时可接受流感疫苗、肺炎球菌疫苗注射。

第二节　支气管扩张

支气管扩张是指近端中等大小支气管由于管壁的肌肉和弹性成分的破坏，导致其管腔形成异常的、不可逆性扩张、变形。本病多数为获得性，多见于儿童和青年。大多继发于急、慢性呼吸道感染和支气管阻塞后，患者多有童年麻疹、百日咳或支气管肺炎等病史。临床特点为慢性咳嗽、咳大量脓痰和（或）反复咯血。近年来随着卫生条件的改善和营养的加强，抗菌药物的早期应用，以及麻疹、百日咳疫苗预防接种的普及，由于儿童期感染引起的支气管扩张已明显减少。

一、病因与发病机制

1. 支气管-肺组织感染和阻塞

婴幼儿百日咳、麻疹、支气管肺炎是支气管-肺组织感染所致支气管扩张最常见的原因。由于儿童支气管管腔较细狭，管壁较薄弱，易阻塞，反复感染可引起支气管壁各层组织，尤其是平滑肌和弹性纤维遭到破坏，削弱了管壁的支撑作用。在咳嗽时管腔内压力增高，呼吸时胸腔内压的牵引，逐渐形成支气管扩张。支气管周围纤维增生、广泛胸膜增厚和肺不张等牵拉管壁，也是引起支气管扩张的重要因素。此外，肿瘤、异物吸入或管外肿大的淋巴结压迫，也可导致远端支气管。肺组织感染而致支气管扩张。总之，感染引起支气管阻塞，阻塞又加重感染，两者互为因果，促使支气管扩张的发生和发展。

2. 支气管先天性发育缺损和遗传因素

临床较少见，如 Kartagener 综合征（支气管扩张伴鼻窦炎、内脏转位）、与遗传因素有关的肺囊性纤维化和遗传性 α_1-抗胰蛋白酶缺乏症。

3. 机体免疫功能失调

类风湿关节炎、系统性红斑狼疮、溃疡性结肠炎、Crohn 病、支气管哮喘和泛细支气管炎等疾病可伴有支气管扩张，提示支气管扩张可能与机体免疫功能失调有关。

二、病理和病理生理

支气管-肺组织感染引起的支气管扩张多见于两肺下叶，且以左肺下叶和舌叶最为常见。可能是由于左下叶支气管细长、与主支气管夹角大且受心脏血管压迫，引流不畅。因左舌叶支气管开口接近下叶背段，易受下叶感染累及，故左下叶与舌叶支气管常同时发生扩张。下叶感染时易累及左舌叶。上叶支气管扩张一般以尖、后段常见，多为结核所致，由于引流通畅，一般以咯血多见而少有脓性痰，故也称为“干性支气管扩张”。右肺中叶支气管细长，周围有多簇淋巴结，可因非特异性或结核性淋巴结肿大而压迫支气管，引起右中叶不张，称中叶综合征，也是支气管扩张的好发部位。

支气管扩张剂其形状改变可分为柱状和囊状两种，亦常混合存在。显微镜下的改变为支气管管壁增厚、支气管黏膜表面溃疡形成，柱状纤毛上皮鳞状化生或萎缩，杯状细胞和黏液腺增生；受累管壁的结构，包括软骨、肌肉和弹性组织破坏并被纤维组织替代；支气管管腔扩大，内聚稠厚脓性分泌物，其远端的外周气道被分泌物阻塞或被纤维组织闭塞。支气管扩张易发生反复感染，炎症可蔓延到邻近肺实质，引起不同程度的肺炎、小脓肿或肺小叶不张，以及伴有慢性支气管炎的病理改变。炎症可致支气管壁血管增多，或支气管动脉和肺动脉的终末支扩张与吻合，形成血管瘤，可出现反复大量咯血。

支气管扩张的呼吸功能改变取决于病变的范围和性质。病变局限者，肺功能测定可在正常范围。柱状扩张对呼吸功能的影响较轻微，囊状扩张病变范围较大时，可并发阻塞性肺气肿及支气管周围肺纤维化。表现为以阻塞性为主的混合性通气功能障碍，引起低氧血症和高碳酸血症。少数患者病情进一步发展，出现肺动脉高压、并发肺源性心脏病。

三、临床表现

支气管扩张可发生于任何年龄，但以青少年为多见。大多数患者在幼年曾有麻疹、百日咳或支气管肺炎迁延不愈病史，一些支气管扩张患者可能伴有慢性鼻窦炎或家族性免疫缺陷病史。

1. 症状

典型的症状为慢性咳嗽、大量脓痰和（或）反复咯血。其表现轻重与支气管病变及感染程度有关。

（1）慢性咳嗽、大量脓痰　痰量与体位改变有关，晨起或夜间卧床转动体位时咳嗽、咳痰量增加。这是由于支气管扩张部位分泌物蓄积，改变体位时分泌物刺激支气管黏膜引起了咳嗽和排痰。病情严重程度可用痰量估计：每天少于 10mL 为轻度，每天在 10～150mL 为中度，每天多于 150mL 为重度。感染急性发作时，黄绿色脓痰明显增多，每天可达数百毫升。如有厌氧菌感染，痰与呼吸有臭味。感染时痰液静置于玻璃瓶内有分层特征：上层为泡沫，泡沫下为脓性成分，中层为黏液，底层为坏死组织沉淀物。引起感染的常见病原体为铜绿假单胞菌、金黄色葡萄球菌、流感嗜血杆菌、肺炎链球菌和卡他莫拉菌。

（2）反复咯血　半数以上患者有程度不等的反复咯血，可为血痰或大量咯血，咯血量与病情严重程度、病变范围可不一致。发生在上叶的“干性支气管扩张”，反复咯血为唯一症状。

（3）反复肺部感染　其特点是同一肺段反复发生肺炎并迁延不愈，出现发热、咳嗽加剧、痰量增多、胸闷、胸痛等症状。一旦大量脓痰排出后，全身症状明显改善。反复继发感染可有全身中毒症状，如发热、食欲下降、乏力、消瘦、贫血等，严重时伴气促、发绀。

2. 体征

轻症或干性支气管扩张体征可不明显。病变典型者可于下胸部、背部的病变部位闻及固定、持久的粗湿啰音，呼吸音减低，严重者可伴哮鸣音，部分慢性病患者伴有杵状指（趾）。出现肺气肿、肺心病等并发症时有相应体征。

四、辅助检查

1. 影像学检查

（1）胸部平片　早期轻症患者常无异常，偶见一侧或双侧下肺纹理增多或增粗，典型者可见多个不规则的蜂窝状透亮阴影或沿支气管的卷发状阴影，感染时阴影内可有平面。

（2）CT 扫描　高分辨 CT（HRCT）诊断的敏感性和特异性均可达到 90%以上，现已成为支气管扩张的主要诊断方法。特征性表现为管壁增厚的柱状扩张或成串成簇的囊样改变。

（3）支气管造影　是确诊支气管扩张的主要依据。可确定支气管扩张的部位、性质、范围和病变的程度，为外科决定手术指征和切除范围提供依据。但由于这一技术为创伤性检查，现已被 CT 取代。

2. 其他检查

纤维支气管镜有助于鉴别管腔内异物，肿瘤或其他阻塞性因素引起的支气管扩张，还可进行活检、局部灌洗等检查。肺功能测定可以证实由弥散性支气管扩张或相关的阻塞性肺病导致的气流受限。痰涂片及痰培养可指导抗生素治疗。急性感染时血常规白细胞及中性粒细胞增高。血清免疫球蛋白和大体检查有助于发现免疫缺陷病引起呼吸道反复感染所致的支气管扩张。

五、诊断要点

根据反复发作的咳嗽、咳脓性痰、咯血的病史和体征，以及儿童时期诱发支气管扩张的呼吸道感染史，结合 X 线、CT 检查，临床可做出诊断。如要进一步明确病变部位和范围，可作支气管造影。

六、治疗要点

治疗原则是防治呼吸道反复感染，保持呼吸道引流通畅，必要时手术治疗。

1. 清除痰液，畅通呼吸道

包括稀释脓性痰和体位引流，必要时还可经纤维支气管镜吸痰。

（1）稀释脓性痰　可选用祛痰药或生理盐水 20mL 加 α-糜蛋白酶 5mg，超声雾化吸入，使痰液变稀，易于排出。支气管痉挛可影响痰液排出，如无咯血，可选用支气管舒张剂，如口服氨茶碱 0.1g，每天 3～4 次，或其他茶碱类药物。必要时可加用 β_2 受体激动剂或抗胆碱药物喷雾吸入。

（2）体位引流　有助于排出积痰，减少继发感染和全身中毒症状。对痰多、黏稠而不易排出者，有时其作用强于抗生素治疗。

（3）纤维支气管镜吸痰　体位引流无效时，可经纤维支气管镜吸痰及用生理盐水冲洗稀释痰液，也可局部滴入抗生素。必要时在支气管内滴入 1∶1000 肾上腺素消除黏膜水肿，减轻阻塞，有利痰液排出。

2. 控制感染

控制感染是支气管扩张急性感染期治疗的主要措施。根据痰液细菌培养和药敏试验结果，选用有效抗菌药物。一般轻症者可口服阿莫西林或氨苄西林，或第一、二代头孢菌素，氟喹诺酮类或磺胺类抗菌药。重症者，尤其是假单孢属细菌感染者，常需第三代头孢菌素加氨基糖苷类药联合静脉用药。如有厌氧菌混合感染者加用甲硝唑（灭滴灵）或替硝唑。

3. 咯血的处理

如咯血达中等量（100mL）以上，经内科治疗无效者，可行支气管动脉造影，根据出血小动脉的定位，注入吸收性明胶海绵或聚乙烯醇栓，或导入钢圈行栓塞止血。

4. 手术治疗

病灶范围较局限，全身情况较好，经内科治疗后仍有反复大咯血或感染，可根据病变范围做肺段或肺叶切除术，但术前须明确出血部位。如病变范围广泛或伴有严重心、肺功能障碍者不宜手术治疗。

七、护理评估

1. 健康史

（1）了解患者有无儿童时期诱发支气管扩张的呼吸道感染史或其他先天因素。

（2）了解患者患病的年龄、发生时间、诱因，主要症状的性质、严重程度和持续时间、加剧因素等。

（3）询问患者咳嗽的时间、节律，观察患者痰液的颜色、性状、量和气味及有无肉眼可见的异常物质等。

（4）详细询问患者有无咯血，评估患者咯血的量。

（5）了解患者有关的检查和治疗经过，是否按医嘱进行治疗，是否掌握有关的治疗方法。

2. 临床表现

因病情轻重不一，临床表现各异，病变早期临床可无症状，随着病情进展可出现以下临床常见症状。

（1）症状

① 慢性咳嗽、大量黏液脓痰：咳嗽和咳痰与体位改变有关，卧床或晨起时咳嗽痰量增多。呼吸道感染急性发作时，黄绿色脓痰明显增加。

② 间断咯血：因病变部位支气管壁毛细血管扩张形成血管瘤，而反复咯血，咯血程度可分为小量咯血至大量咯血，与病情无相关性。有些患者仅有反复咯血，而无咳嗽、脓痰等症状，或仅有少许黏液痰，临床上称为干性支气管扩张。

③ 全身症状：若支气管引流不畅，痰不易咳出，反复继发感染，可出现畏寒、发热、食欲缺乏、消瘦、贫血等症状。有的患者存在鼻窦炎，尤其是先天性原因引起的支气管扩张。

（2）体征　轻症或干性支气管扩张体征不明显。病变典型者可于下胸部、背部的病变部位闻及固定性、局限性湿啰音，呼吸音减低，严重者可伴哮鸣音。慢性患者可伴有杵状指（趾）。

3. 辅助检查

（1）胸部X线　可见一侧或双侧下肺纹理增多或增粗，典型者可见多个不规则的蜂窝状透亮阴影或沿支气管的卷发状阴影。

（2）CT检查　外周肺叶出现囊状、柱状及不规则形状的支气管扩张，囊状支气管扩张其直径比伴行的血管粗大，形成印戒征。

（3）纤维支气管镜检查　敏感性可达97%，是主要的诊断方法。可直接观察气道黏膜病变，可做支气管肺泡灌洗液检查，能进行细菌、细胞病理学、免疫学的检查，可进一步明确病因，指导诊断和治疗。

（4）痰微生物检查　痰微生物检查包括痰涂片、痰细菌培养、抗生素敏感试验等，以指导用药。

（5）血清免疫球蛋白和补体检查　血清免疫球蛋白和补体检查有助于发现免疫缺陷病引起呼吸道反复感染所致的支气管扩张。

4. 心理社会评估

支气管扩张的患者多数为青年、幼年期发病，其病程之长，反复发作，使患者产生焦虑、悲观的心理，呼吸困难，反复咯血等症状又使患者感到恐惧，因此应了解患者的心理状态及应对方式；了解患者是否知道疾病的过程、性质以及防治和预后的认知程度；评估患者的家庭成员的文化背景、经济收入，及对患者的关心、支持程度。

八、护理问题

1. 清理呼吸道无效

清理呼吸道无效与痰液黏稠、量多、无效咳嗽引起痰液不易排出有关。

2. 有窒息的危险

有窒息的危险与痰多、黏稠、大咯血而不能及时排出有关。

3. 营养失调

营养失调，低于机体需要量，与慢性感染导致机体消耗增加、咯血有关。

4. 焦虑

焦虑与疾病迁延不愈、不能正常生活工作有关。

九、计划与实施

1. 目标

（1）患者能正确进行有效咳嗽、使用胸部叩击等措施，达到有效的咳嗽、咳痰。

（2）患者能保持呼吸道通畅，及时排出痰液和气道内的血液，不发生窒息的危险。

（3）患者能认识到增加营养物质摄入的重要性并能接受医务人员对饮食的合理化建议。

（4）患者能表达其焦虑情绪，焦虑减轻，能配合治疗和康复。

2. 实施与护理

（1）生活护理　患者居室应经常通风换气，换气时注意保护患者避免受凉。室内温湿度适宜，温度保持在22～24℃，相对湿度保持在50%～60%，保持气道湿润，利于纤毛运动，维护气道正常的廓清功能。因患者慢性长期咳嗽和咳大量脓性痰，机体消耗大，故应进食营养丰富的饮食，特别是供给优质蛋白，如蛋、奶、鱼、虾、瘦肉等。加强口腔护理，大量咳痰的患者口腔内残留有痰液，易发生口腔感染及口腔异味，因此，应嘱患者随时漱口，保持口腔清洁。

（2）心理护理　应为患者提供一个良好的休息环境，多巡视、关心患者，建立良好的护患关系，取得患者的信任，告知患者通过避免诱因、合理用药可以控制病情继续进展，缓解症状；相反，焦虑会加重病情。并教育家属尽可能地陪伴患者，给予患者积极有效的安慰、支持和鼓励。

（3）治疗配合

① 病情观察。慢性咳嗽、咳大量脓性痰、反复咯血、反复肺部感染是支气管扩张的主要临床表现，痰量在体位改变时，如起床时或就寝后最多每天可达100～400mL，痰液经放置数小时后可分3层：上层为泡沫、中层为黏液、下层为脓性物和坏死组织，当伴有厌氧菌感染时，可有恶臭味。有50%～70%支气管扩张患者有咯血症状，其咯血量差异较大，可自血痰到大咯血，应注意观察，及时发现患者有无窒息的征兆。

② 体位引流。a. 应根据病变的部位和解剖关系确定正确的体位。通过调整患者的体

位，将患肺置于高位，引流支气管开口向下，以利于淤积在支气管内的脓液随重力作用流入大支气管和气管而排出。病变位于上叶者，取坐位或健侧卧位。病变位于中叶者，取仰卧位稍向左侧。病变位于舌叶者，取仰卧位稍向右侧。病变位于下叶尖段者，取俯卧位。b. 体位引流每天 2～4 次，每次 15～20min，两餐之间进行。如痰液黏稠可在引流前行雾化吸入，并在引流时用手轻叩患者背部，使附于支气管壁的痰栓脱落，促进引流效果。c. 引流过程中注意观察患者反应，如发现面色苍白、出冷汗、头晕、脉率增快、血压下降及有大咯血等，应立即停止引流，并采取相应措施。

③ 咯血的护理。根据咯血量临床分为痰中带血、少量咯血（<100mL/d）、中等量咯血（100～500mL/d）或大量咯血（>500mL/d，或 1 次 300～500mL）。

a. 咯血量少者适当卧床休息，取患侧卧位，以利体位压迫止血。进食少量温凉流质饮食。

b. 中等或大量咯血时应严格卧床休息，应用止血药物，必要时可经纤维支气管镜止血，或插入球囊导管压迫止血。

c. 大量咯血时取侧卧或头低足高位，预防窒息，并暂禁食。咯血停止后进软食，忌用咖啡、浓茶等刺激性食品。备好抢救物品及各种抢救药物。

d. 观察再咯血征象，如患者突感胸闷、气急、心慌、头晕、咽喉部发痒、口有腥味并烦躁、发绀、神色紧张、面色苍白、冷汗、突然坐起，甚至抽搐、昏迷、尿失禁等，提示再咯血的可能。应立即置患者于头低足高侧卧位，通知医师并准备抢救。大咯血时可因血块堵塞大气管而致窒息或肺不张，故须立即将口腔血块吸出，抽吸同时辅以轻拍背部，使气管内的血液尽快进入口腔。

④ 咯血与呕血的鉴别，见表 1-2。

表 1-2　咯血与呕血的鉴别

	咯血	呕血
病因	肺结核、支气管肺癌、支气管扩张、肺炎、肺脓肿等	消化性溃疡、肝硬化、急性糜烂出血性胃炎、胆道疾病
出血前症状	喉部痒感、胸闷、咳嗽等	上腹部不适、恶心、呕吐等
出血方式	咯出	呕出，可呈喷射状
血色	鲜红	棕黑或暗红，偶鲜红
血中混有物	痰、泡沫	食物残渣、胃液
酸碱反应	碱性	酸性
黑便	除非咽下血液，否则没有	有

(4) 用药护理　合并严重感染时可根据细菌药敏试验选用抗生素，用法用量应遵医嘱，并及时观察药物过敏反应、不良反应。局部用药（如雾化吸入），及时协助患者排出痰液。咯血患者常规留置套管针，建立有效的静脉通路。大咯血时遵医嘱应用止血药，如垂体后叶素，用药过程中注意观察止血效果和不良反应，如发现患者出现心慌、面色苍白、腹痛等，除通知医师外立即减慢滴速。及时给予氧气吸入，备好抢救物品，如吸引器、简易呼吸器、气管插管、呼吸机、急救药品等。

(5) 健康教育

① 患有其他慢性感染性病灶如慢性扁桃体炎、鼻窦炎、龋齿等患者，应劝其积极治

疗，以防复发。

② 指导患者有效咳嗽进行体位排痰，可指导患者将以往确定的病变肺叶和肺段置于高位，引流支气管开口向下，使痰液顺体位流至气管，嘱患者深呼吸数次，然后用力咳嗽将痰液咳出，如此反复进行。

③ 指导患者和家属了解疾病的发生、发展和治疗、护理过程及感染、咯血等症状的监测。

④ 嘱患者戒烟，注意保暖，预防感冒，并加强体育锻炼，增强机体免疫力和抗病能力。

⑤ 建立良好生活习惯，养成良好的心态，防止疾病的进一步发展。

第三节　心肌病

心肌疾病是除先天性心血管病、心脏瓣膜病、冠状动脉粥样硬化性心脏病、高血压心脏病、肺源性心脏病和甲状腺功能亢进性心脏病等以外的以心肌病变为主要表现，并伴有心肌功能障碍的一组心肌疾病。

心肌病分为四型，即扩张型心肌病、肥厚型心肌病、限制型心肌病和致心律失常型右室心肌病。各类型心肌病病理生理特点为扩张型心肌病，左心室或双心室扩张，有收缩功能障碍；肥厚型心肌病，左心室或双心室肥厚，常伴有非对称性室间隔肥厚；限制型心肌病，收缩正常，心壁不厚，单或双心室舒张功能低下及扩张容积减小；致心律失常型右室心肌病，右心室进行性纤维脂肪变。

一、肥厚型心肌病

肥厚型心肌病（HCM）是以心肌非对称性肥厚，心室腔变小为特征，以左心室血液充盈受阻，舒张期顺应性下降为基本病态的心肌病。目前一般认为肥厚型心肌病的患病率为1/500，在中国人群中约为80/100000。HCM是青年及运动员猝死的首要原因，而猝死常为首发表现，因而诊治较为困难。临床上根据左心室流出道有无梗阻分为梗阻性和非梗阻性两种类型。

1. 病因与发病机制

40%～60%的肥厚型心肌病是因为肌节蛋白基因突变，故HCM被公认为是一种由编码与肌节蛋白有关的基因突变所致的常染色体显性遗传病。其最主要的基因突变包括以下三种：心脏肌球蛋白重链基因（MYHT）、肌球蛋白结合蛋白C基因（MYBPC3）和心肌肌钙蛋白基因（TNNT2）。还有研究表明，修饰基因也参与了HCM的形成，而与HCM有关的修饰基因包括血管紧张素Ⅰ转化酶、血管紧张素Ⅱ-Ⅰ受体等。因此，有学者提出，诱发基因突变的重要背景是神经内分泌失常。

2. 临床表现

HCM患者的临床表现具有多样性，个体差异很大。多数患者可以长期无症状或者有轻度的临床表现，尤其是非梗阻性患者。临床上以梗阻性患者的表现较为突出。

（1）症状

① 呼吸困难：是最常见的表现，大多数患者在活动后出现，是由于心室舒张末期压力和顺应性降低，肺静脉压升高，肺瘀血所致。

② 胸痛：多发生在劳累后。胸痛持续时间较长，对硝酸甘油反应不佳，可与心肌梗死相鉴别。可能与肥厚的心肌内细冠状动脉受压，心肌需氧量增加而冠状动脉供血不足有关。

③ 晕厥与头晕：15%～25%的患者至少发生过一次晕厥。约 20%的患者主诉黑蒙或瞬间头晕。左心室舒张末容量降低、左心腔小、不可逆性梗阻和肥厚，非持续性室性心动过速等因素与晕厥发生相关。

④ 猝死：心源性猝死为 HCM 的首发临床表现。老年患者表现左心室肥厚较重、范围较大，而在青少年患者中表现为心肌细胞结构紊乱严重。

（2）体征　主要体征有心脏轻度增大。心尖区内侧或胸骨左缘中下段闻及粗糙的收缩期吹风样杂音。其心脏杂音特点为增加心肌收缩力或减轻心脏负荷可使杂音增强；反之则杂音减弱。

（3）并发症

① 心力衰竭。心力衰竭的决定因素有左心室流出道梗阻（LVOTO）、心房颤动和舒张功能不全。左心室流出道阶差大于 30mmHg（1mmHg=0.133kPa）是进展性心力衰竭和死亡的独立决定性因素。

② 心源性猝死。发生机制主要是原发性室性心动过速和心室颤动。该并发症经常发生在无症状或者症状轻微的患者身上，而且没有任何先兆。

3. 实验室相关检查

（1）X 线检查　心影增大多不明显，如有心力衰竭则心影明显增大。

（2）心电图检查　最常见表现为左心室肥大，主要改变为 ST-T 压低，心房增大和左心室肥厚，可出现异常 Q 波。室内传导阻滞和室性心律失常亦常见。

（3）超声心动图　是一项重要的非侵入性诊断方法，是临床主要诊断手段。典型表现为：室间隔非对称肥厚，室间隔与左心室后壁心肌厚度之比为 1.3～1.5 或室间隔厚度＞15mm；左心室流出道狭窄；二尖瓣前叶收缩期前移贴近室间隔（SAM 征）；主动脉瓣收缩中期呈部分性关闭。彩色多普勒血流显像可评价左心室流出道压力阶差。

（4）心脏磁共振（CMR）　可直接反映心室壁肥厚和心室腔狭窄，对于特殊部位心肌壁肥厚和对称性肥厚更有诊断价值；对可疑 HCM 者，在超声心动图诊断不确定时，可行 CMR 检查。

（5）其他　心导管检查及心血管造影有助于确诊。心内膜活检可见心肌细胞畸形肥大、排列紊乱，有助于诊断。

4. 治疗

（1）药物治疗

① 心力衰竭和输出道梗阻症状的治疗。出现心力衰竭症状时，首选是药物治疗，可用β受体拮抗药或者维拉帕米。β受体拮抗药能减少运动诱发的流出道阶差，从而减轻流

出道梗阻症状。维拉帕米可改善左心室的充盈，从而改善症状。然而，当静息时梗阻严重，特别是晚期心力衰竭时需避免使用维拉帕米。心力衰竭症状非常严重时，可加用利尿药。终末期充血性心力衰竭症状的 HCM 患者治疗策略与其他疾病导致的心力衰竭相似，如使用利尿药、ACEI 和地高辛等，这些患者最终需考虑心脏移植。

② 心房颤动的治疗。在心房颤动急性发作期，对于血流动力学不稳定的患者，2014 欧洲指南推荐使用直接电复律治疗。HCM 患者一般能耐受慢性心房颤动，此时一般使用β受体拮抗药和维拉帕米控制心室率。反复发作的心房颤动则需要行复律治疗，而此时胺碘酮可能是最有效的药物。另外，为了防止血栓事件发生，HCM 患者一旦发现有心房颤动需要长期使用抗凝药物治疗，并加用维生素 K 拮抗药，使国际标准化比值保持在 2.0～3.0。如不能使用华法林等维生素 K 拮抗药时，可使用阿司匹林合并氯吡格雷。

③ 无症状患者的治疗和猝死的预防：对于无症状，尤其是有高危因素的患者，最重要的是预防心源性猝死。为了对猝死进行更好的预防，需对患者进行危险因素分层，尤其是非持续性的室性心动过速。植入除颤器（ICD）是一个行之有效的方法，无论是用于二级预防还是一级预防，用胺碘酮药物预防心源性猝死并不实际，文献支持也较少。由于有更有效的治疗方法（如 ICD），β受体拮抗药或者维拉帕米不能降低猝死风险。

（2）外科手术干预　对于左心室流出道阶差超过 50mmHg，且不能通过药物缓解症状的梗阻性肥厚型心肌病（HOCM）患者，需要采取室间隔减容术，包括室间隔切除术和室间隔酒精消融术。手术的主要并发症为房室结传导阻滞，室间隔穿孔和主动脉瓣反流，通过术中的经食管超声的指导可明显减少上述并发症的发生。

（3）酒精消融手术　是将无水酒精注入室间隔穿动脉（有时是左前降支的其他分支），造成局部室间隔瘢痕形成。这种方法在改善患者症状和提高运动耐量方面，可获得与手术相似的治疗效果。由于室间隔动脉供应的多变性，术前应常规行超声心肌造影，如果对比剂不能局限于二尖瓣与室间隔接触部位的室间隔基部，则不能行酒精消融术。

二、扩张型心肌病

扩张型心肌病（DCM）是一种以左心室或双侧心室扩张及收缩功能障碍为特征，可通过超声心电图明确诊断，临床表现为进行性心力衰竭、左心室收缩功能下降、室性及室上性心律失常、传导系统异常、血栓栓塞及猝死，可发生在病程中任何阶段的疾病，是心力衰竭的第三大病因及心脏移植最常见原因。

1. 病因与发病机制

大量研究证明，DCM 的发病与肠道病毒、肝炎病毒、疱疹病毒和艾滋病病毒等病毒感染有关。部分 DCM 患者血清中可检测出较高滴度的 IgM 类抗柯萨奇 B 病毒独特型抗体。近年来，也有国内外许多学者先后提出，在 DCM 患者的血清中存在抗心肌 β_1 肾上腺素受体和 M2 胆碱受体的自身抗体，并认为它们与 DCM 发病有关，进一步证明 DCM 的发病与病毒感染或自身免疫有关。

遗传因素及基因突变与 DCM 的研究目前也逐渐成为研究热点，不断有关于家族性扩张型心肌病（FDCM）的报道。到目前为止，相关报道可见在扩张型心肌病的家系中采用候选基因筛查和连锁分析策略已定位了 26 个染色体位点与该病相关，并已从中成功鉴定出 22 个致病基因。同时，部分研究表示 DCM 是由心肌结构蛋白突变所致的心脏疾病。

此外，还有相关研究认为DCM的发生和发展中有细胞凋亡机制参与。

2. 临床表现

(1) 症状　扩张型心肌病是原发性心肌病中最常见的类型，DCM的发病是一个缓慢、隐匿的过程，早期表现为心室扩大、心律失常，可以没有心力衰竭症状；然后逐渐发展为充血性心力衰竭，一旦发生心力衰竭，患者病情则进行性恶化。

临床将DCM的病程分为三个阶段。

第一阶段：为无症状阶段，体检可以正常，X线检查心脏可以轻度增大，心电图有非特异性改变，左心室舒张末期内径（LVEDd）为50～65mm，射血分数（LVEF）在40%～50%。

第二阶段：主要表现为极度疲劳、乏力、气促、心悸等症状，舒张早期奔马律，二尖瓣反流性杂音，左心室舒张末期内径（LVEDd）为65～75mm，射血分数（LVEF）在20%～40%。

第三阶段：为疾病晚期，肝大、水肿、腹水等充血性心力衰竭的表现，其病程长短不一，有的可相对稳定，有的心力衰竭进行性加重，短期内死亡。

(2) 体征　心脏扩大最常见，心尖部第一心音减弱，由于相对性二尖瓣关闭不全，心尖常有收缩期杂音，偶尔心尖部可闻及舒张期杂音，心力衰竭加重时杂音增强，心力衰竭减轻时杂音减弱或消失，约75%患者可闻及第三心音或第四心音。10%患者血压升高，可能与心力衰竭时儿茶酚胺分泌增高、水钠潴留有关。心力衰竭控制后，血压恢复正常，亦有并存高血压者。

3. 实验室及其他检查

(1) X线检查　心脏扩大为突出表现，以左心室扩大为主，伴以右心室扩大，也可见左心房及右心房均扩大。心力衰竭时扩大明显，心力衰竭控制后，心脏扩大减弱，心力衰竭再次加重时，心脏再次扩大，呈“手风琴效应”。心尖冲动幅度普遍减弱，病变早期可出现节段性运动异常。主动脉正常，肺动脉轻度扩张，肺瘀血较轻。

(2) 心电图　QRS低电压，ST-T改变，少数病例有病理性Q波；可有各种心律失常，以室性期前收缩最多见，心房颤动次之；可有不同程度的房室传导阻滞，以右束支传导阻滞较常见。

(3) 超声心动图　主要表现为大、薄、弱。大即心脏增大，以左心室扩大为主，左心室流出道扩大；薄为室间隔和左心室室壁变薄；弱为室壁运动弥散性减弱，射血分数降低；附壁血栓多发生在左心室心尖部，多合并二尖瓣、三尖瓣反流；左心室舒张末期内径>2.7cm/m^2、舒张末期容积>80mL/m^2。

(4) 放射性核素检查　放射性核素心肌灌注显影，主要表现为心腔扩大，尤其两侧心室扩大，心肌显影呈弥散性稀疏，但无局限性缺损区，心室壁搏动幅度减弱，射血分数降低。放射性核素心肌灌注显影不但可用于本病的诊断，也可用于本病与缺血性心肌病的鉴别诊断。

(5) 心导管检查　左心导管检测左心室舒张末压和射血分数，心室和冠状动脉造影有助于与冠心病鉴别。

(6) 其他　心内膜心肌活检有助于特异性心肌疾病和急性心肌炎鉴别。

4. 治疗

（1）内科常规治疗　目前，针对DCM患者尚缺乏特异性药物，临床用药主要以改善患者心功能、延缓患者病情进展为主。大量研究发现，DCM患者在临床上显著获益，包括降低患者心血管事件的发生，改善患者预后，提高生存质量及延长患者寿命，与使用血管紧张素转化酶抑制药（ACEI）、血管紧张素受体阻滞药（ARB）、β肾上腺素受体拮抗药、醛固酮拮抗药及血管扩张药相关。正如指南共识，“黄金三角”即ACEI+β受体拮抗药+醛固酮受体拮抗药，应当根据患者病情尽早使用，除非有不良反应或禁忌证。当DCM患者出现心功能不全时，肾素-血管紧张素-醛固酮系统（RAAS）、交感神经系统均被激活，进而易引起心肌细胞重构，加快DCM的恶化。近期研究再次表明，β受体拮抗药可通过降低交感神经系统活性，减少心肌耗氧来改善患者心功能及降低心源性猝死。故目前临床提倡应根据患者病情尽早加用β受体拮抗药，降低患者心血管事件的发生，改善预后。而ACEI或ARB可以通过抑制RAAS而抑制心室重塑。对于有症状、为纽约心脏病协会（NYHA）分级Ⅱ～Ⅳ级的患者，可加用利尿药或者盐皮质激素受体拮抗药，预防或减少顽固性体液潴留、恶性心律失常、猝死等后期并发症的发生。另外，地高辛被推荐使用于并发有心房颤动或者NYHAⅡ～Ⅳ级的患者。对于经积极治疗后窦性心律仍≥70次/min者建议加用伊伐布雷定。多巴酚丁胺、磷酸二酯酶抑制剂或左西孟旦均可在短期内改善患者症状。新型小分子药物可以激动心脏肌球蛋白，增强心肌收缩力，目前正处于实验期，有望成为治疗HF的新药物。

（2）置入器械治疗　对于部分DCM患者在使用优化药物治疗的基础上仍不能改善临床症状时，可通过介入手段进一步诊疗。据报道，置入双腔起搏器同步刺激左、右心室（CRT），可纠正双心室收缩不同步，改善心脏功能和血流动力学而不增加耗氧，能改善严重心力衰竭患者症状。置入CRT指征：NYHA分级的Ⅰ～Ⅲ级或不卧床的Ⅳ级、伴有不同步或起搏适应证的患者。

（3）左心室减容手术　DCM患者特征之一表现为左心室扩大、收缩能力减弱。减容手术的原理是将扩大的左心室游离壁纵向部分切除，左心室心腔减小更趋向椭圆形，使左心室壁局部应力减小，减少心室耗氧量，从而改善心室功能，降低DCM患者病死率。

（4）心脏移植　被认为是DCM患者终末期较为有效的外科治疗，目前也是一项较为成熟的治疗手段。

（5）细胞移植　干细胞疗法在治疗缺血性心脏疾病的临床试验中已经显现出显著的疗效，但对DCM患者是否有显著疗效仍有待确定，目前缺少大规模临床试验，仍需进一步证实。

（6）基因治疗　有研究表明，DCM患者中20%～30%是家族性的。该病具有遗传异质性特点，研究显示，DCM发病机制是由于某些基因缺陷所导致，因此针对一些基因靶向治疗也渐渐成为该领域研究热点。基因治疗的探索将有助于寻找治疗家族遗传性DCM的方法。

（7）免疫治疗及其他　NF-κB诱导和IgG3心脏自身抗体的免疫吸附的临床应用已被用作免疫调节疗法，并且对于难治的DCM患者可提供新的治疗方法。用于治疗DCM患者慢性HF的常规药物，如β受体拮抗药、ACEI、ARB及醛固酮拮抗药，这些药物在基础治疗上的抗炎免疫反应应当被重新评估。重组人生长激素、辅酶Q10及联合中药调理等其他治疗目前均有相关研究证实对DCM患者的预后有益。

三、常见护理问题

1. 疼痛

(1) 相关因素　与心脏扩大、心肌肥厚需要供血量增加，而冠状动脉供血相对不足有关。

(2) 临床表现　胸痛。

(3) 护理措施

① 休息与活动。疼痛发作时应立即停止正在进行的活动，就地休息。

② 心理护理。安慰患者缓解其紧张情绪，指导放松技术，如缓慢深呼吸、全身肌肉放松等。

③ 进行适当氧疗。采用2～4L/min的低流量持续吸氧。

④ 疼痛观察。评估患者疼痛的部位、性质、程度、持续时间并做好记录。嘱患者疼痛加剧时及时告知医护人员。密切观察患者的生命体征，包括呼吸、心率、血压等，严密观察心律失常和心力衰竭征象。

⑤ 用药护理。遵医嘱使用β受体拮抗药或钙通道阻滞药，注意有无心动过缓等不良反应。

2. 潜在并发症（心力衰竭）

(1) 相关因素　与心肌病导致心脏增大、肥厚，收缩功能损害有关。

(2) 临床表现　呼吸困难、左侧心力衰竭和右侧心力衰竭症状均可出现。

(3) 护理措施

① 休息。嘱患者卧床休息，限制活动，给予舒适体位，如抬高床头、半卧位。指导、协助患者有效翻身。

② 吸氧。遵医嘱给予吸氧，保持鼻导管通畅。

③ 用药护理。扩张型心肌病患者对洋地黄耐受性差，使用时尤应警惕发生中毒。严格控制输液量与滴速，以免发生急性肺水肿。

3. 营养（低于机体需要量）

(1) 相关因素　与患者胃肠道不适、腹痛、腹泻及饮食耐受性差有关。

(2) 临床表现　进食量少，食欲缺乏，体重减轻等。

(3) 护理措施

① 基础护理。晨起、睡前及进食前后刷牙漱口，保持口腔清洁。进餐时指导患者采取半卧位或坐位以利于吞咽，并在饭后2h内避免平卧姿势。

② 饮食护理。指导患者少量多餐、细嚼慢咽。选择多样化、清淡易消化饮食，并保持食物的色、香、味、美，刺激患者食欲。避免干硬、油腻或者油炸食物。可少量多次摄取一些低脂肪食品。

4. 有感染危险

(1) 相关因素　与营养不良、机体抵抗力降低有关。

(2) 临床表现　体温升高等。

(3) 护理措施

① 基础护理。指导患者平时注意防寒保暖，防止受凉受湿，预防感冒和上呼吸道感染。保持室内空气流通，阳光充足。

② 饮食护理。给予患者高蛋白、高热量、高维生素、易消化饮食。

③ 活动指导。指导患者平时坚持体育锻炼，增强体质。示范、指导患者经常进行深呼吸和有效咳嗽。

④ 用药护理。严格无菌操作，遵医嘱给予抗生素治疗。

四、健康教育

1. 心理指导

指导患者保持乐观、平和心情，避免情绪激动，告诉家属当患者出现紧张焦虑或烦躁等不良情绪时，应给予理解并进行疏导。

2. 饮食指导

患者应进食富含维生素、蛋白质和各种微量元素的食物，以促进心肌细胞功能恢复。有明显心力衰竭者应当合理控制钠盐的摄入量，每天维持 2～3g 的食用量。另外，还应当多摄入一些新鲜的果蔬食物和粗纤维食物，坚持少量多餐的进食原则，禁止食用各种刺激性食物，避免心律失常症状的发生。

3. 用药指导

指导患者坚持服用抗心力衰竭、纠正心律失常的药物，以提高存活年限。说明药物的名称、剂量、用法，教会患者及其家属观察药物疗效及不良反应。对使用洋地黄类正性肌力药物者，示范并指导患者学会对脉搏情况进行观察，用药剂量应严格遵医嘱，若出现心律失常、恶心、呕吐和头痛等状况应及时就诊。使用血管扩张药过程中要避免用力过猛，因为血管扩张药容易引起患者直立性低血压，告知患者要严格观察血压变化情况，解释扩张药的使用容易出现嗅觉减退、虚脱、头晕、咳嗽等不良反应。

4. 活动与休息指导

嘱患者保证充足的睡眠和适当的户外体育锻炼，提高体质，增强身体抵抗能力。在天气寒冷时做好保暖措施，避免因寒冷而加重病情。

5. 出院指导

嘱患者定期门诊随访，症状加重或出现不适时应立即就诊，防止病情进展、恶化。

第四节 心律失常

心律失常指心律起源部位，心搏频率与节律及激动传导等任何一个环节出现异常，包括节律与频率的异常。严重心律失常可引起严重血流动力学障碍、短暂意识丧失或猝死等危急状态。

一、概述

心脏的传导系统由产生和传导冲动的特殊分化的传导组织构成。包括窦房结、结间束、房室结、房室束、左右束支及浦肯野纤维网。

冲动由窦房结产生，沿结间束和心房肌传递，到达房室结及左心房，冲动此时传递速度极慢，当冲动传递到房室束后传递速度再度加速，左右束支及浦肯野纤维网传递速度极快捷，使整个心室几乎同时被激动，最终冲动到达心外膜，完成一次完整的心动周期。

心脏传导系统也接受迷走神经和交感神经的支配，迷走神经兴奋性增加会使窦房结的自律性和传导性抑制，延长窦房结和周围组织的不应期，减慢房室结的传导，延长了房室结的不应期。交感神经作用与迷走神经相反。

各种原因引起心尖冲动频率、节律、起源部位、冲动传导速度和次序的异常均可引起心脏活动的规律发生紊乱，称为心律失常。

1. 分类

临床上根据心律失常发作时心率的快慢可分为快速性心律失常和缓慢性心律失常。心律失常按其发生原理可分为冲动形成异常和冲动传导异常两大类。

（1）冲动形成异常

① 窦性心律失常：由窦房结发出的冲动频率过快、过慢或有明显不规则形成的心律失常，如窦性心动过速、窦性心动过缓、窦性心律不齐、窦性停搏。

② 异位心律：起源于窦房结以外（异位）的冲动，则形成期前收缩、阵发性心动过速、扑动、颤动以及逸搏心律等心律失常。

（2）冲动传导异常

① 生理性：干扰及房室分离。

② 病理性：传导阻滞常见的有窦房传导阻滞、房室传导阻滞、房内传导阻滞、室内传导阻滞（左、右束支及左束支分支传导阻滞）。

③ 房室间传导途径异常：预激综合征。

2. 发病机制

心律失常有多种不同机制，如折返、异常自律性、后除极触发激动等，主要心律失常的电生理机制主要包括冲动形成异常、冲动传导异常以及二者并存。

（1）冲动形成异常

① 正常自律性状态。窦房结、结间束、冠状窦口周围、房室结的远端和房室束-普肯野系统的心肌细胞均有自律性。自主神经系统兴奋性改变或心脏传导系统的内在病变，均可导致原有正常自律性的心肌细胞发放不适当的冲动，如窦性心律失常、逸搏心律。

② 异常自律性状态。正常情况下心房、心室肌细胞是无自律性的快反应细胞，由于病变使膜电位降低－50～－60mV时，使其出现异常自律性，而原本有自律性的快反应细胞（浦肯野纤维）的自律性也增高，异常自律性从而引起心律失常，如房性或室性快速心律失常。

③ 后除极触发激动。当局部儿茶酚胺浓度增高、低血钾、高血钙、洋地黄中毒及心

肌缺血再灌注时，心房、心室与希氏束-浦肯野组织在动作电位后可产生除极活动，被称为后除极。若后除极的振幅增高并抵达阈值，便可引起反复激动，可导致持续性快速性心律失常。

（2）冲动传导异常　折返是所有快速性心律失常最常见的发病机制，传导异常是产生折返的基本条件。传导异常包括：①心脏两个或多个部位的传导性与应激性各不相同，相互连接形成一个有效的折返环路；②折返环的两支应激性不同，形成单向传导阻滞；③另一通道传导缓慢，使原先发生阻滞的通道有足够时间恢复兴奋性；④原先阻滞的通道再次激动，从而完成一次折返激动。冲动在环内反复循环，从而产生持续而快速的心律失常。

3. 实验室检查

（1）心电图检查　心电图检查是诊断心律失常最重要、最常用的无创性检查技术。需记录十二导联，并记录显示 P 波清楚导联的心电图长条，以备分析，往往选择Ⅱ或Ⅵ导联。

心电图分析主要包括：①心房、心室节律是否规则，频率如何；②P-R 间期是否恒定；③P 波、QRS 波群形态是否正常，P 波与 QRS 波的相互关系等。

（2）长时间心电图记录

① 动态心电图：动态心电图检查是在患者日常工作和活动情况下，连续记录患者 24h 的心电图。其作用是：a. 了解患者症状发生如心悸、晕厥等，是否与心律失常有关。b. 明确心律失常或心肌缺血的发作与活动关系、昼夜分布特征。c. 帮助评价抗心律失常药物的疗效、起搏器、埋藏式心脏复律除颤器的效果和功能状态。

② 事件记录器：a. 事件记录器。应用于间歇、不频繁发作的心律失常患者，通过直接回放、电话、互联网将实时记录的发生心律失常及其发生心律失常前后的心电图传输至医院。b. 埋植皮下事件记录器。这种事件记录器可埋于患者皮下，记录器可自行启动、检测和记录心律失常，应用于发作不频繁，可能是心律失常所致的原因不明昏厥患者。

（3）运动试验　运动试验用于运动时出现心悸的患者以协助诊断。但运动试验的敏感性不如动态心电图，须注意正常人进行运动试验时亦可出现室性期前收缩。

（4）食管心电图　将食管电极导管插入食管并置于心房水平位置，能记录心房电位，并能进行心房快速起搏和程序电刺激。其作用为：①可以提供对常见室上性心动过速发生机制的判断的帮助，帮助鉴别室上性心动过速；②可以诱发和终止房室结折返性心动过速；③有助于不典型预激综合征的诊断；④评价窦房结功能；⑤评价抗心律失常药物的疗效。

（5）临床心电生理检查

① 心电生理检查临床作用：a. 诊断性应用。确立心律失常诊断及类型，了解心律失常起源部位及发生机制。b. 治疗性应用。以电刺激终止心动过速发作，评价某些治疗措施（如起搏器、置入式心脏复律除颤器、导管消融、手术治疗、药物治疗等）能否防止电刺激诱发心动过速；通过电极导管进行消融如射频、冷冻，达到治愈心动过速的目的。c. 判断预后。通过电刺激确定患者是否易于诱发室性心动过速，有无发生猝死的危险。

② 心电生理检查适应证：a. 窦房结功能测定。b. 房室与室内传导阻滞。c. 心动过速。d. 不明原因昏厥。

二、窦性心律失常

心脏的正常起搏点位于窦房结，其冲动产生的频率是 60～100 次/min，产生的心律称为窦性心律。心电图特征 P 波在 Ⅰ、Ⅱ、aVF 导联直立，aVR 导联倒置，P-R 间期 0.12～0.20s。窦性心律的频率因年龄、性别、体力活动等不同而有显著的差异。

1. 窦性心动过速

成人窦性心律在 100～150 次/min，偶有高达 200 次/min，称窦性心动过速。窦性心动过速通常逐渐开始与逐渐终止。刺激迷走神经可使其频率降低，但刺激停止后，心率继而加速并恢复至原有水平。

(1) 病因　多数属生理现象，健康人常在吸烟，饮茶、咖啡、酒，剧烈运动或情绪激动等情况下发生。在某些疾病时也可发生，如发热、甲亢、贫血、心肌缺血、心力衰竭、休克等。应用肾上腺素、阿托品等药物亦常引起窦性心动过速。

(2) 心电图特征　窦性 P 波规律出现，频率＞100/min，P-P 间隔＜0.6s（图 1-1）。

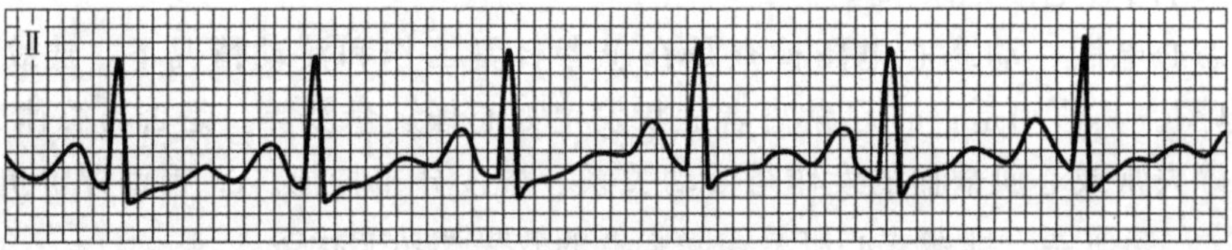

图 1-1　窦性心动过速

(3) 治疗原则　一般不需特殊治疗。去除诱发因素和针对原发病做相应处理。必要时可应用 β 受体阻滞药如美托洛尔，减慢心率。

2. 窦性心动过缓

成人窦性心律频率＜60/min，称窦性心动过缓。常同时伴发窦性心律不齐（不同 P-P 间期的差异大于 0.12s）。

(1) 病因　多见于健康的青年人、运动员、睡眠状态，为迷走神经张力增高所致。亦可见于颅内压增高、器质性心脏病、严重缺氧、甲低、阻塞性黄疸等。服用抗心律失常药物如 β 受体阻滞药、胺碘酮、钙通道阻滞药和洋地黄过量等也可发生。

(2) 心电图特征　窦性 P 波规律出现，频率＜60/min，P-P 间隔＞1s（图 1-2）。

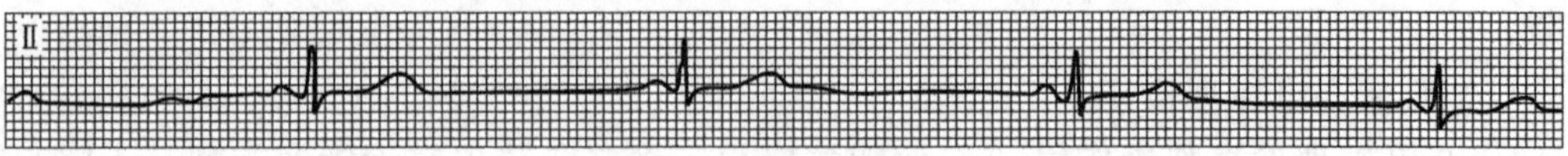

图 1-2　窦性心动过缓

(3) 临床表现　一般无自觉症状，当心率过分缓慢，出现心排血量不足，可出现胸闷、头晕，甚至昏厥等症状。

(4) 治疗原则　窦性心动过缓一般无症状也不需治疗；病理性心动过缓应针对病因采取相应治疗措施。如因心率过慢而出现症状者则可用阿托品、异丙肾上腺素等药物，但不宜长期使用。症状不能缓解者可考虑心脏起搏治疗。

3. 病态窦房结功能综合征

病态窦房结功能综合征，简称病窦综合征，是由于窦房结的病变导致功能减退，出现多种心律失常的表现。病窦综合征常合并心房自律性异常，部分患者可有房室传导功能障碍。

（1）病因　某些疾病如甲状腺功能亢进、伤寒、布鲁氏菌病、淀粉样变、硬化与退行性变等，在病程中损害了窦房结，导致窦房结起搏和传导功能障碍；窦房结周围神经和心房肌的病变，减少窦房结的血液供应，影响其功能；迷走神经张力增高、某些抗心律失常药物抑制窦房结功能，亦可导致窦房结功能障碍。

（2）心电图特征　主要表现为：①非药物引起的持续的窦性心动过缓，心率<50 次/min；②窦性停搏与窦房传导阻滞；③窦房传导阻滞与房室传导阻滞同时并存；④心动过缓与房性快速心律失常交替发作。

其他表现：①心房颤动患者自行心室率减慢，或发作前后有心动过缓和（或）一度房室传导阻滞；②房室交界区性逸搏心律。

（3）临床表现　发作性头晕、黑蒙、乏力，严重者可出现晕厥等，与心动过缓有关的心、脑血管供血不足的症状。有心动过速症状者，还可有心悸、心绞痛等症状。

（4）治疗原则　对于未表现出与心动过缓相关的供血不足症状的患者，不必治疗，定期随访，对于有症状的患者，应用起搏器治疗。心动过缓-心动过速综合征患者应用起搏器后，仍有心动过速症状，可应用抗心律失常药物，但避免单独使用抗心律失常药物，以免加重心动过缓症状。

三、期前收缩

根据异位起搏点部位的不同，期前收缩可分为房性、房室交界区性和室性期前收缩。期前收缩起源于一个异位起搏点，称为单源性，起源于多个异位起搏点，称为多源性。

临床上将偶尔出现期前收缩称偶发性期前收缩，但期前收缩>5 个/min 称频发性期前收缩。如每一个窦性搏动后出现一个期前收缩，称为二联律；每两个窦性搏动后出现一个期前收缩，称为三联律；每一个窦性搏动后出现两个期前收缩，称为成对期前收缩。

1. 病因

各种器质性心脏病如冠心病、心肌炎、心肌病、风湿性心脏病、二尖瓣脱垂等可引起期前收缩。电解质紊乱、应用某些药物亦可引起期前收缩。另外，健康人在过度劳累、情绪激动、大量吸烟、饮酒、饮浓茶、进食咖啡因等可引起期前收缩。

2. 心电图特征

（1）房性期前收缩　P 波提早出现，其形态与窦性 P 波不同，P-R 间期大于 0.12s，QRS 波群形态与正常窦性心律的 QRS 波群相同，期前收缩后有不完全代偿间歇（图 1-3）。

（2）房室交界性期前收缩　提前出现的 QRS 波群，其形态与窦性心律相同；P 波为逆行型（在Ⅱ、Ⅲ、aVF 导联中倒置），出现在 QRS 波群前，P-R 间期<0.12s。或出现

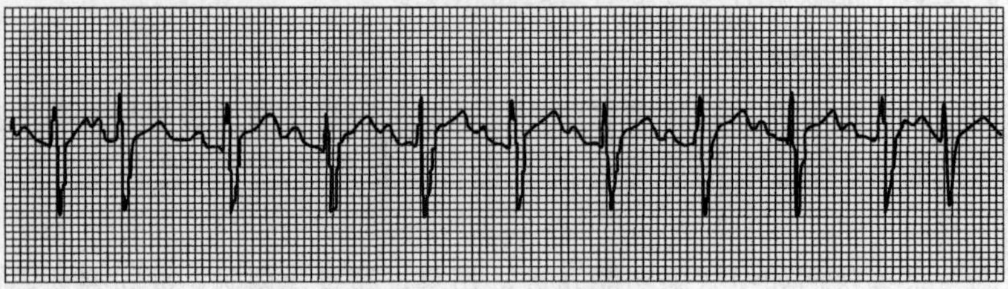

图 1-3　房性期前收缩

在 QRS 波后，R-P 间期＜0.20s。也可出现在 QRS 波之中。期前收缩后大多有完全代偿间歇。

（3）室性期前收缩　QRS 波群提前出现，形态宽大畸形，QRS 时限＞12s，与前一个 P 波无相关；T 波常与 QRS 波群的主波方向相反；期前收缩后有完全代偿间歇（图 1-4）。

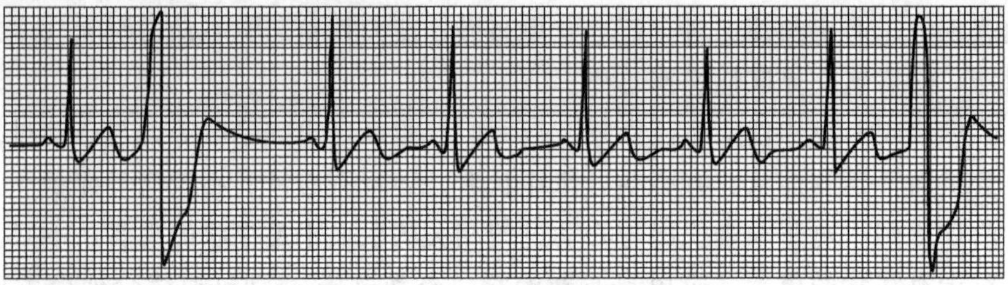

图 1-4　室性期前收缩

3. 临床表现

偶发期前收缩大多无症状，可有心悸或感到 1 次心跳加重或有心跳暂停感。频发期前收缩使心排血量降低，引起乏力、头晕、胸闷等。

脉搏检查可有脉搏不齐，有时期前收缩本身的脉搏减弱。听诊呈心律不齐，期前收缩的第一心音常增强，第二心音相对减弱甚至消失。

4. 治疗原则

（1）病因治疗　积极治疗，消除诱因。如改善心肌供血、控制炎症、纠正电解质紊乱、防止情绪紧张和过度疲劳。

（2）对症治疗　偶发期前收缩无重要临床意义，不需特殊治疗，亦可用小量镇静药或β受体阻滞药；对症状明显、呈联律的期前收缩需应用抗心律失常药物治疗，如频发房性、交界区性期前收缩常选用维拉帕米、β受体阻滞药等；室性期前收缩常选用利多卡因、美西律、胺碘酮等；洋地黄中毒引起的室性期前收缩应立即停用洋地黄，并给予钾盐和苯妥英钠治疗。

四、阵发性心动过速

阵发性心动过速是指阵发性、快速而规则的异位心律，由 3 个以上包括 3 个连续发生的期前收缩形成。根据异位起搏点的部位不同，可分为房性、交界区性和室性三种，房性与交界区性心动过速有时难以区别，故统称为室上性心动过速。

1. 病因

（1）室上性心动过速病因　常见于无器质性心脏病的正常人，也可见于各种心脏病患者，如冠心病、高血压、风心病、甲状腺功能亢进、洋地黄中毒等患者。

（2）室速病因　多见于器质性心脏病患者，最常见于冠心病急性心肌梗死，其他如心肌病、心肌炎、风湿性心脏病、电解质紊乱、洋地黄中毒、Q-T 间期延长综合征、药物中毒等。

2. 心电图特征

（1）室上性心动过速心电图特征　连续 3 次或以上快而规则的房性或交界区性期前收缩（QRS 波群形态正常），频率在 150～250 次/min，P 波为逆行性（Ⅱ、Ⅲ、aVF 导联倒置），常埋藏于 QRS 波群内或位于其终末部分，与 QRS 波群保持恒定关系，但不易分辨（图 1-5）。

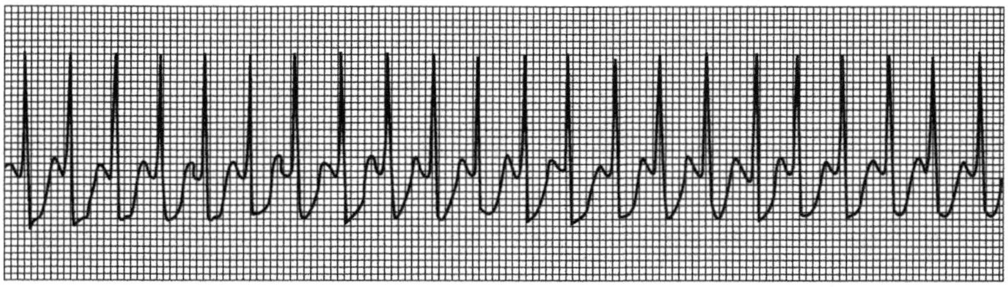

图 1-5　室上性心动过速

（2）室性心动过速心电图特征　连续 3 次或 3 次以上室性期前收缩；QRS 波形态畸形，时限大于 0.12s，有继发性 ST-T 改变，T 波常与 QRS 波群主波方向相反；心室率 140～220 次/min，心律可以稍不规则；一般情况下 P 波与 QRS 波群无关，形成房室分离；常可见到心室夺获或室性融合波，是诊断室速的最重要依据（图 1-6）。

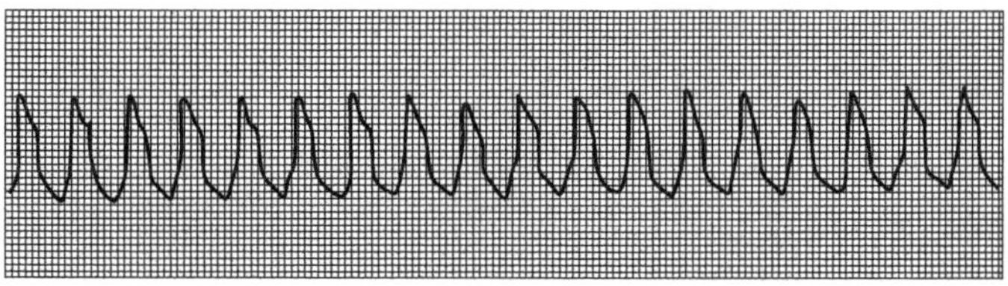

图 1-6　室性心动过速

3. 临床表现

（1）室上性心动过速临床表现特点　心率快而规则，常达 150～250 次/min。突发突止，持续数秒、数小时甚至数日不等。发作时患者可有心悸、胸闷、乏力、头晕、心绞痛，甚至发生心力衰竭、休克。症状轻重取决于发作时的心率及持续时间。

（2）室性心动过速临床表现特点　发作时临床症状轻重可因发作时心率、持续时间、原有心脏病变而各有不同。非持续性室性心动过速（发作持续时间少于 30s，能自行终止）患者，可无症状；持续性室性心动过速（发作持续时间长于 30s，不能自行终止）由于快速心率及心房、心室收缩不协调而致心排血量降低，血流动力学明显障碍，心肌缺血，可出现呼吸困难、心绞痛、血压下降、昏厥、少尿、休克甚至猝死。听诊心率增快

140～220min，心律可有轻度不齐，第一心音强弱不一。

4. 治疗原则

（1）室上速治疗 发作时间短暂，可自行停止者，不需特殊治疗。

持续发作几分钟以上或原有心脏病患者应采取：①刺激迷走神经的方法。刺激咽部引起呕吐反射、Valsalva 动作（深吸气后屏气，再用力做呼气动作）、按压颈动脉窦、将面部浸没于冰水中等。②抗心律失常药物。首选维拉帕米，其他可选用艾司洛尔、普罗帕酮等药物。③对于合并心力衰竭的患者，洋地黄可作首选药物，毛花苷 C 静脉注射。但其他患者洋地黄目前已少用。④应用升压药物。常用间羟胺、去甲肾上腺素等。

对于药物效果不好的患者可采用室管心房起搏，效果不佳可采用同步直流电复律术。对于症状重、频繁发作、用药效果不好的患者，可应用经射频导管消融术进行治疗。

（2）室速治疗 无器质性心脏病患者非持续性室性心动过速，又无症状者，无需治疗。

持续性发作时治疗首选利多卡因静脉注射，首次剂量为 50～100mg，必要时 5～10min 后重复。发作控制后应继续用利多卡因静脉滴注维持 24～48h，维持量 1～4mg/min 防止复发。其他药物有普罗帕酮、索他洛尔、普鲁卡因胺、苯妥英钠、胺碘酮、溴苄铵等。

如应用药物无效，或患者已出现低血压、休克、心绞痛、充血性心力衰竭、脑血流灌注不足时，可用同步直流电复律。洋地黄中毒引起的室性心动过速，不宜应用电复律。

五、心房和心室扑动与颤动

当异位搏动的频率超过阵发性心动过速的范围时，形成的心律称为扑动或颤动。可分为心房扑动（简称房扑）、心房颤动（简称房颤）、心室扑动（简称室扑）、心室颤动（简称室颤）。房颤是仅次于期前收缩的常见心律失常，远比房扑多见，还是心力衰竭最常见的诱因之一。室扑、室颤是极危重的心律失常。

1. 房扑与房颤

心房内产生极快的冲动，心房内心肌纤维极不协调地乱颤，心房丧失有效的收缩，心排血量比窦性心律减少 25%以上。

（1）病因 房扑、房颤病因基本相同，常发生于器质性心脏病患者，如风湿性心瓣膜病、冠心病、高血压性心脏病、甲状腺功能亢进、心力衰竭、心肌病等。也可发生于健康人情绪激动时、手术后、急性酒精中毒、运动后。

（2）心电图特征

① 房扑心电图特点。P 波消失，呈规律的锯齿状扑动波（F 波），心房率 250～350 次/min，F 波与 QRS 波群成某种固定的比例，最常见的房室传导比例为 2∶1，心室率规则或不规则，取决于房室传导比例，QRS 波群形态一般正常，伴有室内差异性传导或原有束支传导阻滞者 QRS 波群可宽大变形（图 1-7）。

② 房颤心电图特点。为窦性 P 波消失，代之以大小形态及规律不一的 f 波，频率 350～600 次/min，R-R 间隔完全不规则，心室率极不规则，通常在 100～160 次/min。QRS 波群形态一般正常，伴有室内差异性传导或原有束支传导阻滞者 QRS 波群可宽大

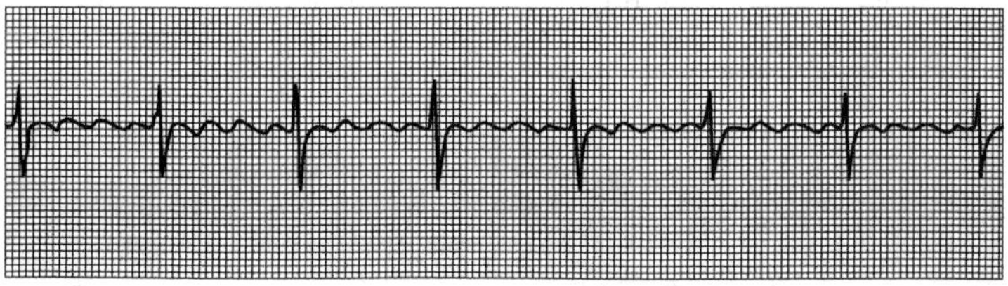

图 1-7 房扑

变形（图 1-8）。

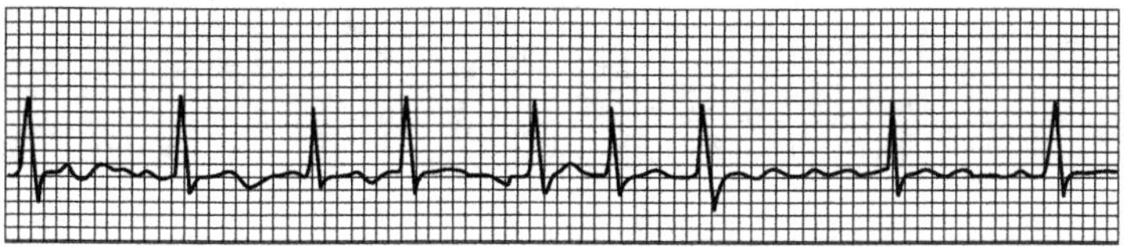

图 1-8 房颤

（3）临床表现 房扑与房颤的临床症状取决于心室率的快慢，如心室率不快者可无任何症状。房颤心室率＜150 次/min，患者可有心悸、气促、心前区不适等症状，心室率极快者＞150 次/min，可因心排血量降低而发生昏厥、急性肺水肿、心绞痛或休克。持久性房颤，易形成左心房附壁血栓，若脱落可引起动脉栓塞。

房颤心脏听诊第一心音强弱不一致，心律绝对不规则。脉搏表现为快慢不均、强弱不等，发生脉搏短绌现象。

房扑心室率如极快，可诱发心绞痛和心力衰竭。

（4）治疗原则

① 房扑治疗。针对原发病进行治疗。应用同步直流电复律术转复房扑是最有效的方法。普罗帕酮、胺碘酮对转复、预防房扑复发有一定疗效。洋地黄类制剂是控制心室率首选药物，钙通道阻滞药对控制心室率亦有效。部分患者可行导管消融术治疗。

② 房颤治疗。积极查出房颤的原发病及诱发原因，并给予相应的处理。急性期应首选电复律治疗。心室率不快，发作时间短暂者无需特殊治疗；如心率快，且发作时间长，可用洋地黄减慢心室率，维拉帕米、地尔硫䓬等药物终止房颤。对持续性房颤患者，如有恢复正常窦性心律指征时，可用同步直流电复律或药物复律。也可应用经导管射频消融进行治疗。

2. 室扑与室颤

心室内心肌纤维发生快而微弱的、不协调的乱颤，心室完全丧失射血能力，是最严重的心律失常，相当于心室停搏。

（1）病因 急性心肌梗死是最常见病因，洋地黄中毒、严重低血钾、心脏手术、电击伤以及胺碘酮、奎尼丁中毒等也可引起，是器质性心脏病和其他疾病危重患者临终前发生的心律失常。

（2）临床表现 室颤一旦发生，表现为迅速意识丧失、抽搐、发绀，继而呼吸停止，瞳孔散大甚至死亡。查体心音消失、脉搏触不到、血压测不到。

（3）心电图特征

① 室扑心电图特征：QRS-T 波群消失，代之以相对规律均齐的快速大幅波动，频率为 150～300 次/min（图 1-9）。

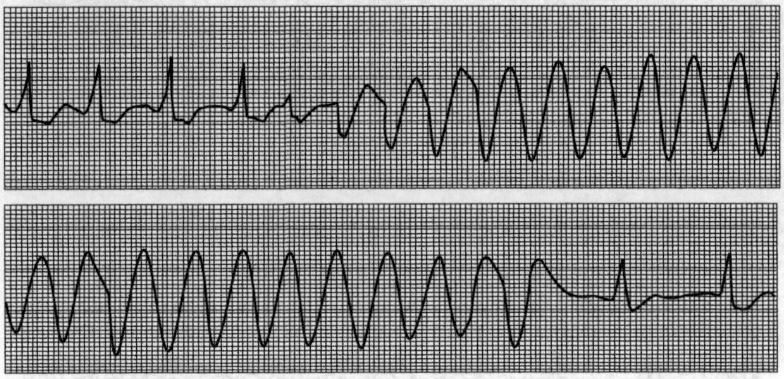

图 1-9　室扑

② 室颤心电图特征：QRS 波群与 T 波消失，呈完全无规则的波浪状曲线，形状、频率、振幅高低各异（图 1-10）。

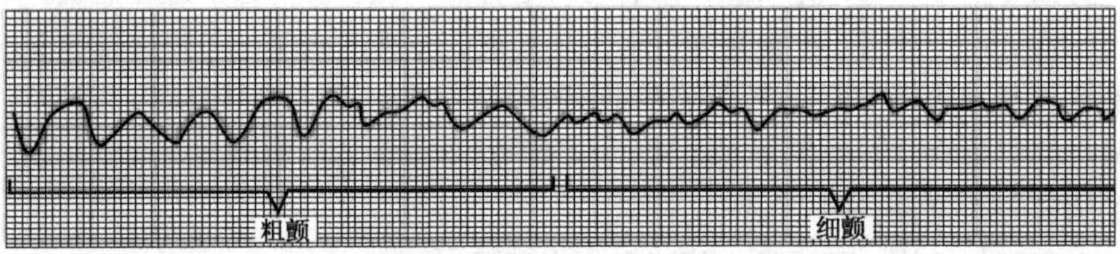

图 1-10　室颤

(4) 治疗原则　室颤可致心脏停搏，一旦发生立即做非同步直流电除颤，同时胸外心脏按压及人工呼吸，保持呼吸道通畅，迅速建立静脉通路，给予复苏和抗心律失常药物等抢救措施。

六、房室传导阻滞

冲动从心房传至心室的过程中发生障碍，冲动传导延迟或不能传导，称为房室传导阻滞，按其阻滞的程度，分为三度：一度房室传导阻滞、二度房室传导阻滞，三度房室传导阻滞。一度、二度又称为不完全性房室传导阻滞，三度则为完全性房室传导阻滞，此时全部冲动均不能被传导。

1. 病因

多见于器质性心脏病，如冠心病、心肌炎、心肌病、高血压病、心内膜炎、甲状腺功能减退等。另外，电解质紊乱、药物中毒、心脏手术等也是引发房室传导阻滞的病因。偶见正常人在迷走神经张力增高时可出现不完全性房室传导阻滞。

2. 临床表现

一度房室传导阻滞患者除有原发病的症状外，一般无其他症状。

二度房室传导阻滞又分为Ⅰ型和Ⅱ型，Ⅰ型又称文氏现象或莫氏Ⅰ型，二度Ⅰ型患者常有心悸和心搏脱漏感，听诊第一心音强度逐渐减弱并有心搏；二度Ⅱ型又称莫氏Ⅱ型，患者心室率较慢时，可有心悸、头晕、气急、乏力等症状，脉律可不规则或慢而规则，但第一心音强度恒定。此型易发展为完全性房室传导阻滞。

三度房室传导阻滞的临床症状轻重取决于心室率的快慢，如患者心率 30～50 次/min，则出现心跳缓慢，脉率慢而规则，有心悸、头晕、乏力的感觉，出现昏厥、心绞痛、心力衰竭和脑供血不全等表现。当心率<20 次/min，可引起阿-斯综合征，甚至心跳暂停。

3. 心电图特征

一度房室传导阻滞 P-R 间隔>0.20s，无 QRS 波群脱落（图 1-11）。

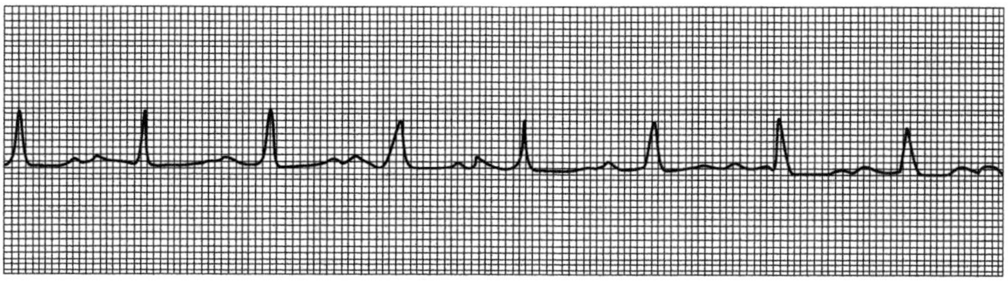

图 1-11 一度房室传导阻滞

二度房室传导阻滞莫氏Ⅰ型（文氏现象）的特征为：P-R 间期逐渐延长，直至 QRS 波群脱落；相邻的 R-R 间期逐渐缩短，直至 P 波后 QRS 波群脱落，之后 P-R 间期又恢复以前时限，如此周而复始；包含 QRS 波群脱落的 R-R 间期比两倍正常窦性 P-P 间期短；最常见的房室传导比例为 3∶2 或 5∶4（图 1-12）。

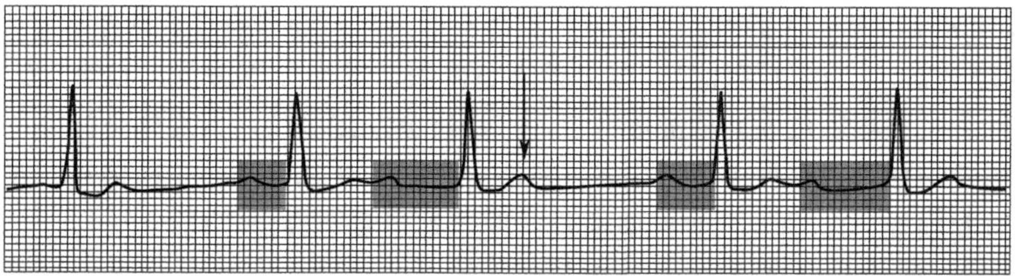

图 1-12 二度房室传导阻滞莫氏Ⅰ型

莫氏Ⅱ型的特征为 P-R 间期固定（正常或延长），有间歇性 P 波与 QRS 波群脱落，常呈 2∶1 或 3∶1 传导；QRS 波群形态多数正常（图 1-13）。

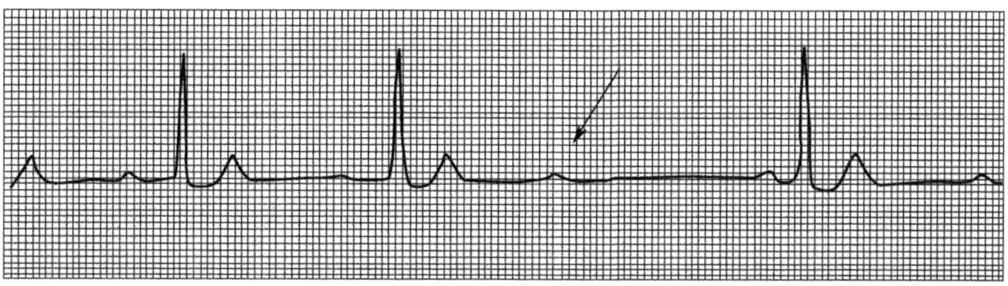

图 1-13 二度房室传导阻滞莫氏Ⅱ型

三度房室传导阻滞，心房和心室独立活动，P 波与 QRS 波群完全脱离关系；P-P 距离和 R-R 距离各自相等；心室率慢于心房率；QRS 波群形态取决于阻滞部位（图 1-14）。

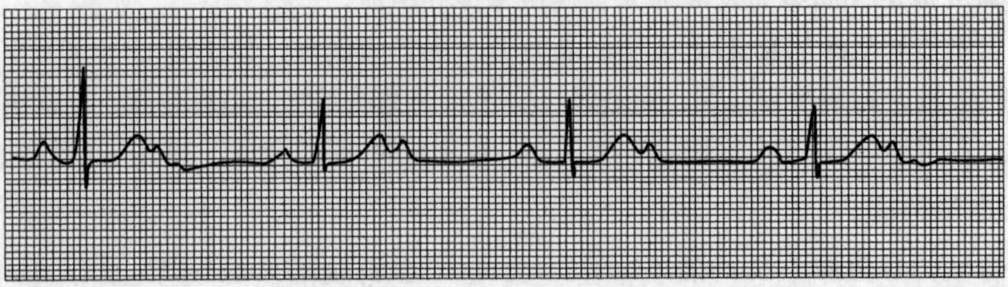

图 1-14 三度房室传导阻滞

4. 治疗原则

一度及二度Ⅰ型房室传导阻滞如心室率不慢且无症状者，一般不需治疗。心室率<40次/min 或症状明显者，可选用阿托品、异丙肾上腺素，提高心室率。但急性心肌梗死患者应慎用，因可导致严重室性心律失常。二度Ⅱ型和三度房室传导阻滞，心室率缓慢，伴有血流动力学障碍，出现阿-斯综合征时，应立即按心脏停搏处理。对反复发作、曾有阿-斯综合征发作的患者，应及时安装临时或埋藏式心脏起搏器。

七、心律失常的护理

1. 非介入治疗的护理问题

（1）活动无耐力

① 相关因素。与心律失常导致心悸或心排血量减少有关。

② 临床表现。患者主诉疲乏、无力，生活不能自理，活动持续时间短。

③ 护理措施。a. 体位与休息。嘱患者当心律失常发作导致胸闷、心悸、头晕等不适时采取高枕卧位、半卧位或其他舒适体位，尽量避免左侧卧位，因左侧卧位时患者常感觉到心脏的搏动而使不适感加重。对患者做好心理护理，使其保持稳定的情绪，嘱患者保证充分的休息与睡眠。b. 给氧。伴呼吸困难、发绀等缺氧表现时，给予 2～4L/min 氧气吸入。c. 制订活动计划。评估患者心律失常的类型及临床表现，与患者及其家属共同制订活动计划。对无器质性心脏病的良性心律失常患者，鼓励其正常工作和生活，建立正确的生活方式，保持心情舒畅，避免过度劳累。窦性停搏、二度Ⅱ型或三度房室传导阻滞、持续性室性心动过速等严重心律失常患者或快速心室律引起血压下降者，应卧床休息，以减少心肌耗氧量。卧床期间加强生活护理。

（2）潜在并发症：心排血量减少

① 相关因素。与心律失常引起心率异常（心率增快及心率减慢）、心律异常有关。

② 临床表现。血压下降、昏厥、尿量减少、皮肤湿冷、脉搏细速或缓慢、烦躁不安；患者出现胸闷、气急的症状。

③ 护理措施。a. 监测心电图和生命体征，及时发现心律失常变化和危急征兆。b. 根据不同性格患者，做好心理安慰，减轻其心理压力，避免情绪紧张。c. 遵医嘱正确给予各种抗心律失常药物。

④ 根据心律失常类型，准备药物和抢救仪器。a. 室性心动过速患者备好利多卡因、除颤器；b. 房性、结性心律失常患者备好洋地黄、β受体拮抗药；c. 心动过缓患者备好

阿托品、异丙肾上腺素；d. 心率<45 次/min、药物疗效不佳的患者准备安装起搏器；e. 心室颤动患者立即进行电除颤和心肺复苏。

⑤ 发现下列情况应报告医师。a. 室性期前收缩 R-on-T 型、二联律、连发性室性期前收缩、多发性多源性室性期前收缩；b. 室性心动过速；c. 心动过缓，心率为 45 次/min 以下；d. 二度以上房室传导阻滞。

（3）潜在并发症：猝死

① 相关因素。与患者存在冠心病、心力衰竭、心肌病、心肌炎、药物中毒、电解质紊乱（如低钾血症）和低氧血症、酸碱平衡失调等危险因素有关。

② 临床表现。患者意识突然丧失或伴短暂抽搐；呼吸断续、喘息，随之呼吸停止；颈动脉搏动消失；心音消失。

③ 护理措施。a. 加强对患者心率的监测，对频发室性期前收缩，立即行心电监护，给予氧疗，并报告医师，遵医嘱静脉滴注利多卡因 100～200mg，以防室性心动过速的发生。b. 重视避免引起猝死的高危因素，纠正电解质紊乱及酸碱平衡失调，积极治疗心绞痛、控制血压、降血脂、戒烟限酒及控制糖尿病等，以降低心源性猝死。c. 加强心理护理，保持安静和谐的生活环境，使患者心情愉快，情绪稳定，以降低猝死发生率。d. 准备好抗心律失常药物，以及除颤仪、临时起搏器等，对于突然发生心室扑动或心室颤动的患者，立即配合医师进行抢救。

（4）焦虑

① 相关因素。与疾病疗效欠佳、患者缺乏支持有关。

② 临床表现。a. 患者烦躁不安，害怕旧病复发。b. 缺乏自信，容易激动。

③ 护理措施。a. 鼓励患者及其家属表达对本病的感受。b. 向患者及其家属介绍心律失常治疗及新进展，使其获取有关信息。c. 为患者安排安静、舒适的环境，避免不良刺激，使患者心情愉快。d. 心律失常复发时，及时采取有效措施使患者产生安全感。e. 针对患者及其家属顾虑，做好耐心解释，并告诉患者及其家属保持适当警惕，坚持治疗，避免过度紧张，以防诱发心律失常。

（5）知识缺乏：特定的

① 相关因素。与患者不了解心律失常相关的疾病保健知识有关。

② 临床表现。患者主诉对心律失常病因、治疗、用药、诱因缺乏了解；患者出现心律失常时不知应对措施。

③ 护理措施。a. 讲解心律失常诱发因素。b. 告诉患者自测脉搏的方法，每天早、晚和出现不适时测量脉搏，并做好记录。c. 告诉患者及其家属心律失常复发时，如何采取适当措施。

④ 心动过缓的患者需保持大便通畅，避免排便时屏气。

⑤ 指导患者家属学习心肺复苏知识。

⑥ 告诉患者及家属出现下列情况时应及时就诊：a. 脉搏<60 次/min，并有头晕、目眩感；b. 脉搏>100 次/min，休息及放松后仍不减慢；c. 脉搏节律不齐，有漏搏、期前收缩现象，达 5 次/min 以上；d. 原本整齐脉搏出现节律不齐、强弱不等；e. 应用抗心律失常药物后出现不良反应，如美西律引起恶心、呕吐、心动过缓。

2. 行介入治疗（射频消融）

（1）潜在并发症：心脏压塞

① 相关因素：与放置冠状窦电极及标测导管时操作不当、钩挂消融导管用力过大或导管张力过大等因素有关。

② 临床表现：急性心脏压塞是射频消融术最严重的并发症。术后 4h 是发生心脏压塞的高发期。发生急性心脏压塞时，由于静脉回流受阻明显，致心排血量锐减，患者立即出现恶心、呕吐、头晕、血压明显下降。早期心率增快、呼吸急促，后出现心室颤动、抽搐、昏迷、心脏停搏。

③ 护理措施：a. 及时判断与发现心脏压塞的发生。患者一旦出现胸闷、脸色苍白、脉搏细速、血压下降等症状或患者先出现迷走反射、治疗效果不明显、症状加重时要高度怀疑心脏压塞的发生。b. 出现心脏压塞时，应做好以下几方面。Ⅰ. 配合心包穿刺，一旦出现心脏压塞需积极做好心包穿刺的各项准备工作，协助医师行心包穿刺术以引流出心包内的血液，增加心搏出量，缓解症状。抽出心包内的血液后需继续留置引流管，注意引流物的量及颜色，判断有无继续出血。出血量多且持续出血者，需立即做好外科手术的准备工作。Ⅱ. 快速输液、输血，迅速开放静脉通道，快速输液，以补充血容量，升高血压，同时抽血检查血型及交叉配血，做好输血的各项准备工作，根据出血情况予以输血。Ⅲ. 密切观察病情，严密观察面色、血压、脉搏、心律、尿量的变化，了解心脏压塞症状有无改善，血容量补充是否适当。在出血停止、拔除引流管后需继续监护 2～3 天，并密切观察体温的变化。Ⅳ. 一般护理，给予患者平卧位，要避免患者体位移动。吸氧，氧流量为 4～6L/min。安慰患者，稳定患者的情绪，避免加重心肌耗氧。出血停止、拔除引流管后需卧床 3 天，遵医嘱使用抗生素，以预防感染。Ⅴ. 停用抗凝药物，停止使用肝素，对已用肝素者，可用鱼精蛋白对抗，以减少出血。出血不止者，禁服阿司匹林等抗凝药。

（2）潜在并发症：迷走神经反射

① 相关因素。a. 与患者精神过度紧张有关。b. 与术中术后液体灌注量不足有关。c. 与患者疼痛有关。

② 临床表现。患者于术后，尤其是拔除动脉鞘管时突然出现低血压、心动过速或心动过缓、出冷汗、胸闷、心悸、面色苍白、恶心、呕吐、头晕、视物模糊等一系列临床症状，甚至出现一过性意识丧失。

③ 护理措施。a. 术前做好心理护理，向患者讲解手术的必要性、疗效及术前、术中、术后注意事项，尽可能给患者提供更多的信息，并给予安慰和鼓励，消除其紧张恐惧心理。必要时遵医嘱术前 30min 给予地西泮 10mg 肌内注射，以放松患者紧张心理。b. 拔除鞘管时护理。Ⅰ. 护士在拔除鞘管前应向患者说明拔管方法和可能出现的不适，嘱其放松，消除紧张心理。Ⅱ. 进行预见性护理：动脉鞘管拔除前，保留一条静脉输液通道，以便发生并发症时能够及时用药。备齐各种抗心律失常药和抢救仪器并能熟练使用，一旦发生严重血管迷走神经反射，立即投入抢救。Ⅲ. 拔管前用利多卡因对鞘管周围进行局部麻醉，以减轻疼痛和阻断神经，拔管时按压伤口力度要适宜，以能触摸到足背动脉为度，切忌大面积重力压迫，以防迷走神经张力过高引起反射性低血压。Ⅳ. 拔管后 30min 内，护士应密切观察患者的血压、心率、面色及表情，主动询问有无头晕、心悸、恶心、胸闷等情况，一旦有低血压状态出现，应立即通知医师进行抢救。Ⅴ. 拔除鞘管后患者卧床 24h，

术侧肢体平伸、穿刺处压沙袋 4～6h，以免发生穿刺部位血肿，增加患者疼痛，使血管迷走神经兴奋性反射性加强。c. 患者术后出现尿潴留，诱导排尿失败后立即导尿时，一次放尿不超过 1000mL，避免充盈的膀胱过度回缩，而一次大量的进水进食等因素均可刺激压力感受器，反射性引起血管迷走神经反射的发生。d. 观察到患者出现迷走神经反射现象后，立即给予对症处理，将呕吐患者立即取去枕平卧位，头偏向一侧，防止呕吐物误吸造成窒息。并给予 0.9%氯化钠 500mL 快速静脉滴注，滴速为 80～100 滴/分。给予中流量吸氧。若血压正常，可给阿托品 1mg 静脉注射。若有血压降低（除因血容量不足给予大量输液外），可给予多巴胺 180mg 加生理盐水用微泵缓慢静脉注射，直至血压恢复到正常为止。同时安慰患者，解释引起反应的原因，消除患者恐惧心理，使患者并发症得到及时控制。

（3）潜在并发症：出血

① 相关因素。与介入治疗后股动脉穿刺处按压时间、位置不当，或患者未按常规肢体制动、术后抗凝药物使用不当相关。

② 临床表现。股动脉穿刺处皮肤青紫、瘀血、血肿出现，患者出现脉搏增快，甚至低血压等症状。

③ 护理措施。a. 术后未拔鞘管前及时观察伤口局部有无皮肤青紫、瘀血、血肿情况的出现，每 30 分钟观察 1 次，连续 6 次，并同时测血压，如出现血压下降，及时报告医师。b. 严密监测血压、心率、血肿的变化。出现皮下血肿者，观察血肿是否扩大，用软皮尺测量血肿表面积，做好标记和记录。观察血肿有无变硬，疼痛有无增加。皮下血肿导致出血性休克者，应立即汇报医师进行抢救。c. 伤口护理。如穿刺为动脉伤口，告知患者术后肢体制动 12h，卧床休息 24h；如穿刺为静脉伤口，告知患者术后肢体制动 6h，卧床休息 12h。拔除鞘管后伤口予以沙袋压迫，动脉为 4～6h，静脉为 2～4h。及时巡视，密切观察患者伤口有无渗血渗液，并指导患者及家属观察方法。d. 协助生活护理，指导其活动量和活动幅度，以免引起伤口出血。e. 患者使用抗凝药物期间，及时观察患者有无全身出血倾向，防止抗凝过度引起的牙龈、皮肤黏膜、胃肠道、眼底等部位出血。

3. 起搏器安置术的护理问题

（1）潜在并发症：感染

① 相关因素。a. 患者自身原因：伴有其他疾病，如身体其他部位感染；年老体弱，机体免疫力低下。b. 手术因素如无菌操作、囊袋大小及位置、囊袋异物。c. 术中止血不彻底。d. 术后抗生素使用时间较短。

② 临床表现。a. 表现为术后 3～5 天切口红肿，可伴有少量渗血渗液，囊袋局部红肿疼痛。b. 感染后导致切口延迟愈合或不愈合，或者暂时愈合数周后仍可能再次出现囊袋破溃。c. 严重者感染可经血行传播引起心内膜炎乃至全身感染。

③ 护理措施。a. 术前备皮应注意保持局部皮肤的完整。b. 患者如使用阿司匹林、氯吡格雷、低分子量肝素、华法林等影响凝血的药物，术前停用 3～5 天，如不能停用者，术中适当使用凝血酶。c. 严格无菌操作，尽量避免发生血肿，一旦发生应予以妥善处理。术前、术中及术后遵医嘱预防性应用抗生素。d. 术中选择囊袋大小应与脉冲发生器形状、大小适当，防止过紧。e. 术后密切观察伤口渗血渗液和囊袋局部皮肤情况。f. 术后严密观察患者的体温和白细胞变化，如有异常及时汇报医师。g. 对瘦弱的老人在术后应加强

营养支持治疗，促进伤口愈合，并嘱其局部减少摩擦，防止皮肤破溃。h. 如术后并发细菌性心内膜炎，尤其是超声检查发现在电极处有赘生物时，应考虑外科手术治疗。i. 一旦引起囊袋感染，需做到以下几点。Ⅰ. 必须延长抗生素使用时间。Ⅱ. 切口处每天换药，严格无菌包扎。对囊袋破溃者，需要对囊袋进行彻底清创，拔出电极，在对侧重新置入起搏器。Ⅲ. 清创原位囊袋：感染局部清创后，外露电极段和起搏器用碘仿持续处理 30min 后，放入原囊袋位置缝合。Ⅳ. 清创移位囊袋：感染局部清创后，在同侧或对侧的健康组织处再造一囊袋，通过隧道将电极引到新囊袋，连接起搏器后放入囊袋缝合，外露电极段和起搏器在进入新囊袋前用碘仿持续处理 30min。Ⅴ. 完全撤出感染的起搏电极和（或）起搏器：起搏电极置入时间在 1 个月以内者，采用外力牵拉取出电极，时间在 3 个月以上者需外科开胸取出电极。

（2）潜在并发症：起搏器电极移位

① 相关因素。a. 与患者术后治疗依从性不强，未按要求制动有关。b. 与部分患者高龄肌小梁萎缩，电极不易牢固附着有关。

② 临床表现。a. 术前的异常心电图如传导阻滞、病态窦房结综合征，心率突然明显低于起搏器设定的心率等情况再次出现。b. 患者主诉胸闷、心悸，甚至出现昏厥、阿-斯综合征。

③ 护理措施。a. 对消瘦的患者，应将起搏器埋入皮下组织较深的部位或埋入胸大肌下。b. 术毕要注意测试腔内 ECG 和起搏阈值，可让患者深呼吸、咳嗽，在透视下证实电极固定情况，以保证患者安全。c. 休息与活动。术后置入起搏器者需保持平卧位或略向左侧卧位 8～12h，避免右侧卧位。如患者平卧极度不适，可抬高床头 30°～60°。术后 7 天内嘱患者避免置入侧上肢大幅度活动，避免用力咳嗽，以防电极移位脱落，如出现咳嗽症状，尽早用镇咳药。安装临时起搏器患者需绝对卧床休息，术侧肢体避免屈曲或活动过度，卧床期间协助患者做好生活护理。d. 伤口护理：术后穿刺部位严格加压包扎，沙袋局部压迫止血 6～12h，压迫部位应在切口下方囊袋上而不是在皮肤切口缝合处，以确保压迫位置准确无误。e. 术后予以患者佩戴心电遥测，监测脉搏、心率、心律、心电图变化，关注患者的自觉症状，及时发现有无电极移位现象。

（3）潜在并发症：静脉血栓或静脉狭窄

① 相关因素。与患者起搏器置入后，患侧肢体不宜活动而减少活动有关。

② 临床表现。表现为早期置入侧上肢静脉回流不畅，轻者肢体下垂时出现肢体颜色较对侧偏深，严重者出现上肢肿胀。

③ 护理措施：a. 做好患者心理护理，消除其顾虑，告知患者术后伤口轻微疼痛属正常情况，不能因为疼痛而保持肢体长时间制动。b. 术后指导。患者健侧肢可适当活动，而患侧肢适当按摩以促进血液循环，并密切观察患肢皮温、颜色、血供情况。c. 术后 1 周逐渐加大幅度做抬臂、扩胸或“爬墙”等运动，直到手臂可举过头顶摸到对侧耳垂。尽早恢复正常肢体功能，但要以循序渐进为原则。d. 避免术后 1 周内术肢负重、过度上举、后背等动作，以免造成囊袋伤口裂开、出血。e. 禁止从患肢上输液，避免无菌性静脉炎而促使血栓的形成。f. 遵医嘱对症使用活血化瘀药物。

八、健康教育

1. 心理指导

出现严重心律失常时，通常需要连续心电监测以帮助诊断和治疗，患者往往对监护室的环境及多种的监测设备感到恐惧及忧虑，甚至担心自己疾病加重。护士应向患者详细讲解监护对心律失常诊断和治疗的指导意义，以及介绍监测设备及使用方法，消除患者的陌生感和恐惧感，同时告诉患者稳定的情绪和平静的心态对心律失常的治疗是必不可少的，使患者乐意接受和配合治疗。

2. 饮食指导

养成良好的饮食习惯，宜清淡，避免饱餐，戒烟酒，不饮浓茶或咖啡。嘱患者多食纤维素丰富的食物，保持排便通畅，避免排便时过度屏气导致迷走神经兴奋而加重病情。

3. 作息指导

无器质性病变的心脏病者应积极参加体育锻炼，调整自主神经功能。器质性心脏病患者根据心功能情况适当活动，劳逸结合。

4. 用药指导

为了维持抗心律失常药物的有效血液浓度，必须遵医嘱严格掌握用药剂量和间隔时间，这样才能达到有效治疗的目的。若患者出现明显不良反应时应及时报告医护人员，并配合调整用药。

（1）美西律　美西律主要用于治疗室性心律失常。不良反应有恶心、呕吐、便秘、头晕、目眩、震颤等，严重时可出现共济失调、感觉异常，甚至抽搐等神经系统症状。

（2）普罗帕酮　普罗帕酮为广谱抗快速心律失常药物，用于室性期前收缩、室上性和室性心动过速的治疗。口服给药一般每 6h 或每 8h 一次。本药有局部麻醉作用，并可产生恶心、呕吐等胃肠道症状，故应在餐中或餐后吞服，不得嚼碎；本药还有血压短暂下降、头晕、舌麻、传导阻滞等不良反应。

（3）胺碘酮　胺碘酮用于快速心律失常的治疗。口服后可能会出现恶心、呕吐、便秘、房室传导阻滞、窦性心动过缓等不良反应，应在医师指导下服用。

（4）阿托品类药物　阿托品类药物主要用于心动过缓的患者，有提高心率的作用，但因其有扩瞳作用，故青光眼患者禁用。不良反应有尿潴留、视近物模糊、幻觉、口干、直立性低血压等。

5. 特殊指导

（1）掌握测量脉搏的方法　测量部位：动脉。方法：食指、中指、环指三指并拢，以指腹轻轻按压所触脉搏，以能清楚触到脉搏为宜。测量时间：至少 1min。

（2）若发现以下体征时应及时报告医护人员：① 脉率＜60 次/min，并有头晕或黑蒙。② 脉率持续＞100 次/min，并有心悸、胸闷。③脉搏节律不齐，每分钟间歇达 5 次以上时，应及时报告医护人员。心动过缓患者避免排便时屏气，以免迷走神经兴奋而加重心动过缓。

（3）阵发性室上性心动过速患者，可自行刺激迷走神经使其终止　① 深吸气后屏气，再用力呼气。② 用手指刺激咽部引起恶心、呕吐。

（4）室性心动过速患者需配合心电监护　如果患者突然意识丧失、抽搐、无呼吸或无正常呼吸（即仅有喘息）、颈动脉搏动消失、脉搏测不出、强压痛无反应则是心搏骤停。在旁人员应立即呼救及处理。① 用拳捶击心前区 1～2 次；② 如果心脏未见恢复，应立即予以胸外按压，成人按压部位是两乳头连线中点，胸骨下压至少 5cm，按压频率至少为 100 次/min；③开放气道；④口对口人工呼吸；⑤除颤。

6. 出院指导

（1）劳逸结合，避免过度劳累。

（2）有器质性心脏病患者应坚持服药，不能自行减药或换药。

（3）密切观察心率、心律变化，如果脉搏有较多的停搏，应及时就诊。

（4）有昏厥史患者避免从事驾驶、高空作业等工作，有头晕、黑蒙时立即平卧，以免昏厥发作而摔伤。

（5）患者出现心搏骤停时，应立即抢救。

（6）如安置永久性心脏起搏器，应向患者宣教如下：

① 使用知识指导。告知患者起搏器的设置频率（一般情况下均设置为 70 次/min）及平均使用年限。指导患者妥善保管好起搏器卡（有起搏器型号、有关参数、安装日期、品牌等），外出时随身携带，便于出现意外时为诊治提供信息。

② 指导患者自我监测。首先教会患者每天早、晚各测 1 次脉搏，出现脉率比设置频率低 10%或再次出现安装起搏器前的症状（如感到胸闷、头晕），应立即到医院就医随访；术后随访分为 3 个阶段，主要行心电图检查，观察心率、起搏信号及 QRS 波形。

第一阶段：置入起搏器最初半年内，应每月检查 1 次，评估起搏器效果及患者症状改善情况，判断和检查有无电极移位等。

第二阶段：置入起搏器半年后，如病情稳定可 3 个月或半年随访 1 次。监测起搏器到接近起搏器限定年限时，要缩短随访时间，或经常检查调节程控参数，使之保持最佳状态。

第三阶段：预计快到起搏器电池寿命耗竭时，应加强随访，可每月 1 次。每次随访都应详细记录所有检查结果并妥善保存。若自觉心悸、胸闷、头晕、黑蒙或自测脉搏缓慢，应立即就医。

③ 防止社会环境对起搏器的影响。a. 医院环境的干扰：医院内多种诊断和治疗仪器都可能对起搏器功能造成一定的干扰和影响，若不慎重，可造成严重后果，如磁共振、手术电刀、直线加速器、碎石震波焦点、透热理疗、电灼器治疗等。因此，为了保证起搏器功能，置入起搏器者原则上禁止接受以上检查和治疗。确实需要者，要在严格的心电监护下，并与起搏器保持一定距离方可进行。b. 家庭及工作环境的干扰：多数家用电器是安全的，如电吹风、电动剃须刀、电烤箱、电熨斗、电风扇、电视机、电冰箱、电脑、吸尘器、洗衣机、食品加工机等只要没有漏电，一般不会影响起搏器，可以放心使用。新式微波炉只要操作正常，一般也不会影响起搏器。另外，雷达、高压电场、移动电话对起搏器均有影响，因此安装起搏器者应避免接近此类设备。c. 在置入起搏器后的早期，患者仍然不宜做过量的体力活动。埋置脉冲发生器一侧的上肢，早期运动幅度不宜过大（如打网球、举重物等），以免导致电极脱位。患者可以旅游，乘坐汽车、火车、飞机或轮船等。机场安全检查仪器对起搏器没有影响，但起搏器能触动金属探测报警器，患者应事先向安

检人员出示起搏器 ID 卡。d. 起搏器的保护：注意保持安装起搏器置入处皮肤清洁、干燥、避免撞击，洗澡时勿用力搓擦。出院后指导患者在自我皮肤护理时，注意用三指法：即一只手固定起搏器，另一只手清洗皮肤，其目的是防止早期用力后造成起搏器移位。e. 雷雨天不在户外活动或逗留，不使用电热毯、电按摩器、电烙铁等，防止发生触电而使起搏器发生故障。f. 仍需服用原治疗心脏疾病的药物，不能因安装起搏器就不再服药，而应继续按常规剂量服药。

第五节　消化性溃疡

消化性溃疡（PU）主要是指发生在胃和十二指肠的慢性溃疡，即胃溃疡（GU）和十二指肠溃疡（DU），溃疡的形成与胃酸/胃蛋白酶的消化作用有关。

本病是常见病，临床上十二指肠溃疡比胃溃疡多见，男性多于女性。十二指肠溃疡好发于青壮年，胃溃疡发病年龄较十二指肠溃疡约迟 10 年。消化性溃疡是自限性疾病，但易复发。多数消化性溃疡患者具有典型临床特点，即慢性、周期性、节律性上腹痛。秋冬和冬春之交是本病的好发季节。

一、病因与发病机制

消化性溃疡的病因与发病机制较为复杂，迄今尚未完全阐明。概括起来，是胃、十二指肠局部黏膜损害因素（致溃疡因素）和黏膜保护因素（黏膜免疫因素）之间失去平衡所致，这是溃疡发生的基本原理。

1. 损害因素

（1）幽门螺杆菌（Hp）感染　Hp 为消化性溃疡的一个重要发病原因。Hp 感染导致消化性溃疡的确切机制未明，可能的机制是 Hp 感染改变了黏膜侵袭因素与防御因素之间的平衡。Hp 凭借其毒力因子的作用，诱发局部炎症和免疫反应，损害局部黏膜的防御/修复机制。另一方面，Hp 感染可增加促胃液素和胃酸的分泌，增强了侵袭因素。这两方面的协同作用造成了胃十二指肠黏膜损害和溃疡形成。故消除 Hp 可降低消化性溃疡复发率。

（2）胃酸和胃蛋白酶　在损害因素中，胃酸-胃蛋白酶，尤其是胃酸的作用占主导地位。此外，胃蛋白酶的蛋白水解作用与胃酸的腐蚀作用一样，是引起消化性溃疡形成的组织损伤的组成部分。胃酸加胃蛋白酶更具有侵袭力。DU 患者多存在胃酸分泌增高，该类患者多为慢性胃窦炎，胃体黏膜未受损或轻微受损，仍保留旺盛的泌酸能力。

（3）药物　NSAIDs 是消化性溃疡的另一个常见病因，引起的溃疡以 GU 多见。NSAIDs 除可直接损害胃黏膜外，更主要的是此类药物通过抑制环氧化酶（COX）而导致胃肠黏膜生理性前列腺素 E 合成不足，削弱前列腺素对胃及十二指肠的保护作用。NSAIDs 所致的溃疡形成与药物的种类、剂量、用药持续时间具有相关性，高龄、同时服用抗凝血药或肾上腺糖皮质激素等因素可加重或促发 NSAIDs 所致溃疡及其并发症发生的危险性。NSAIDs 和幽门螺杆菌是引起消化性溃疡发病的两个独立因素，至于两者是否有协同作用则尚无定论。

(4) 饮食失调　粗糙和刺激性食物或饮料可引起黏膜的物理性和化学性损伤。不定时的饮食习惯会破坏胃酸分泌规律。饮料与烈酒除直接损伤黏膜外，还能促进胃酸分泌，咖啡也能刺激胃酸分泌。这些因素均可能与消化性溃疡的发生和复发有关。

(5) 精神因素　持久和过度精神紧张、情绪激动等精神因素可引起大脑皮质功能紊乱，使迷走神经兴奋和肾上腺皮质激素分泌增加，导致胃酸和胃蛋白酶分泌增多，促使溃疡形成。

(6) 吸烟　研究证明吸烟可增加 GU 和 DU 的发病率，同时可影响溃疡的愈合，但机制尚不很清楚。

2. 保护因素

(1) 胃黏液-黏膜屏障　该屏障可以阻碍胃腔内 H^+ 反弥散入黏膜。

(2) 黏膜的血液循环和上皮细胞的更新　胃、十二指肠黏膜的良好血液循环和上皮细胞强大的再生力，对黏膜的完整性起着重要作用。

(3) 前列腺素　前列腺素对黏膜细胞有保护作用，能促进黏膜的血液循环，促进胃黏膜细胞分泌黏液及 HCO_3^-，是增强黏膜上皮更新、维持黏膜完整性的一个重要因素。

3. 其他因素

(1) 遗传因素　研究发现，O 型血者比其他血型者容易患 DU。家族中有患消化性溃疡倾向者，其亲属患病机会比没有家族倾向者高 3 倍。

(2) 全身疾病　慢性肾功能衰竭、类风湿性关节炎、肝硬化等疾病可能与消化性溃疡的发病有关。

在上述因素中，胃酸/胃蛋白酶在消化性溃疡发病中起决定性作用，因胃蛋白酶活性受到胃酸的制约，所以胃酸是溃疡形成的直接原因。但胃酸的这一损害作用一般只有在正常黏膜防御/修复功能遭受破坏时才能发生。GU 和 DU 的病因各有侧重，前者着重于保护因素的削弱，而后者则侧重于损害因素的增强。

十二指肠溃疡好发部位为十二指肠球部，发生在十二指肠降部的溃疡称为球后溃疡。胃溃疡的好发部位为胃角和胃窦小弯侧。与糜烂不同，溃疡的黏膜缺损超过黏膜肌层。一般为单个溃疡，2 个以上者称为多发性溃疡；溃疡形状多呈圆形或椭圆形，直径小于 10mm，GU 要比 DU 稍大，直径大于 2cm 的称为巨大溃疡。溃疡边缘光整、底部洁净，由肉芽组织构成，上面覆盖有灰白色或灰黄色纤维渗出物。活动期溃疡周围黏膜常有炎症水肿。溃疡浅者累及黏膜肌层，深者达肌层甚至浆膜层，溃破血管时引起出血，穿破浆膜层时引起穿孔。溃疡愈合时周围黏膜炎症、水肿消退，边缘上皮细胞增生覆盖溃疡面，其下的肉芽组织纤维转化，变为瘢痕，瘢痕收缩使周围黏膜皱襞向其集中。

二、临床表现

临床表现不一，少数可无症状，或以出血、穿孔等并发症为首发症状。典型的消化性溃疡有如下临床特点：① 慢性过程，呈反复发作，病史可达数年至数十年。② 周期性发作，发作与自发缓解相交替，反映了溃疡急性活动、逐渐愈合、形成瘢痕的病程周期。发作期可为数周或数月，缓解期亦长短不一，短者数周、长者数年，因患者的个体差异、溃疡的发展情况和治疗效果及自我护理指导而异。发作与下列诱因有关：季节（多在秋冬或冬春之交发病）、精神紧张、情绪波动、饮食不调或服用与发病有关的药物等，少数也可无明显诱因。③发作时上腹痛呈节律性，以 DU 更明显。

1. 症状

（1）上腹痛　上腹痛为本病的主要症状。多位于中上腹，可偏右或偏左。高位或前壁溃疡常向胸部放射，后壁溃疡则放射至脊柱旁的相应部位。性质多为灼痛，亦可为钝痛、胀痛、剧痛或饥饿样痛。一般为轻至中度持续性痛。可通过休息、进食、服制酸药物、以手按压疼痛部位、呕吐等方法而减轻或缓解。由于疼痛的发生与溃疡面接触胃酸和胃酸的酸度有关，而食物是引起胃液分泌的主要原因，因此，临床上疼痛常与饮食之间具有明显相关性，GU 与 DU 的疼痛各有特点（表 1-3）。部分患者仅表现为无规律性的上腹隐痛不适。也可因并发症而发生疼痛性质及节律的改变。

表 1-3　GU 与 DU 的疼痛特点比较

项目	GU	DU
疼痛部位	剑突下正中或偏左	上腹正中或稍偏右
疼痛性质	饱胀痛，痉挛感	饥饿样痛，烧灼感
疼痛发作时间	多在餐后 0.5～1h 出现，午夜痛少见	餐后 2～4h 或（及）午夜痛
一般规律	进餐-疼痛-缓解	疼痛-进餐-缓解

（2）其他　可伴有反酸、嗳气、上腹胀、恶心、呕吐等，患者可因疼痛而减食或为止痛而多餐。也可有自主神经功能失调表现，如失眠、多汗、脉缓等。

2. 体征

溃疡缓解期无明显体征，活动期上腹部可有局限性轻压痛，胃溃疡压痛多在剑突下或左上腹，十二指肠溃疡压痛常偏右上腹。少数患者于背部第 6～12 胸椎棘突附近有压痛点（称 Boas 征）。应当注意胃与十二指肠是空腔内脏，体表的定位不能完全确切反映病灶的解剖部位。

3. 特殊类型的消化性溃疡

（1）复合溃疡　复合溃疡指胃和十二指肠同时发生的溃疡。DU 往往先于 GU 出现。幽门梗阻发生率较高。

（2）幽门管溃疡　幽门管溃疡与 DU 相似，胃酸分泌一般较高。幽门管溃疡腹痛的节律性不明显，对药物治疗反应较差，呕吐较多见，较易发生幽门梗阻、出血和穿孔等并发症。

（3）球后溃疡　指发生在十二指肠球部以下的溃疡，多发生在十二指肠乳头的近端。具有 DU 的临床特点，但午夜痛及背部放射痛多见，对药物治疗反应较差，较易并发出血。

（4）巨大溃疡　指直径大于 2cm 的溃疡。对药物治疗反应较差、愈合时间较慢，易发生慢性穿透或穿孔。胃的巨大溃疡注意与恶性溃疡鉴别。

（5）老年人消化性溃疡　近年来老年人发生消化性溃疡的报道增多。多发生在胃，且多见于胃体部，胃溃疡直径常＞2.5cm。多发性溃疡和复合性溃疡在老年人均较常见。临床表现不典型，疼痛多无规律，食欲缺乏、恶心、呕吐、消瘦、贫血等症状突出，易误诊为胃癌。

（6）无症状性溃疡　约15%消化性溃疡患者可无症状，而以出血、穿孔等并发症为首发症状。可见于任何年龄，以老年人较多见；NSAIDs引起的溃疡近半数无症状。

4. 并发症

（1）出血　出血是消化性溃疡最常见的并发症，也是上消化道大出血最常见的病因，约发生于15%～25%的患者，DU比GU易发生。溃疡基底部穿破血管为出血的主要原因。一般出血前腹痛加剧，出血后疼痛会有所缓解。出血量与被侵蚀的血管大小有关，轻者粪便隐血阳性或黑便，重者呕血，超过1000mL可引起周围循环衰竭。

（2）穿孔　溃疡病灶穿透浆膜层则并发穿孔，见于2%～10%病例，是消化性溃疡最严重的并发症。十二指肠溃疡比胃溃疡多见。临床上可分为：① 急性穿孔。最常见，溃疡病灶多位于十二指肠前壁或胃前壁，又称游离性穿孔。穿孔后胃肠内容物渗入腹膜腔而引起急性弥漫性腹膜炎。临床上可突然出现剧烈腹痛，腹肌高度强直，并有全腹压痛和反跳痛，肠鸣音减弱或消失，肝浊音界缩小或消失。② 亚急性穿孔。邻近后壁的穿孔或游离穿孔较小，只引起局限性腹膜炎，症状较急性穿孔轻而体征较局限。③慢性穿孔。溃疡穿透并与邻近器官、组织粘连，穿孔时胃肠内容物不流入腹腔，又称穿透性溃疡。这种穿透性溃疡改变了腹痛规律，变得顽固而持续，疼痛常放射至背部。老年人消化性溃疡穿孔，腹痛及腹膜刺激征不明显。

（3）幽门梗阻　主要是由DU或幽门管溃疡引起，约见于2%～4%的患者。溃疡急性发作时可因炎症水肿和幽门部痉挛而引起暂时性梗阻，可随炎症的好转而缓解，内科治疗有效，故称为功能性或内科性幽门梗阻。反之，由于溃疡愈合、瘢痕形成和瘢痕组织收缩或与周围组织粘连而阻塞幽门通道者，则属持久性，非经外科手术不能缓解，称为器质性或外科性幽门梗阻。幽门梗阻临床表现为：餐后上腹饱胀、上腹疼痛加重，伴有恶心、呕吐，大量呕吐后症状可以改善，呕吐物含发酵酸性宿食。严重呕吐可致失水和低氯低钾性碱中毒，发生营养不良和体重减轻。体检可见胃型和胃蠕动波，空腹时胃有振水音。进一步做胃镜或X线钡剂检查可确诊。

（4）癌变　DU癌变者罕见，GU癌变率在1%以下，对胃溃疡应提高警惕。长期慢性GU病史、年龄在45岁以上、经严格内科治疗6～8周疼痛无好转，出现进行性消瘦，粪便隐血试验持续阳性者，应怀疑癌变，需进一步检查和定期随访。

三、辅助检查

1. 内镜和胃黏膜组织活检检查

这是确诊消化性溃疡首选的检查方法。可直接观察溃疡部位、大小、性质、分期。胃的良、恶性溃疡鉴别必须由活组织检查来确定。胃镜下溃疡可分为活动期（A期）、愈合期（H期）和瘢痕期（S期）。A期：溃疡灶周边炎症浸润，溃疡面白色苔。H期：溃疡周边炎症消失，黏膜新生，溃疡变浅变小。S期：溃疡灶内肉芽形成。

2. X线钡餐检查

此检查适用于对胃镜检查有禁忌或不愿接受胃镜检查者。龛影是直接征象，对溃疡诊断有重要价值。

3. 幽门螺杆菌检测

这是消化性溃疡的常规检查项目，有无幽门螺杆菌感染决定治疗方案的选择。检测方法分为侵入性和非侵入性两大类。侵入性需通过胃镜取胃黏膜活检，主要包括快速尿素酶试验、组织学检查和幽门螺杆菌培养。快速尿素酶试验是侵入性检查的首选方法。非侵入性主要有血清学检查及^{13}C或^{14}C尿素呼气试验，可作为根除治疗后复查的首选方法。

4. 胃液分析和血清胃泌素测定

此检查一般仅在疑有胃泌素瘤时作鉴别诊断之用。

5. 大便隐血试验

阳性提示溃疡处于活动期，一般经治疗1～2周内可转阴，如持续阳性，应考虑癌变。

四、诊断要点

根据慢性病程、周期性发作的节律性上腹疼痛病史，可做出初步诊断。确诊有赖于胃镜检查。X线钡餐检查发现龛影亦有确诊价值。

五、治疗原则

1. 药物治疗

消化性溃疡的药物治疗方法按其作用机制可分为三大类：抑制胃酸分泌、根除Hp和保护胃黏膜治疗。

（1）抑制胃酸分泌治疗

① 质子泵抑制剂（PPI）。其抑制胃酸分泌作用比H2受体拮抗药更强，而且作用持久，不良反应小，是治疗消化性溃疡的首选药物。常用药物有奥美拉唑、兰索拉唑、泮托拉唑、雷贝拉唑等。

② H_2受体拮抗药。有法莫替丁、雷尼替丁、西咪替丁、尼扎替丁等，疗效稳定。

③ 制酸剂。为弱碱药物，口服后能与胃酸反应，形成水和盐，使胃液pH升高，有效缓解疼痛，现已少用。有碳酸氢钠、碳酸钙、氧化镁、氢氧化铝、氢氧化镁等。

（2）根除治疗　可显著降低溃疡复发率和并发症发生率。随着Hp耐药率上升，标准的三联疗法（PPI＋克拉霉素＋甲硝唑）根除率已低于或远低于80％。目前根除方案推荐使用铋剂＋PPI＋两种抗菌药物组成的四联疗法。抗菌药物组成方案有四种：①阿莫西林＋克拉霉素；②阿莫西林＋左氧氟沙星；③阿莫西林＋呋喃唑酮；④四环素＋甲硝唑或呋喃唑酮。其疗程为10天或14天。

（3）保护胃黏膜治疗　目前常用的胃黏膜保护剂主要有3种：硫糖铝、铋剂和前列腺素类药物（米索前列醇）。

2. 手术治疗

大多数PU经过内科积极治疗后，症状缓解，溃疡愈合。对下列患者应手术治疗：

①急性溃疡穿孔；② 穿透性溃疡；③大量或反复出血，内科治疗无效；④器质性幽门梗阻；⑤GU 癌变或癌变不能除外；⑥顽固性或难治性溃疡，如幽门管溃疡、球后溃疡等。

六、护理指导

1. 基础护理

（1）休息与活动 病情较重、溃疡有活动者应卧床休息，病情较轻者可边工作边治疗，注意生活规律和劳逸结合，避免剧烈活动以降低胃的分泌及蠕动。保持环境安静、舒适，减少探视，保证患者充足的睡眠。

（2）饮食 溃疡活动期每天进 4～5 餐，少量多餐可中和胃酸，减少胃酸对溃疡面的刺激。每餐不宜过饱，以免胃窦部过度扩张，刺激胃酸分泌。进餐时宜细嚼慢咽，咀嚼可增加唾液分泌，以利于稀释和中和胃酸。选择营养丰富、质软、易消化的食物，如稀饭、面条、馄饨等。脂肪摄取应适量。避免粗糙、过冷过热和刺激性食物及饮料如浓茶、咖啡、香辣调料等。

（3）心理护理 消化性溃疡的发生发展与精神紧张、不良情绪反应及个性特点与行为方式等心理社会因素均有一定的关系。通过帮助患者认识压力与溃疡疼痛发作的关系，教给患者放松技巧，避免精神、神经因素的影响。

2. 疾病护理

（1）疼痛护理 向患者解释疼痛的原因和机制，指导去除病因及缓解疼痛的方法，解除焦虑、紧张情绪。观察并评估疼痛的诱发因素和缓解因素；观察上腹痛的规律、性质、程度及部位。遵医嘱用药缓解疼痛。

（2）用药护理 遵医嘱正确服用质子泵抑制药、组胺 H_2 受体拮抗药、抗酸药及抗 Hp 药物，观察药物的疗效及不良反应。

① 抗酸药。应在餐后 1h 和睡前服用，以延长中和胃酸作用的时间及中和夜间胃酸的分泌。片剂应嚼碎后服用，乳剂服用前充分混匀。避免与奶制品、酸性食物及饮料同服以免降低药效。氢氧化铝凝胶能阻碍磷的吸收，引起磷缺乏症，表现为食欲缺乏、软弱无力等；镁剂可致腹泻。

② H_2 受体拮抗药。常于餐中及餐后即刻服用，或睡前服用；若需同时服用抗酸药，则两药应间隔 1h 以上；静脉给药需控制速度，速度过快可引起低血压和心律失常；不良反应一般为乏力、头痛、腹泻和嗜睡；吸烟可降低其疗效故应鼓励患者戒烟。

③ 质子泵抑制药。奥美拉唑用药初期可引起头晕，嘱患者服药后避免开车、高空作业等需注意力集中之事。

④ 保护胃黏膜药物。胶体铋制剂与硫糖铝在酸性环境中作用强，故多在餐前半小时或睡前 1h 服用，且不宜与抗酸药同服；铋剂有积蓄作用，故不能连续长期服用；服药过程中可使齿、舌变黑，可用吸管直接吸入；部分患者服药后出现便秘和黑便，停药后可自行消失；硫糖铝能引起便秘、皮疹、嗜睡等，有肾衰竭者不宜服用。

⑤ 抗 Hp 药物。阿莫西林服用前应询问患者有无青霉素过敏史，用药过程中注意观察有无过敏反应；甲硝唑可引起胃肠道反应，宜饭后服用。

（3）并发症护理

① 上消化道大出血。严密监测是否有出血征象，如血压下降、脉搏速率加快、皮肤湿冷、脸色苍白、排黑便或呕血等。根据患者的血压、脉搏、呕血、黑便等临床表现综合判断患者的出血量。视出血量的多少，积极采取相应的措施。

a. 出血量不大，无呕血，仅有黑便或大便隐血阳性时，可进食冷流质，逐渐过渡到半流质饮食。出血停止后可逐渐增加活动量。

b. 出血量较大，有呕血、黑便时：Ⅰ. 立即协助患者绝对卧床休息，头偏向一侧，以防呕吐引起窒息；建立静脉通道，抽血验血型及交叉配血、备血。Ⅱ. 按医嘱给予止血、制酸、补充血容量、输血等治疗。Ⅲ. 安慰患者，避免因过度紧张而加重出血。Ⅵ. 内镜下查找出血原因及止血治疗。

② 穿孔。一旦发现穿孔征象，应建立静脉通路，输液以防止休克；做好急诊手术术前准备。

③ 幽门梗阻。应准确记录出入量，行血清钾、钠、氯测定和血气分析，及时补充液体和电解质，保证尿量每天在1000～1500mL。插入胃管连续72h胃肠减压，抽吸胃内容物和胃液。患者病情好转后可进流食，但同时要测量胃内潴留量，记录潴留物的颜色、性状和气味。禁止患者吸烟、饮酒和进食刺激性食物，禁用抗胆碱能药物，如阿托品等，以防胃、肠减少蠕动，加重梗阻症状。

④ 癌变。一旦确诊，需手术治疗，做好术前准备。

七、健康教育

1. 心理指导

消化性溃疡属于典型的心身疾病范畴，心理社会因素对发病起重要作用，因此乐观的情绪、避免过度紧张，无论在本病的发作期或缓解期均很重要。

2. 饮食指导

(1) 急性发作期饮食指导　饮食的原则是严格限制对胃黏膜有化学性和物理性刺激的食物及减轻胃的负担。食物易于消化、富含蛋白质和维生素、低脂，少量多餐。选择温和、无刺激、易于消化的少渣半流质或流质饮食，如面汤、稀饭、藕粉、蛋羹、果汁等，限制牛奶、肉汤、浓鸡汤的摄入。制备食物应变换花样，注意色、香、味的调配，待病情稳定后，进入缓解期饮食。

(2) 缓解期饮食指导　为巩固疗效，在病情稳定的情况下，可采用少渣软食，同时要注意蛋白质的补充。患者经过急性期一段时间的饮食限制，容易造成营养素的缺乏，因此应根据患者个人的耐受力增加食物内容并多样化，使营养达到充分的平衡。可增加一些容易消化的含少量膳食纤维的蔬菜，如冬瓜、西红柿，主食可逐渐吃一些馒头、肉包等。

(3) 恢复期饮食指导　此期饮食应营养均衡，以促进溃疡的愈合，防止溃疡复发。改变传统的溃疡饮食习惯（如少量多餐、只吃细软食物、防止进食刺激性食物），提倡正常饮食和高纤维素饮食，这是因为：① 少吃多餐可导致饮食无规律，不仅不能减轻溃疡病的症状，反而会加重病情。因为，食物进入胃内，虽然能中和一部分胃酸，但食物又会刺激胃酸，不利于溃疡愈合。因此，现在主张一般在有效的抗酸治疗条件下，大多数患者可进行正常饮食，不必过多限制，但应避免辛辣、过咸食物及浓茶、咖啡等。② 高纤维饮食中存在一种脂溶性保护因子且含有较多的营养因子，这些具有防止溃疡发生和复发的作用。同时高纤维饮食可使口腔充分咀嚼，唾液充分分泌，不仅能帮助消化，而且有中和胃酸和提高胃黏膜屏障的作用，而细软的食物在口腔中咀嚼时间短，唾液不能充分分泌。

3. 作息指导

鼓励患者生活自理，适当地活动，如散步等。但不能剧烈或过度地运动，以免引起疲劳。疼痛时可卧床休息，减少活动。

4. 家庭防护指导

Hp可通过粪-口和（或）口-口途径在人与人之间传播，患者应与家人分餐，餐具进行消毒。

5. 出院指导

（1）秋末冬初、冬春之交，一般容易复发，此时应尤其注意休养，以免复发。

（2）按时服药、坚持服药。H_2 受体拮抗药或质子泵抑制剂溃疡的疗程一般为十二指肠溃疡4～6周，胃溃疡6～8周。

（3）避免使用致溃疡药物，如保泰松、吲哚美辛、阿司匹林等，必须使用时应尽量采用肠溶剂型或小剂量间断应用或选用不良反应小者，同时必须进行充分的抗酸治疗和保护胃黏膜等非手术治疗。

（4）纠正不良的饮食习惯，如避免两餐间吃零食、睡前进食、暴饮暴食；戒烟、戒酒。

（5）门诊随访，出院后3个月需复查胃镜，当出现腹痛节律变化并加重、黑便等症状时应及时就诊。

第六节　肝硬化

肝硬化是一种以肝组织弥漫性纤维化、假小叶和再生结节形成特征的慢性肝病。临床上常以肝功能损害和门静脉高压为主要表现，晚期常出现消化道出血、肝性脑病等严重并发症。本病是我国常见疾病和主要死亡病因之一。发病高峰年龄在35～48岁，男女比例为（3.6～8）∶1。

一、病因与发病机制

肝硬化由多种病因引起，我国以病毒性肝炎为主要原因，国外以酒精中毒多见。

1. 病毒性肝炎

通常由慢性病毒性肝炎逐渐发展而来，主要见于乙型、丙型和丁型肝炎病毒重叠感染。而甲型、戊型病毒性肝炎不演变为肝硬化。

2. 酒精中毒

长期大量酗酒，乙醇、乙醛（酒精中间代谢产物）的毒性作用引起酒精性肝炎，可逐渐发展为酒精性肝硬化。

3. 血吸虫病

长期或反复感染血吸虫，虫卵沉积在汇管区，引起纤维组织增生，导致肝纤维化和门静脉高压症。

4. 胆汁淤积

肝外胆管阻塞或肝内胆汁淤积持续存在时，可引起原发性或继发性胆汁性肝硬化。

5. 循环障碍

慢性充血性心力衰竭、缩窄性心包炎等可致肝脏长期瘀血，肝细胞缺氧、坏死和纤维组织增生，逐渐发展为肝硬化。

6. 其他

患慢性炎症性肠病、长期营养不良可引起肝脂肪变性和坏死；某些代谢障碍疾病可引起代谢产物沉积在肝脏，也损害肝细胞，久之可发展为肝硬化。长期反复接触化学毒物如四氯化碳、磷、砷等，可引起中毒性肝炎，最终演变为肝硬化。

二、临床表现

本病一般起病隐匿，病程发展缓慢，潜伏期可达 3～5 年或更长。临床上将肝硬化分为肝功能代偿期和失代偿期，但两期界限常不清。

1. 代偿期

症状轻且无特异性，常以疲乏无力、食欲减退为主要表现，可伴腹胀、恶心、轻微腹泻等。多因劳累或发生其他疾病时症状明显，休息或治疗后可缓解。肝轻度肿大，质变硬，脾轻度肿大。

2. 失代偿期

主要表现为肝功能减退和门静脉高压症。

（1）肝功能减退的表现

① 全身症状。营养状况较差，消瘦乏力，可有低热，皮肤干枯，面色灰暗无光泽（肝病面容）。

② 消化道症状。食欲明显减退，可有厌食，进食后常感上腹饱胀不适、恶心、呕吐；稍进油腻肉食易引起腹泻。

③ 出血倾向和贫血。有皮肤紫癜、鼻出血、牙龈出血或胃肠出血等倾向，这与肝合成凝血因子减少、脾功能亢进和毛细血管脆性增加等有关。患者常有贫血，与营养不良、肠道吸收障碍、脾功能亢进以及胃肠道失血等因素有关。

④ 内分泌紊乱。由于肝功能减退，肝脏对雌激素灭活能力减退，雌激素在体内蓄积，抑制垂体的分泌功能，使雄激素分泌减少。雌激素增多、雄激素减少时，男性患者可有性欲减退、睾丸萎缩、乳房发育等；女性有月经失调、闭经等。患者面颈、上胸、上肢部位可见蜘蛛痣；在手掌大小鱼际及指端腹侧有红斑，称为肝掌，这些均与雌激素增多有关。

由于肝功能减退，醛固酮和抗利尿激素灭活作用减弱，可致继发性醛固酮和抗利尿激素增多，使水钠潴留，对腹水形成起重要促进作用。

（2）门静脉高压症的表现　脾大、侧支循环的建立和开放、腹水是门静脉高压的三大表现，其中侧支循环开放对诊断门静脉高压有重要意义。

① 脾大。多为轻、中度肿大，由于脾瘀血所致。晚期脾大常伴白细胞、血小板和红细胞计数减少，称为脾功能亢进。

② 侧支循环的建立和开放。临床上有 3 支重要的侧支开放。a. 食管和胃底静脉曲张，是由于门静脉系的胃冠状静脉和腔静脉系的食管静脉等开放沟通。当门静脉压力明显增高、粗糙坚硬食品机械损伤或剧烈咳嗽、呕吐致腹内压突然增高时，可引起曲张静脉破裂导致出血；b. 腹壁和脐周静脉曲张，是由于门静脉高压时脐静脉重新开放；c. 痔静脉扩张，是门静脉系的直肠上静脉与下腔静脉的直肠中、下静脉沟通，可扩张形成痔核，破裂时引起便血。

③ 腹水。是肝硬化最突出的临床表现。患者常有明显腹胀感，大量腹水时可出现呼吸困难、脐疝及双下肢水肿，腹部膨隆呈蛙腹状，腹壁皮肤绷紧发亮，叩诊有移动性浊音，部分患者还可出现胸腔积液。

（3）肝触诊　早期肝脏表面尚光滑，质地变硬；晚期可触及结节或颗粒状，一般无压痛，伴有肝细胞坏死或炎症时可有轻压痛。

3. 并发症

包括上消化道出血、肝性脑病、感染、功能性肾衰竭、原发性肝癌、水电解质酸碱平衡紊乱及肝肺综合征。

三、辅助检查

1. 血常规

代偿期多正常，失代偿期可有贫血，脾功能亢进时白细胞和血小板计数减少。

2. 尿常规

黄疸时尿胆红素阳性，有时可有管型尿、血尿、尿蛋白阳性。

3. 肝功能检查

代偿期各项指标可正常或轻度异常。失代偿期丙氨酸氨基转移酶（ALT）增高、白蛋白降低、球蛋白增高，凝血酶原时间延长。重症者血胆红素可增高。

4. 免疫学检查

免疫球蛋白 IgG 增高最为显著，半数以上患者 T 淋巴细胞低于正常，部分患者体内出现自身抗体如抗核抗体。

5. 腹水检查

呈漏出液，若合并原发性腹膜炎时，可呈渗出液。

6. 其他检查

食管吞钡 X 线检查可见食管或胃底静脉曲张。肝穿刺活组织检查可确诊为肝硬化，腹腔镜检查可见肝脏表面呈结节状改变，取活体组织可协助确诊。内镜检查可见静脉曲张部位及其程度，并可进行止血和预防止血治疗。超声检查可示肝脾大小及外形、门静脉有无高压等。

四、治疗

本病关键在于早期诊断，针对病因和症状进行治疗，以缓解和延长代偿期，对失代偿期患者主要是对症治疗、改善肝功能及并发症治疗。

1. 支持治疗

失代偿期患者进食不佳，应静脉输入高渗葡萄糖，并加维生素C、胰岛素、氯化钾等，必要时可应用复方氨基酸、白蛋白或输新鲜血。

2. 药物治疗

目前尚无特效药物，平日可用多种维生素（包括维生素K）及消化酶，也可采用中西药联合治疗。

3. 腹水的治疗

（1）限制钠、水的摄入　进水量限制在1000mL/d左右，盐的摄入限制在1.2～2g/d，部分患者可产生利尿、腹水消退作用。

（2）增加钠、水的排泄　目前主张螺内酯和呋塞米联合应用。螺内酯为保钾利尿药，氢氯噻嗪或呋塞米为排钾利尿药，可起协同作用，并减少电解质紊乱。利尿不宜过猛，以每天体重减轻不超过0.5kg为宜，以避免诱发肝性脑病、肝肾综合征。

（3）放腹水并输注白蛋白　腹水量大引起腹胀、呼吸困难、行走困难时，为减轻症状可做穿刺放腹水。单纯放腹水只能临时改善症状，因放腹水会丢失蛋白质，短期内腹水又迅速复原，故同时静脉输注白蛋白，可提高疗效。

（4）提高血浆胶体渗透压　每周定期输注新鲜血或白蛋白、血浆，对恢复肝功能和消退腹水有帮助。

（5）腹水浓缩回输　放出腹水，通过浓缩处理后再静脉回输，不但可消除水、钠潴留，还能提高血浆白蛋白浓度及有效血容量，并能改善肾血液循环，为顽固性腹水的治疗提供一种较好的方法。不良反应有发热、感染、电解质紊乱等，但有感染的腹水不可回输。

4. 手术治疗

各种分流术和脾切除术，经颈静脉肝内门体分流术（TIPS）等。

5. 肝移植手术

肝移植手术是晚期肝硬化的最佳治疗方法，可提高患者存活率。

五、观察要点

观察腹水和下肢水肿的消长，准确记录出入量，测量腹围、体重，并教会患者正确的测量和记录方法。进食量不足、呕吐、腹泻者遵医嘱应用利尿药、放腹水后更应密切观察。监测血清电解质和酸碱度的变化，以及时发现并纠正水、电解质、酸碱平衡紊乱，防止肝性脑病、功能性肾功能衰竭的发生。

六、护理指导

1. 常规护理

（1）休息与体位　失代偿期应卧床休息，减少机体消耗和肝脏损害；病室环境要安静、舒适，有明显腹腔积液时应取半卧位或坐位，以改善患者呼吸状况；卧床时尽量取平卧位，以增加肝、肾血流量，改善肝细胞的营养，提高肾小球滤过率。可抬高下肢，以减轻水肿。阴囊水肿者可用托带托起阴囊，以利水肿消退。

（2）饮食护理　既保证饮食营养，又遵守必要的饮食限制是改善肝功能、延缓病情进展的基本措施。应向患者及家属说明导致营养状况下降的有关因素、饮食治疗的意义及原则，与患者共同制订既符合治疗需要又为其接受的饮食计划。饮食治疗原则为高热量、高蛋白质、高维生素、易消化饮食，并根据病情变化及时调整。

① 蛋白质。是肝细胞修复和维持血浆白蛋白正常水平的重要物质基础，应保证其摄入量。蛋白质来源以豆制品、鸡蛋、牛奶、鱼、鸡肉、瘦猪肉为主。血氨升高时应限制或禁食蛋白质，待病情好转后再逐渐增加摄入量，并应选择植物蛋白，如豆制品，因其蛋氨酸、芳香氨基酸含量较低，且产氨较少。

② 维生素。新鲜蔬菜和水果含有丰富的维生素，例如，番茄、柑橘等有丰富的维生素C，日常食用以保证维生素的摄取。

③ 限制水、钠。有腹腔积液者应低盐或无盐饮食，钠限制在每天500～800mg（氯化钠1.2～2.0g），进水量限制在每天1000mL左右。应向患者介绍各种食物成分，如高钠食物有咸肉、酱菜、罐头食品、含钠味精等，应尽量少食用；含钠较少的食物有粮谷类、瓜茄类、水果等。评估患者有无不恰当的饮食习惯而加重水钠潴留，切实控制钠和水的摄入量。限钠饮食常使患者感到淡而无味，可适量添加柠檬汁、食醋等，改善食品的调味，以增进食欲。

④ 避免损伤曲张静脉。食管-胃底静脉曲张者应食菜泥、肉末、软食，进餐时细嚼慢咽，咽下的食团宜小且表面光滑，切勿混入糠皮、硬屑、鱼刺、甲壳等，以防损伤曲张的静脉导致出血。

（3）皮肤、口腔护理　①肝硬化患者机体免疫力减退，容易合并各种各样的感染而加重病情，皮肤与口腔是多种感染发生的门户。②严重腹腔积液时，腹壁皮肤绷紧、变薄，发生脐突或脐疝，嘱患者内衣应宽松、柔软、清洁、舒适，要经常修剪指甲，避免抓破皮肤。③臀部、阴囊、下肢水肿者要特别保持床褥干燥、平整，可用棉垫或水垫垫于受压部位，以防局部压疮，并局部给予热敷或按摩。协助翻身，动作要轻柔，以免擦伤皮肤。④皮肤瘙痒时用手轻拍皮肤，避免搔抓，每天温水擦洗皮肤1～2次，勿用刺激性肥皂和沐浴液，沐浴后可用性质柔和的润肤品。对所有输液、注射穿刺处，严格执行无菌操作，注意预防穿刺部位引发的感染。

（4）心理护理　肝硬化是慢性病，症状很难控制，预后不良，患者和家属容易产生悲观情绪，护士要同情和关心患者，及时解答患者提出的疑问，安慰、理解患者，使患者及家属树立战胜疾病的信心。

2. 专科护理

（1）体液过多护理　①体位：平卧位有利于增加肝、肾血流量，改善肝细胞的营养，提高肾小球滤过率，故应多卧床休息。可抬高下肢，以减轻水肿。阴囊水肿者可用托带托起阴囊，以利水肿消退。大量腹腔积液者卧床时可取半卧位，以使膈肌下降，有利于呼吸运动，减轻呼吸困难和心悸。② 避免腹压骤增：大量腹腔积液时，应避免腹压突然剧增的因素，如剧烈咳嗽、打喷嚏、用力排便等。③限制钠和水的摄入。④用药护理。使用利尿药时应特别注意维持水、电解质和酸碱平衡。利尿速度不宜过快，每天体重减轻一般＜0.5kg，有下肢水肿者每天体重减轻＜1kg。⑤腹腔穿刺术的护理。大量顽固性腹腔积液应用利尿药效果较差，一般给予腹腔穿刺进行腹腔积液排放。a. 术前准备：按病情需要备齐用物及药物。耐心详细地向患者解释穿刺的目的及治疗意义，解除患者紧张、恐惧心理。嘱患者排尿以免损伤膀胱。b. 术中配合：一次抽腹腔积液应＜5000mL，以免诱发肝性脑病。穿刺过程中应注意观察患者有无恶心、头晕、心悸、面色苍白、出冷汗等现象，观察腹腔积液颜色，并留取标本，及时送检。c. 术后护理：术后用无菌干棉签按压，用无菌纱布固定，防溢液不止，引起继发感染。24h 观察穿刺部位有无渗血、渗液，并严格交接班，详细记录。

（2）利尿药应用后的护理　① 肝硬化腹腔积液患者多使用较大剂量的利尿药，护理人员要了解利尿药的作用机制，口服药要看服到口，静脉用药要严格掌握剂量。② 密切观察利尿药物的不良反应，如长期使用氢氯噻嗪、呋塞米可引起低钾、低钠反应。长期使用螺内酯、氨苯蝶啶可引起高钾血症。③利尿速度不宜过快，以免诱发肝性脑病。④观察患者有无意识改变、腹胀、乏力、疲倦、扑翼样震颤等肝性脑病先兆症状。⑤准确记录 24h 尿量，测腹围（晨起排尿、排便后，平卧位皮尺过脐 1 周）、测体重（五定：同一时间、同一秤、空腹、排空尿便、同一衣服和鞋）。⑥及时检查生化，注意血钠、血钾、血氯等的浓度变化，防止电解质紊乱。

（3）用药护理　① 应用谷氨酸钾和谷氨酸钠时，钠比例应根据血清钾钠浓度和病情而定，患者尿少时少用钾剂，明显腹腔积液和水肿时慎用钠剂，谷氨酸盐是碱性，使用前可先注射维生素 C 3～5g。② 应用精氨酸时，滴注速度不宜过快，否则可出现流涎、呕吐、面色潮红等反应，精氨酸不宜与碱性溶液配伍使用。③乳果糖在肠内产气较多，可引起腹胀、腹绞痛、恶心、呕吐及电解质紊乱等，应用时应从小剂量开始。④长期使用新霉素的患者少数可出现听力或肾功能损害，故使用新霉素应＜1 个月，用药期间应监测听力和肾功能。⑤大量输注葡萄糖时，必须警惕低钾血症、心力衰竭和脑水肿。

（4）食管-胃底静脉出血的护理　患者有呕血、便血等出血病史，出现面色苍白、表情淡漠、出冷汗、脉搏细数、肠鸣音亢进，应首先考虑有出血情况。

① 患者出现呕血，立即去枕平卧，头偏向一侧，绝对卧床，禁食，及时准备吸引器。

② 立即通知值班医师或主管医师。迅速建立静脉通路（大号针头），同时抽血、验血型、备血样、配血，加快输液患者的输液速度，如已有备血立即取血。

③ 测血压、脉搏、体温，每隔 15～30min 监测 1 次，并做好记录。

④ 给予吸氧，保持呼吸道通畅，同时注意保暖。

⑤ 密切观察病情变化，注意呕吐物及粪便的颜色、性质、量，做好记录。

⑥ 食管静脉曲张破裂出血，备好三腔双囊管，配合医师插三腔管进行止血。

⑦ 按医嘱给予止血药及扩容药。

⑧ 及时准确记录 24h 出入量，必要时留置导尿，做好重症护理记录书写。

⑨ 做好心理指导，消除紧张、焦虑情绪。

⑩ 出血量的估计。每天出血量＞5mL 便潜血试验阳性；每天出血量＞60mL 出现黑便；胃内储血量＞250mL 出现呕血；出血量＜400mL，一般不引起全身症状。当出血量达 500～800mL 时患者可有循环血容量减少的表现。出血量达 1000～1500mL 时，临床上

可出现失血性休克的改变。总之，出血量的估计应根据临床表现，特别是对血压和脉搏的动态观察，以及患者的红细胞计数、血红蛋白、血细胞比容和中心静脉压测定等综合考虑、全面估计。

⑪ 如经内科治疗出血不止，应考虑手术治疗，做好术前准备。

(5) 肝性脑病的护理　注意有无性格及行为的异常表现，是否有扑翼样震颤，呼吸是否有烂苹果味，及早发现肝性脑病的征兆。

① 病情观察。密切注意肝性脑病的早期征象，如患者有无冷漠或欣快、理解力和近期记忆力减退、行为异常以及扑翼样震颤等。

② 监测并记录患者血压、脉搏、呼吸、体重及瞳孔的变化。

③ 定期复查血氨，肝、肾功能，电解质变化，有情况及时协助医师进行处理。

④ 消除诱因，避免诱发和加重肝性脑病：常见诱因有上消化道出血、高蛋白饮食、大量排钾利尿和放腹腔积液、催眠镇静药和麻醉药、便秘、感染、尿毒症、低血糖、外科手术等。

⑤ 清除肠内积血，保持肠道清洁，维护正常的肠道环境是防止血氨升高的有效措施。清洁肠道，给予温生理盐水 1000mL 灌肠或弱酸 200mL（食醋加温水）保留灌肠（忌用肥皂水）；抑制肠内细菌生长：口服新霉素，抑制肠道菌群，减少代谢产物生成；抑制蛋白质分解：口服乳果糖，乳果糖口服后完整到达结肠，被肠内糖分解菌分解，通过酸化肠腔、渗透性缓泻而抑制蛋白质分解菌和致病菌生长，从而减少氨和内毒素的产生和吸收。

⑥ 纠正氨基酸代谢紊乱。对于使用利尿药者，应定期测定血电解质及血气分析，并及时给予补充纠正。注意输入库存血也可增加血氨。准确记录出入量，每天入液量＜2500mL，尿少时入液量相对减少，以免血液稀释，血钠过低。

(6) 自发性细菌性腹膜炎的护理　合并自发性细菌性腹膜炎常迅速加重肝损害、诱发肝性脑病等严重并发症，确诊后尽早给予抗生素治疗（以头孢噻肟钠第 3 代头孢菌素为首选），同时需采取以下护理指导。

① 住单间病室，加强室间消毒。

② 严密观察病情，对肝硬化、重症肝炎腹腔积液患者，凡有不明原因的发热、腹痛、腹腔积液量进行性增多，利尿药反应差，病情加重应高度警惕自发性腹膜炎，及时做腹腔积液检查。

③ 勤查血常规，咽拭子、痰液、血液等培养。

④ 发现感染及早应用有效抗生素。

⑤ 严格无菌操作，加强病房管理，减少陪护探视，避免交叉感染。

3. 健康指导

(1) 疾病知识指导　肝硬化是慢性过程，护士应帮助患者和家属掌握其相关知识、自我护理方法、并发症的预防及早期发现，分析和消除各种不利因素，把治疗计划落实到日常生活中。① 心理调适。患者应十分注意情绪的调节和稳定，在安排好治疗、身体调理的同时，勿过多考虑病情，遇事豁然开朗，树立治病信心，保持愉快心情。② 饮食调理。切实遵循饮食治疗原则和计划禁酒。③预防感染。注意保暖和个人卫生。

(2) 活动与休息指导　肝硬化代偿期患者无明显的精神、体力减退，可参加轻工作，避免过度疲劳；失代偿期患者以卧床休息为主，但过多的躺卧易引起消化不良、情绪不佳，故应视病情适量活动，活动量以不加重疲劳感和其他症状为度。患者的精神、体力状况随病情进展而减退，疲倦乏力、精神不振逐渐加重，严重时衰弱而卧床不起。指导患者保证充足的睡眠和生活起居有规律。

（3）皮肤护理　患者因皮肤干燥、水肿、黄疸出现皮肤瘙痒、长期卧床等因素易发生皮肤破损和继发感染，故沐浴时应注意避免水温过高，避免或使用有刺激性的皂类和沐浴液，沐浴后可使用性质柔和的润肤品；皮肤瘙痒者给予止痒处理，嘱患者勿抓搔，以免皮肤破损。

（4）用药指导与病情监测　按医师处方用药，加用药物需征得医师同意，以免服药不当加重肝脏负担和肝功能损害。护士应向患者详细介绍所用药物的名称、剂量、给药时间和方法，教会其观察药物疗效和不良反应。例如，服用利尿药者，应记录尿量，如出现软弱无力、心悸等症状提示低钠血症、低钾血症，应及时就医。定期门诊随访。

（5）照顾者指导　指导家属理解和关心患者，给予精神支持和生活照顾。细心观察、及早识别病情变化，例如，患者出现性格、行为改变时可能是肝性脑病的前驱症状，或消化道出血等其他并发症，应及时就诊。

第七节　帕金森病

帕金森病是发生于中老年人群的进展性神经系统变性疾病。其主要病理改变以黑质部分为主的多巴胺能神经元的进行性丢失以及残存神经元内路易包涵体的形成。主要临床特征为静止性震颤、肌强直、运动迟缓和姿势反射障碍。

一、病因与发病机制

1. 病因

帕金森病的病因尽管不清，但目前的研究发现，外部环境、接触毒素是导致黑质-纹状体多巴胺神经元死亡的重要因素，如农药鱼藤酮等就是主要攻击黑质的一种杀虫剂，还有一些因素，如一氧化碳中毒、病毒感染以及脑血管病、甲状旁腺病变，也可造成帕金森病样的表现。

（1）环境因素　流行病学调查结果发现，帕金森病的患病率存在地区差异。所以人们怀疑可能是环境中存在一些有毒物质损伤了大脑的神经元。

（2）家族遗传性　医学家们在长期的实践中，发现帕金森病似乎有家族聚集的倾向，有帕金森病患者的家族，其亲属的发病率较正常人群高一些。

（3）遗传易感性　尽管帕金森病的发生可能与年龄老化和环境毒素有关，但是并非所有老年人或暴露于同一环境的人都会出现帕金森病。这说明可能存在易感性。

帕金森病的发生在种族和地区上有很大差别，白种人发病率最高，黄种人次之，黑种人最低。

① 发病年龄：一般在58～62岁，50～79岁占绝大多数，仅10%发生在40岁以前。

② 性别因素：帕金森病患者男性略多于女性，但两性之间无明显差别。

2. 发病机制

帕金森病是由于脑内一种叫黑质的神经核中多巴胺神经元变性坏死导致的疾病。黑质-纹状体产生的多巴胺是参与大脑对人体姿势的维持、四肢运动时肌肉协调的重要神经递质。当变性坏死大于80%时，由于多巴胺神经介质所控制管理区域的脑功能就会发生障碍而出现一系列症状。

二、临床表现

1. 流行病学

世界各国帕金森病的患病率变动在（10～405）/10万人口之间，平均大约为103/10万人口。帕金森病的患病率随年龄增长而增加，60岁以上的老年人中大约1%患有此病。男女患病比例接近1∶1或男性略多于女性。

2. 年龄

帕金森病的发病年龄平均约55岁，多见于60岁。最常见的首发症状是一侧上肢的静止性震颤（60%～70%），其次可表现为一侧上肢的笨拙、步行困难、动作迟缓等。部分患者也可以非特异性症状起病，如疲乏、抑郁、肩背痛等。

3. 主要症状和体征

（1）震颤　典型帕金森病的震为静止性震颤，开始于一侧上肢，初为间断性，安静时出现或明显，随意运动时减轻或消失，在紧张时震颤加重，入睡后消失。大约几个月到数年后震颤累及对侧或下肢，也可累及舌、唇及下颌。震颤频率达4～6Hz，典型的为搓丸样，也可为摆动样，也可以表现为姿势性或运动性震颤。

（2）肌强直　指锥体外系病变引起的肌张力升高，可以是齿轮样，也可是铅管样，累及四肢、躯干部以及面部，肩带肌和骨盆带肌肉受累更显著。由于这些肌肉的强直，常出现特殊的姿态，头部前倾、躯干俯屈、上肢肘关节屈曲、前臂内收、腕关节伸直（路标现象）。下肢髋关节和膝关节略弯曲。

（3）运动迟缓　由于随意运动的减少以及运动幅度的减少，导致启动困难和动作缓慢，加上肌张力增高，可以引起一系列运动障碍，最初表现为精细活动困难，如扣纽扣、系鞋带、使用家用工具如螺丝刀、写字等困难，以及行走时上肢摆动减少。由于面肌活动减少可出现瞬目减少，面具脸；由于口咽部肌肉运动迟缓可以出现言语缓慢、语音低沉、单调、流涎、吞咽困难、呛咳等。步态障碍是PD最突出的表现，最初表现为下肢拖曳、蹭地、上肢摆动减少，随病情进展出现步幅变小、步伐变慢，启动困难，但启动后以极小的步幅向前冲，越走越快，不能及时停步或转弯，称为“慌张步态”。随着病情进展，PD患者由于起床、翻身、行走、进食等活动困难而显著影响日常生活能力，导致残疾。

（4）平衡障碍　指患者站立或行走时不能维持身体平衡，或在突然发生姿势改变时不能做出反应（姿势反射障碍）。检查时令患者睁眼直立，两腿分开，做好准备，检查者用双手突然向后拉患者双肩，正常人能马上恢复直立位，有平衡障碍的帕金森病患者出现明显的后倾，轻者可自行恢复，重者不扶可能摔倒或站立时不能维持平衡。一般出现在病程中后期，是帕金森病晚期患者跌倒及限制于轮椅或卧床的主要原因。

4. 其他症状及体征

在帕金森病病程的不同阶段还可出现其他一些症状和体征，包括自主神经症状（顽固性便秘、出汗异常、性功能障碍、脂溢性皮炎、直立性低血压），认知、情感和行为症状（抑郁、幻觉、妄想、谵妄、认知障碍或痴呆），睡眠障碍，体重减轻等。

三、治疗

目前对帕金森病尚缺乏病因治疗。

1. 治疗原则

（1）综合治疗　对帕金森病的运动症状和非运动症状采取全面综合的治疗。治疗方法和手段包括药物治疗、手术治疗、运动疗法、心理疏导及照料护理等。药物治疗为首选，且是整个治疗过程中的主要治疗手段，手术治疗则作为药物治疗的一种。

（2）用药原则　以达到有效改善症状、提高工作能力和生活质量为目标。提倡早期诊断、早期治疗；坚持“剂量滴定”以避免产生药物的急性不良反应，力求实现“尽可能以小剂量达到满意临床效果”的用药原则，避免或降低运动并发症尤其是异动症的发生率。

治疗在遵循循证医学的证据的同时，也应强调治疗的个体化，即根据患者的年龄、症状类型和严重程度、功能受损的状态、所给药物的预期效果和不良反应以及患者职业、经济状况等选择药物，尽可能避免、推迟或减少药物的不良反应和运动并发症。进行抗帕金森病药物治疗时，特别是使用左旋多巴时不能突然停药，以免发生撤药恶性综合征。

几乎所有的抗帕金森病药物均须从小量开始、缓慢增量，进行“剂量滴定”，达到用最小有效剂量维持最佳效果。当单药治疗不能维持疗效时，可考虑联合用药，但应权衡利弊，不能随意加减药物，更不能突然停用药物，当联合应用多种抗帕金森药物出现不良反应（如精神症状）时，应逐步减量或停药，一般根据“先上后撤”的原则，按如下先后顺序撤药：苯海索-金刚烷胺-司来吉兰-多巴胺受体激动剂-左旋多巴。经规范化药物治疗后无效或疗效明显减退，尤其有运动波动或异动症的患者方可考虑立体定向外科手术治疗。

2. 药物治疗

根据临床症状严重度的不同，可以将帕金森病的病程分为早期和中晚期，即将 Hoehn-Yahr1～2.5 级定义为早期，Hoehn-Yahr3～5 级定义为中晚期。

（1）早期帕金森病的治疗　一旦早期诊断，即应尽早开始治疗，分为非药物治疗（包括认识和了解疾病、补充营养、加强锻炼、坚定战胜疾病的信心，以及社会和家人对患者的理解、关心与支持）和药物治疗。一般疾病初期多给予单药治疗，但也可采用优化的小剂量多种药物（体现多靶点）的联合应用，力求达到疗效较好、维持时间更长而运动并发症发生率最低的目标。

（2）首选药物原则

① 早发型患者，在不伴有智能减退的情况下，可有如下选择：非麦角类 DR 激动剂；MAO-B 抑制剂；金刚烷胺；复方左旋多巴；复方左旋多巴＋儿茶酚-O-甲基转移酶

(COMT）抑制剂。

② 晚发型或有伴智能减退的患者，一般首选复方左旋多巴治疗。随着症状的加重，疗效减退时可添加 DR 激动剂、MAO-B 抑制剂或 COMT 抑制剂治疗。尽量不应用抗胆碱能药物，尤其针对老年男性患者，因其具有较多的不良反应。

③ 治疗药物。

a. 抗胆碱能药物：有助于维持纹状体内的神经递质平衡，主要用于早期轻症患者，对震颤效果较好，但对肌强直和运动迟缓效果差。常用药物苯海索（artane）初始剂量 0.5 mg，可加量至 1～2mg，每天 2～3 次。主要不良反应有口干、视物模糊、便秘、排尿困难，严重者有幻觉、妄想。对＜60 岁的患者，要告知长期应用本类药物可能会导致其认知功能下降，所以要定期复查认知功能，一旦发现患者的认知功能下降则应立即停用；对≥60 岁的患者最好不应用抗胆碱能药。青光眼及前列腺肥大患者禁用。

b. 金刚烷胺主要用于早期患者。对少动、强直症状疗效比对震颤好。一般起始剂量 50mg，每天 2～3 次，可用至 100mg，每天 2～3 次，一般不宜超过 300mg/d。主要不良反应包括嗜睡、幻觉、谵妄和焦虑等，与抗胆碱能药物合用时易出现。长期服用可有下肢网状青斑或踝部水肿等。肾功能不全、癫痫、严重胃溃疡、肝病患者慎用，哺乳期妇女禁用。

（3）多巴胺替代疗法　一般采用左旋多巴加脱羧酶抑制剂的复方制剂，目前常用的有左旋多巴/苄丝肼（左旋多巴 200mg，苄丝肼 50mg）和卡比多巴/左旋多巴控释剂（左旋多巴 200mg 和卡比多巴 50mg）。左旋多巴/苄丝肼适用于各种类型和阶段的帕金森病患者，一般初始剂量 62.5mg 每天一次，每 3～5d 加量一次，每次加量 62.5mg，分 2～3 次服用，在取得较佳疗效的最低剂量水平维持，一般维持剂量不超过每天 500mg（两片），每天分 3～4 次口服。最大剂量不宜超过每天 1000mg（4 片）。一般在餐前 1h 或餐后 1h 服用。卡比多巴/左旋多巴控释剂适用于帕金森病伴有症状波动的患者。一般每次一片，每天 1～3 次。左旋多巴类药物的主要短期不良反应包括恶心、呕吐、腹部不适、直立性低血压、幻觉、妄想等。活动性消化道溃疡者慎用，青光眼、精神病患者禁用。长期服用左旋多巴制剂可引起症状波动和异动症等，称为左旋多巴长期治疗综合征。

（4）多巴胺受体激动剂　可以用于帕金森病的首选单药治疗，或用于左旋多巴治疗疗效减退或出现长期运动并发症时的添加治疗。常用药物：吡贝地尔缓释片，一般初始剂量 50mg/d，治疗剂量 150～250mg/d。DR 激动剂的不良反应与复方左旋多巴相似，不同之处是它的症状波动和异动症发生率低，而直立性低血压、脚踝水肿和精神异常（幻觉、食欲亢进、性欲亢进等）的发生率较高。

（5）单胺氧化酶-B 抑制剂　主要用于帕金森病的早期单药或合并治疗，可能具有神经元保护作用。常用药物司来吉兰，一般剂量 2.5～5mg，每天 2 次。主要不良反应有口干、食欲缺乏、直立性低血压等。胃溃疡者慎用，禁与 5-羟色胺再摄取抑制剂（SSRI）合用。

（6）儿茶酚胺-*O*-甲基转移酶抑制剂　用于左旋多巴治疗疗效减退，出现运动波动的患者。主要药物恩他卡朋，随每一次左旋多巴服用，每次 1～2mg。

（7）中晚期帕金森病的治疗　中晚期帕金森病，尤其是晚期帕金森病的临床表现极其复杂，其中有疾病本身的进展，也有药物不良反应或运动并发症的因素参与其中。对中晚期帕金森病患者的治疗，一方面要继续力求改善患者的运动症状，另一方面要妥善处理一些运动并发症和非运动症状。

① 运动并发症的治疗。运动并发症（症状波动和异动症）是帕金森病中晚期常见的症状，调整药物种类、剂量及服药次数可以改善症状，手术治疗如脑深部电刺激术（DBS）亦有疗效。

② 姿势平衡障碍的治疗。姿势平衡障碍是帕金森病患者跌倒的最常见原因，易在变换体位如转身、起身和弯腰时发生，目前缺乏有效的治疗措施，调整药物剂量或添加药物偶尔奏效。主动调整身体重心、踏步走、大步走、听口令、听音乐或拍拍子行走或跨越物体（真实的或假想的）等可能有益。必要时使用助行器甚至轮椅，做好防护。

3. 外科治疗

深部脑刺激术将微电极刺激装置植入帕金森病患者的手术靶点，其定位准确，具有损伤范围小、安全性高、疗效持久等优点，缺点是费用昂贵。

4. 其他

对可能合并的抑郁、精神症状、便秘等采取相应的对症治疗措施。

四、护理评估

1. 健康史

有无家族史。

2. 症状

（1）静止性震颤　为首发症状，多始于一侧上肢远端，静止时出现或明显，随意运动时减轻或停止，紧张或激动时加剧，入睡后消失。

（2）运动迟缓　随意运动减少，动作缓慢、笨拙。早期以手指精细动作（如解或扣纽扣、系鞋带等动作）缓慢，逐渐发展成全面性随意运动减少、迟钝，晚期因合并肌张力增高，导致起床、翻身均有困难。

（3）肌强直　被动运动关节时阻力增高，且呈一致性，类似弯曲软铅管的感觉，故称“铅管样强直”。

（4）姿势步态异常　在疾病早期，表现为走路时患侧上肢摆臂幅度减小或消失，下肢拖曳。随病情发展，步伐逐渐变小变慢，启动、转弯时步态障碍尤为明显，自坐位、卧位起立时困难。有时行走中全身僵住，不能动弹，称为“冻结”现象。有时迈步后，以极小的步伐越走越快，不能及时止步，称为前冲步态或慌张步态。

（5）其他症状　抑郁、焦虑、认知障碍、幻觉、淡漠、睡眠紊乱、便秘、血压偏低、多汗、性功能障碍、排尿障碍、流涎、麻木、疼痛、痉挛、不安腿综合征、嗅觉障碍等。

3. 身体状况

（1）生命体征　有无直立性低血压。

（2）肢体活动障碍　肌力、肌张力是否正常，步态有无异常，有无震颤，震颤性质，有无精神行为异常，自理能力有无缺陷等。

4. 心理状况

（1）心理　有无焦虑、恐惧、抑郁等情绪。

（2）生活　疾病对生活、工作有无影响。

五、护理诊断

1. 有受伤的危险

与震颤、关节僵硬、动作迟缓、协调功能障碍有关。

2. 有误吸的危险

与舌头、唇、颈部肌肉的震颤及吞咽困难有关。

3. 营养失调（低于机体需要量）

与手、头不自主地震颤，进食量不足有关。

4. 自理能力缺陷

与神经肌肉损伤有关。

5. 知识缺乏

与对病情及治疗不了解有关。

六、护理措施

1. 舒适的环境

保持病室安静舒适，病房内空气清新，温湿度适宜。

2. 自理能力

早期鼓励患者活动，了解患者自理能力，指导患者自我护理，做力所能及的事情，注意皮肤与口腔的清洁卫生，必要时给予生活帮助。

3. 日常生活

给患者足够的时间去完成日常生活活动，鼓励患者对肌僵直肢体坚持按摩，改善肌张力。

4. 语言交流

给予患者各种刺激，包括声光刺激，如看电视、听收音机等，以延缓大脑智能的减退，如能与患者进行言语交流则更好。

5. 饮食护理

帕金森病患者应该多食软食、蔬菜和水果，每天摄入足够的纤维素和水很重要，有利于防止便秘。少食多餐，忌过热和过冷食物，不吃有刺激性的调味品，避免消化道运动障碍。低蛋白饮食有利于药物吸收，最好在摄入肉类之前30～60min服卡左双多巴控释片（息宁）或多巴丝肼（美多芭），这样可以保证息宁或美多芭在遇到食物干扰之前已被迅速吸收。食物中的氨基酸必须穿过薄壁细胞入血，再透过血-脑脊液屏障进入脑细胞。而左旋多巴类药物入血与入脑恰好与食物氨基酸使用的是同一通道。因此，高蛋白食物会严重影响左旋多巴类的吸收。牛奶不能喝，可以用豆奶代替，并尽量选择添加了维生素 D 和钙的豆奶。为减少“开-关”现象，可在晚餐安排患者补充高蛋白食物；饮食成分中以 7∶1 为佳，即 7 份糖类比 1 份蛋白质。

6. 预防感染和压力性损伤的发生

帕金森病患者到晚期时，由于肢体不能活动而不能自我照顾，被迫坐轮椅或长期卧床，生活完全不能自理，引起咳痰不畅、排尿障碍等，容易造成肺炎和尿路感染。皮肤长期受压，致局部血液循环不畅，易发生压力性损伤，如有营养不良则更易发生。因此，要注意个人清洁卫生，协助洗头、沐浴、更换衣服。定期给患者翻身、拍背。拍背时要从后背下部向上拍，以帮助痰的排出，以减少患肺炎的机会。对已出现皮肤发红的局部要尽量避免再受压，给予贴膜保护。换季时及时增减衣服，避免着凉。

7. 心理护理

很多患者在患病后会出现情绪不稳、焦虑、恐惧或自暴自弃，这些都是由于对疾病缺乏认识所致。患者心理状况的好坏会影响治疗效果，护士向患者和家属耐心讲解疾病的相关知识，增强患者战胜疾病的信心，患者也应树立乐观主义的精神和积极的生活态度，做好长期治疗的准备。

8. 呛咳和吞咽困难护理

帕金森病患者，不管是早期还是晚期，均有可能出现吞咽困难，在以动作缓慢为主要表现的帕金森病患者中最易发生。由于咽部肌肉运动功能障碍导致出现咳嗽、流涎、进食速度减慢、食物在口腔和喉部堆积，进食过快时会引起噎塞、呛咳。有的患者进食需花费 1～2h，严重时甚至唾液也易进入气管而出现呛咳。患者若出现呛咳应争取较早经鼻饲管进食，既可以防止吸入性肺炎，还可以通过鼻饲加强患者的营养，改善水电解质平衡状态。但在早期患者和家属常常不愿意接受鼻饲，此时需要注意以下几点：

（1）吞咽唾液　经常有意识地吞咽唾液，先将唾液放在咽喉部再吞咽。抬高头部可能会有助于唾液的吞咽。在说话前，先有意识地咽下唾液，减少流涎。

（2）进食　进食时注意吞咽的每一步骤，每一口食物量宜小不宜大，将食物充分咀嚼，在进食下一口之前先将口中的食物完全咽下。另外，还可采用声门上吞咽法来保护呼吸道，即屏住呼吸，将下颌贴近胸部，吞咽、咳嗽、再吞咽。

（3）口腔护理　即使已进行鼻饲，也不能完全避免误吸，特别是唾液流入气管。所以，护理很重要，要定期进行口腔护理，清除口腔分泌物等。

七、健康教育

1. 适当户外活动

鼓励患者进行适当户外活动，以增强体质，包括打太极拳、做操、慢跑和练气功等运动对延缓疾病进展大有益处。活动时移开环境中的障碍物，加强对患者的保护，以防外伤。

2. 呼吸新鲜空气

若患者不能行走，如有条件应尽量让患者坐轮椅到户外，呼吸新鲜空气，接触阳光晒太阳。患者的房间也要通风，以保持房间里空气的清新，减少感染的发生。

3. 知识宣教

向患者进行药物知识宣教，嘱患者遵医嘱按时、按量、坚持服用药物，不能私自停药、减药、加药，并遵医嘱定期查肝肾功能。

4. 合理饮食

控制脂肪的摄取，少食多餐。

第二章

外　科

第一节　急性乳腺炎

急性乳腺炎（acutemastitis）是乳腺的急性化脓性感染，多见于产后哺乳期妇女，尤以初产妇多见，往往发生在产后 3～4 周。

一、病因

除产后抵抗力下降外，还与以下因素有关。

1. 乳汁淤积

当乳汁过多、婴儿吸乳过少或乳管不通畅时，都可造成乳汁淤积。淤积后乳汁的分解产物是细菌良好的培养基，有利于入侵细菌生长繁殖。

2. 细菌入侵

乳头破损或皲裂是细菌沿淋巴管入侵感染的主要途径。细菌也可直接侵入乳管，上行至腺小叶而致感染。金黄色葡萄球菌是主要的致病菌。

二、临床表现

患侧乳房胀痛，局部红肿、发热，有压痛性肿块。一般在数日后可形成单房或多房性脓肿。表浅脓肿可向外破溃或破入乳管自乳头流出。深部脓肿可缓慢向外破溃，也可向深部穿至乳房与胸肌间的疏松组织中，形成乳房后脓肿。患者常有患侧腋窝淋巴结肿大和触痛。随着炎症发展，患者可有寒战、高热和脉搏加快等脓毒血症表现。

三、辅助检查

1. 实验室检查

血常规可见白细胞计数及中性粒细胞比值升高。

2. 诊断性穿刺

在乳房肿块压痛最明显的区域或在超声定位下穿刺，若抽出脓液可确定脓肿形成，脓液应做细菌培养及药物敏感试验。

四、处理原则

控制感染，排空乳汁。脓肿形成前主要是抗生素治疗为主，脓肿形成后则需及时行脓肿切开引流。

1. 非手术治疗

（1）局部处理　局部外敷金黄散或鱼石脂软膏可促进炎症消退。皮肤水肿明显者可用25% 硫酸镁湿热敷。

（2）应用抗生素　首选青霉素治疗，或用耐青霉素酶的苯唑西林钠（新青霉素Ⅱ），或头孢一代抗生素（如头孢拉定），坚持服用一个疗程（10～14 天）。如皮肤发红和乳房硬块在数日至1周内减退，需根据细菌培养和药敏试验结果选用抗生素。

（3）终止乳汁分泌　若感染严重或脓肿引流后并发乳瘘，应单侧停止喂养或终止哺乳。终止哺乳者可服用炒麦芽、溴隐亭或已烯雌酚等促进回乳。

（4）中药治疗　可服用蒲公英、野菊花等清热解毒类中药。

2. 手术治疗

脓肿形成后，及时在超声引导下穿刺抽吸脓液，必要时可切开引流。乳腺的每一个腺叶都有其单独的乳管，腺叶和乳管均以乳头为中心呈放射状排列。为避免损伤乳管形成乳瘘，应作放射状切口。乳晕部脓肿应沿乳晕边缘作弧形切口。乳房深部脓肿或乳房后脓肿可沿乳房下缘作弧形切口。

五、护理措施

1. 非手术治疗的护理/术前护理

（1）一般护理　注意休息，避免过度紧张和劳累。摄入充足的食物、液体和维生素C。对发热者给予物理或药物降温。

（2）排空乳汁　① 鼓励哺乳者继续用双侧乳房哺乳。若婴儿无法顺利吸出乳汁或医嘱建议暂停哺乳，则用手挤出或用吸奶器吸出乳汁；② 在哺乳前温敷乳房；③在婴儿吸吮期间，用手指从阻塞部位腺管上方向乳头方向轻柔按摩，以帮助解除阻塞；④若疼痛感抑制了哺乳反射，可先喂健侧乳房后喂患侧乳房；⑤变换不同的哺乳姿势或托起一侧乳房哺乳，以促进乳汁排出。

（3）配合治疗　遵医嘱局部用药，口服抗生素或中药以控制感染，必要时服用药物终止哺乳。因某些药物可从乳汁分泌，用药后应遵医嘱决定是否暂停哺乳。

（4）缓解疼痛　① 局部托起：用宽松胸罩托起患乳，以减轻疼痛和肿胀。② 热敷、药物外敷或理疗：以促进局部血液循环和炎症消散。③遵医嘱服用对乙酰氨基酚或布洛芬镇痛。

2. 术后护理

脓肿切开引流后保持引流通畅，密切观察引流液颜色、性状、量及气味的变化，定时更换切口敷料。

3. 健康教育

（1）保持婴儿口腔卫生，及时治疗口腔炎症。

（2）养成良好哺乳习惯　产后尽早开始哺乳，按需哺乳。哺乳时避免手指压住腺管，以免影响乳汁排出，每次哺乳时将乳汁吸净。每天清水擦洗乳房 1～2 次，避免过多清洗和用肥皂清洗。

（3）纠正乳头内陷　乳头内陷者在妊娠期和哺乳期每天挤捏、提拉乳头，矫正内陷。

（4）预防和处理乳头破损

① 预防。让婴儿用正确姿势含接乳头和乳晕，防止乳头皲裂；不让婴儿含着乳头睡觉；哺乳后涂抹乳汁或天然羊毛脂乳头修护霜以保护乳头皮肤，哺乳前不需擦掉，可以让婴儿直接吸吮。

② 处理。适当缩短每次哺乳的时间，增加哺乳频率；乳头、乳晕破损或皲裂者，暂停哺乳，改用吸乳器吸出乳汁哺育婴儿；局部用温水清洗后涂抗生素软膏，待愈合后再哺乳；症状严重时应及时诊治。

第二节　肠梗阻

肠内容物不能正常运行、顺利通过肠道，称为肠梗阻，是外科常见的急腹症。

一、病因与发病机制

1. 根据肠梗阻发生的基本原因分类

（1）机械性肠梗阻　最常见的类型。这是由于各种原因导致的肠腔缩窄和肠内容物通过障碍。主要原因有如下。① 肠腔内堵塞：如寄生虫、粪石、异物、结石等；② 肠管外受压：如粘连带压迫、肠管扭转、嵌顿疝或受肿瘤压迫等；③肠壁病变：如肿瘤、炎症性狭窄、先天性肠道闭锁等。

（2）动力性肠梗阻　是由于神经反射或毒素刺激引起肠壁肌肉功能紊乱，使肠蠕动丧失或肠管痉挛，以致肠内容物无法正常通行，但肠管本身无器质性肠腔狭窄。可分为麻痹性肠梗阻和痉挛性肠梗阻两种类型。麻痹性肠梗阻较常见，见于急性弥散性腹膜炎、腹部大手术、腹膜后血肿或感染等。痉挛性肠梗阻较少，可见于肠道功能紊乱、慢性铅中毒或尿毒症。

（3）血运性肠梗阻　由于肠系膜血管栓塞或血栓形成，使肠管血运障碍，继而发生肠麻痹，使肠内容物不能运行。随着人口老龄化，动脉硬化等疾病增多，此类肠梗阻亦比较常见。

2. 根据肠壁有无血运障碍分类

（1）单纯性肠梗阻　只有肠内容物通过受阻，而无肠管血运障碍。

(2) 绞窄性肠梗阻　指梗阻伴有肠壁血运障碍，可因肠系膜血管受压、血栓形成或栓塞等引起。

3. 其他分类

按梗阻的部位，可分为高位（如空肠上段）和低位（如回肠末段和结肠）肠梗阻两种。按梗阻的程度，可分为完全性和不完全性肠梗阻。按发展过程的快慢，分为急性和慢性肠梗阻。

二、病理生理

各种类型肠梗阻的病理变化不全一致。

1. 肠管局部的变化

(1) 肠蠕动增强　单纯性机械性肠梗阻一旦发生，梗阻以上肠蠕动增强，以克服肠内容物通过障碍。

(2) 肠腔积气、积液、扩张　液体主要来自胃肠道分泌液；气体大部分是咽下的空气，部分由血液弥散至肠腔内和肠道内容物经细菌分解或发酵产生。梗阻以上肠腔因气体和液体的积聚而扩张、膨胀。梗阻部位愈低，时间愈长，肠膨胀愈明显。梗阻以下肠管瘪陷、空虚或仅存积少量粪便。

(3) 肠壁充血水肿、血运障碍　肠管膨胀，肠壁变薄，肠腔压力升高到一定程度时可使肠壁血运障碍。最初为静脉回流受阻，肠壁的毛细血管及小静脉淤血，肠壁充血、水肿、增厚、呈暗红色。由于组织缺氧，毛细血管通透性增加，肠壁上有出血点，并有血性渗出液渗入肠腔和腹腔。继而出现动脉血运受阻，血栓形成，肠壁失去活力，肠管呈紫黑色，腹腔内出现带有粪臭的渗出物。肠管最终可因缺血性坏死而破溃、穿孔。

2. 全身性改变

(1) 水、电解质、酸碱平衡失调　正常情况下胃肠道每天约有 8000mL 的分泌液，分泌液绝大部分被再吸收。高位肠梗阻时，由于不能进食及频繁呕吐，丢失大量胃肠道液，使水分及电解质大量丢失；低位肠梗阻时，胃肠道液体不能被吸收而潴留在肠腔内。此外，肠管过度膨胀，影响肠壁静脉回流，使肠壁水肿和血浆向肠壁、肠腔和腹腔渗出。肠绞窄存在时，会丢失大量血液。从而造成严重的缺水，血容量减少和血液浓缩，以及酸碱平衡失调。十二指肠梗阻，可因丢失大量氯离子和酸性胃液而产生碱中毒。一般小肠梗阻，丧失的体液多为碱性或中性，钠、钾离子的丢失较氯离子多，以及酸性代谢物增加，可引起严重的代谢性酸中毒。

(2) 感染和中毒　梗阻以上的肠腔内细菌大量繁殖，产生多种强烈毒素。由于肠壁血运障碍、通透性改变，细菌和毒素渗入腹腔，可引起严重的腹膜炎和脓毒症。

(3) 休克和多器官功能障碍　严重水、电解质紊乱以及酸碱平衡失调、细菌感染、中毒等，可引起严重休克。肠腔高度膨胀，腹压增高，膈肌上升，影响肺内气体交换，腹式呼吸减弱，同时阻碍下腔静脉血液回流，而致呼吸、循环功能障碍。

三、护理评估

1. 健康史

评估患者的一般情况，发病前有无体位及饮食不当、饱餐后剧烈运动等诱因；有无腹部手术或外伤史，有无各种急慢性肠道疾病史及个人卫生史等。

2. 身体状况

（1）症状　肠梗阻的四大典型症状是腹痛，呕吐，腹胀和肛门排气、排便停止。

① 腹痛。单纯性机械性肠梗阻表现为阵发性腹部绞痛；绞窄性肠梗阻表现为持续性疼痛，阵发性加剧；麻痹性肠梗阻腹痛特点为全腹持续性胀痛；肠扭转所致闭袢性肠梗阻多为突发性持续性腹部绞痛伴阵发性加剧。

② 呕吐。呕吐与肠梗阻的部位、类型有关。肠梗阻早期，呕吐多为反射性，呕吐物以胃液及食物为主。高位肠梗阻呕吐出现早而频繁，呕吐物为胃及十二指肠内容物、胆汁等；低位肠梗阻呕吐出现晚，呕吐物为粪样物；绞窄性肠梗阻呕吐物为血性或棕褐色液体；麻痹性肠梗阻呕吐呈溢出性。

③ 腹胀。腹胀程度与梗阻部位有关，症状发生时间较腹痛和呕吐略迟。高位肠梗阻腹胀程度轻，低位肠梗阻腹胀明显。

④ 肛门排气、排便停止。完全性肠梗阻出现肛门停止排气、排便。但高位完全性肠梗阻早期，可因梗阻部位以下肠内有粪便和气体残存，仍存在排气、排便。绞窄性肠梗阻如肠套叠、肠系膜血管栓塞或血栓形成可排出血性黏液样便。

（2）体征

① 腹部体征主要有以下一些。a. 视诊：腹式呼吸减弱或消失。单纯机械性肠梗阻常可见肠型及肠蠕动波，腹痛发作时更明显。肠扭转可见不对称性腹胀；麻痹性肠梗阻腹胀明显，呈全腹部均匀性膨胀。b. 触诊：单纯性肠梗阻腹壁软，可有轻度压痛；绞窄性肠梗阻有腹膜刺激征、压痛性包块（绞窄的肠袢）；蛔虫性肠梗阻常在腹中部扪及条索状团块。c. 叩诊：呈鼓音。绞窄性肠梗阻腹腔有渗液时，叩诊有移动性浊音；麻痹性肠梗阻全腹呈鼓音。d. 听诊：机械性肠梗阻时肠鸣音亢进，有气过水声或金属音。麻痹性肠梗阻肠鸣音减弱或消失。

② 全身表现。单纯性肠梗阻早期可无全身表现，梗阻晚期或绞窄性肠梗阻者，可有脱水、代谢性酸中毒体征，甚至体温升高、呼吸浅快、脉搏细速、血压下降等中毒和休克征象。

3. 心理-社会状况

评估患者对疾病的认知程度，有无接受手术治疗的心理准备。了解患者的家庭、社会支持情况。

4. 辅助检查

（1）X 线检查　机械性肠梗阻，腹部立位或侧卧透视、摄片可见多个气液平面及胀气肠袢；绞窄性肠梗阻可见孤立的胀气肠袢。

（2）实验室检查

① 血、尿常规。肠梗阻患者出现脱水、血液浓缩时可出现血红蛋白含量、红细胞比容及尿比重升高。绞窄性肠梗阻多有白细胞计数及中性粒细胞比例的升高。

② 血气分析及血生化检查。血气分析、血清电解质检查，有助于水、电解质及酸碱平衡失调的判断。

5. 治疗要点

肠梗阻的治疗原则是尽快解除梗阻，纠正全身生理紊乱，防止感染，预防并发症。

（1）非手术疗法　禁食、胃肠减压；纠正水、电解质和酸碱平衡失调，必要时可输血浆或全血；及时使用抗生素防治感染；解痉、止痛。

（2）手术治疗　适用于各种绞窄性肠梗阻、肿瘤及先天性肠道畸形引起的肠梗阻及非手术疗法不能缓解的肠梗阻。常用的手术方式有肠粘连松解术、肠套叠或肠扭转复位术、肠切除吻合术、肠短路吻合术、肠造口或肠外置术等。

6. 几种常见的机械性肠梗阻

（1）粘连性肠梗阻　粘连性肠梗阻是肠粘连或肠管被粘连带压迫所致肠梗阻，较为常见，多为单纯性不完全性肠梗阻，主要是由于腹部手术、炎症、创伤、出血、异物等所致。多数患者采用非手术疗法可缓解，如非手术治疗无效或发生绞窄性肠梗阻时，应及时手术治疗。

（2）蛔虫性肠梗阻　由于蛔虫聚集成团并刺激肠管痉挛致肠腔堵塞，多见于2～10岁儿童，常见诱因为驱虫不当。主要表现为阵发性脐周疼痛，伴呕吐，腹胀不明显。腹部可扪及条索状团块。单纯性蛔虫堵塞多采取非手术治疗，如无效或并发肠扭转、腹膜炎，应行手术治疗。

（3）肠扭转　肠扭转是指一段肠管沿其系膜长轴旋转而形成的闭袢性肠梗阻，常发生在小肠，其次是乙状结肠。①小肠扭转：多见于青壮年，常在饱餐后立即进行剧烈运动时发病，主要表现为突发腹部绞痛，呈持续性伴阵发性加剧，呕吐频繁，腹胀不明显。②乙状结肠扭转：多见于老年人，常有便秘史，主要表现为腹部绞痛，明显腹胀，呕吐不明显，X线钡剂灌肠可见“鸟嘴状”阴影。肠扭转可在短时间内发生绞窄、坏死，一经诊断，急诊手术治疗。

（4）肠套叠　肠套叠是指一段肠管套入与其相连的肠管内，好发于2岁以下的婴幼儿，以回结肠型最多见。典型表现为阵发性腹痛、果酱样血便和腊肠样肿块（多位于右上腹）。X线空气或钡剂灌肠可见“杯口状”或“弹簧状”阴影。早期肠套叠可试行空气灌肠复位。无效者或病程超过48h，疑有肠坏死或肠穿孔者，行手术治疗。

四、护理诊断及合作性问题

1. 急性疼痛

与肠蠕动增强或肠壁缺血有关。

2. 体液不足

与频繁呕吐、肠腔内大量积液及胃肠减压有关。

3. 潜在并发症

肠坏死、肠穿孔、急性腹膜炎、休克、多器官功能衰竭等。

五、护理目标

使患者腹痛得到缓解、体液得到补充、并发症得到有效预防。

六、护理措施

1. 心理护理

向患者介绍治疗的方法及意义，消除患者的焦虑和恐惧心理，鼓励患者和家属配合治疗。

2. 非手术疗法及手术前护理

(1) 一般护理

① 饮食。禁食，梗阻解除后根据病情可进少量流质饮食，再逐步过渡到普通饮食。

② 休息与体位。卧床休息，无休克、生命体征稳定者取半卧位。

(2) 病情观察　非手术疗法期间应密切观察患者生命体征、腹部症状和体征，辅助检查的结果。准确记录24h出入液量，高度警惕绞窄性肠梗阻的发生。出现下列情况者高度怀疑发生绞窄性肠梗阻的可能：①起病急，腹痛持续而固定，呕吐早而频繁；②腹膜刺激征明显，体温升高、脉搏增快、血白细胞计数升高；③病情发展快，感染中毒症状重，休克出现早或难纠正；④腹胀不对称，腹部触及压痛包块；⑤移动性浊音或气腹征阳性；⑥呕吐物、胃肠减压物、肛门排泄物或腹腔穿刺物为血性；⑦X线显示孤立、胀大的肠袢，不因时间推移而发生位置的改变或出现假肿瘤样阴影。

(3) 治疗配合

① 胃肠减压。清除肠内的积气、积液，有效缓解腹胀、腹痛。胃肠减压期间保持引流管通畅，若抽出血性液体，应高度怀疑发生绞窄性肠梗阻。

② 维持水、电解质及酸碱平衡。遵医嘱输液，合理安排输液的种类和量。

③ 防治感染。遵医嘱应用抗生素。

④ 解痉止痛。单纯性肠梗阻可肌内注射阿托品以减轻腹痛，禁用吗啡类止痛剂，以免掩盖病情。

3. 手术后护理

(1) 卧位　病情平稳后取半卧位。

(2) 禁食、胃肠减压　术后禁食，通过静脉输液补充营养。当肛门排气后，即可拔除胃管，并逐步恢复饮食。

(3) 病情观察　观察生命体征、腹部症状和体征的变化、伤口敷料及引流管情况，及早发现术后腹腔感染、切口感染等并发症。

(4) 预防感染　遵医嘱应用抗菌药。

(5) 早期活动　术后应鼓励患者早期活动，以利于肠蠕动功能恢复，防止肠粘连。

七、护理评价

患者腹痛是否减轻和缓解；体液丢失是否得到纠正；出血是否得到有效控制；循环血

容量是否得到补充；并发症是否得到预防。

八、健康指导

摄入营养丰富、易消化的食物，少食刺激性强的食物。注意饮食及个人卫生，饭前、便后洗手，不吃不洁食品。饭后忌剧烈活动。加强自我监测，若出现腹痛、腹胀、呕吐等不适，及时就诊。

第三节　急性阑尾炎

急性阑尾炎是普外科最常见的疾病之一，也是外科急腹症中最常见的疾病之一，其发病率约为1‰。各年龄段人及妊娠期妇女均可发病，但以青年最为多见。阑尾切除术也是外科最常施行的一种手术。急性阑尾炎临床表现变化较多，需要与许多腹腔内、外疾病相区别。早期明确诊断，及时治疗，可使患者在短期内恢复健康。若延误诊治，则可能出现严重后果。因此，对本病的处理须予以重视。

一、病因与发病机制

阑尾管腔较细且系膜短，常使阑尾扭曲，内容物排出不畅。阑尾管腔内本来就有许多微生物，远侧又是盲端，很容易发生感染。一般认为急性阑尾炎是由下列几种因素综合导致的。

1. 梗阻

梗阻为急性阑尾炎最常见的致病因素，常见的梗阻原因如下：①便石和便块等；②寄生虫堵塞，如蛔虫堵塞；③阑尾系膜过短，造成阑尾扭曲，引起部分梗阻；④阑尾壁的改变，以往发生过急性阑尾炎后，肠壁可以纤维化，使阑尾腔变小，亦可减弱阑尾的蠕动功能。

2. 细菌感染

阑尾炎的发生也可能是细菌直接感染的结果。细菌可通过直接侵入、经由血运或邻接感染等方式侵入阑尾壁，从而导致阑尾的感染和炎症。

3. 其他

与急性阑尾炎发病有关的因素还有饮食习惯、遗传因素和胃肠道功能障碍等。阑尾先天性畸形，如阑尾过长、过度扭曲、管腔细小、血供不佳等都是易于发生急性炎症的条件。胃肠道功能障碍（如腹泻、便秘等）引起内脏神经反射，导致阑尾肌肉和血管痉挛，当超过正常强度时，可致阑尾管腔狭窄、血供障碍、黏膜受损，以致细菌入侵而发生急性炎症。

二、临床表现

1. 症状

（1）腹痛　腹痛是急性阑尾炎最常见的症状。70％～80％的患者可出现典型的转移性右下腹痛，即腹痛发作始于上腹，逐渐移向脐部，6～8h后转移并局限在右下腹，但也有部分患者发病时即出现右下腹痛。

不同病理类型的阑尾炎，其腹痛也有差异，单纯性阑尾炎可表现为轻度隐痛；化脓性阑尾炎可表现为阵发性腹痛和剧痛；坏疽性阑尾炎呈持续性剧烈腹痛；穿孔性阑尾炎因阑尾腔压力骤降，腹痛可暂时性缓解，但出现腹膜炎后，腹痛又有持续加剧。

不同位置的阑尾炎，腹痛部位也有区别，盲肠后位阑尾炎可呈右侧腰部疼痛；盆位阑尾炎呈耻骨上区腹痛；肝下区阑尾炎可呈右上腹痛，极少数左位阑尾可出现左下腹痛。

（2）胃肠道症状　90%的患者可出现各种胃肠道症状，发病早期即可出现厌食、恶心和呕吐症状，少数可发生便秘、腹泻。盆位阑尾炎可因炎症刺激直肠和膀胱引起排便、里急后重症状；弥漫性腹膜炎可引起麻痹性肠梗阻，出现腹胀、排气及排便减少等症状。

（3）全身症状　早期可出现乏力，体温多为正常或低热。炎症加重或合并穿孔可出现高热、寒战、脉速等全身中毒症状。如发生化脓性门静脉炎，可出现寒战、高热和轻度黄疸。

2. 体征

（1）右下腹压痛　右下腹压痛是急性阑尾炎最常见的重要体征。压痛点通常位于麦氏点，可随阑尾位置的变异而改变，但压痛点始终在一个固定的位置上。发病早期腹痛尚未转移至右下腹时，右下腹即可出现固定压痛，且压痛的程度与病变程度相关。当炎症加重，压痛的范围也随之扩大；当阑尾穿孔时，疼痛和压痛的范围可波及全腹，但此时仍以阑尾所在位置的压痛最明显，用叩诊来检查更为准确。也可嘱患者左侧卧位，体检效果会更好。老年人对压痛的反应较轻。

（2）腹膜刺激征　腹膜刺激征主要包括反跳痛、腹肌紧张、肠鸣音减弱或消失等，提示阑尾炎加重，可能出现化脓、坏疽或穿孔等病理改变。腹膜炎范围扩大，说明局部腹腔内有渗出或阑尾穿孔。但是儿童、老人、妊娠妇女、肥胖者、虚弱者或盲肠后位阑尾炎患者腹膜刺激征可不明显。

（3）右下腹包块　如体检发现右下腹饱满，扪及一压痛性包块，边界不清，固定，应考虑阑尾周围脓肿的诊断。

（4）其他辅助性体征

① 结肠充气试验。患者仰卧位，用右手压住左下腹降结肠部，再用左手按压近端结肠，结肠内气体可传至盲肠和阑尾，引起右下腹疼痛者为阳性。

② 腰大肌试验。患者左侧卧位，将右大腿后伸，引起右下腹疼痛者为阳性，说明阑尾靠近腰大肌处。

③ 闭孔内肌试验。患者仰卧位，将右髋和右膝均屈曲90°，然后被动向内旋转，引起右下腹疼痛者为阳性，提示阑尾位置较低，靠近闭孔内肌。

④ 直肠指诊。如阑尾位于盆腔或阑尾炎症波及盆腔，指诊时有直肠右前方触痛。当阑尾穿孔时，直肠前壁压痛广泛；当形成阑尾周围脓肿时，有时可触及痛性肿块。

三、辅助检查

1. 实验室检查

多数急性阑尾炎患者的白细胞计数和中性粒细胞比例升高。白细胞计数升高到（10～

20）$\times 10^9$ 个/L，可发生核左移。单纯性阑尾炎或老年患者的白细胞计数可无明显升高。尿液分析常无异常，如尿液中出现少量红细胞，说明炎性阑尾刺激右侧输尿管或膀胱，有明显血尿说明存在泌尿系统的原发病变。生育期有闭经史的女性患者，需检测血清 β-HCG，排除产科疾病。血清淀粉酶和脂肪酶检测用于排除急性胰腺炎。

2. 影像学检查

（1）腹部 X 线片　可见盲肠扩张和液-气平面，如穿孔可见气腹征和横结肠扩张等。

（2）B 超检查　可显示阑尾呈低回声的管状结构，压之形态不改变，较僵硬，横切面呈同心圆样靶状图形；出现阑尾周围脓肿时，可见包块影。

（3）CT 检查　可见阑尾增粗、壁厚和周围组织炎性改变等，还可用于发现周围脓肿和炎性肿块，观察腹部和其他盆腔器官的病情。

（4）腹腔镜检查　腹腔镜检查是除手术外诊断阑尾最为肯定的方法。对于有条件的单位，腹腔镜检查也可用于诊断急性阑尾炎并同时做阑尾切除术。

四、诊断

多数急性阑尾炎的诊断以转移性右下腹痛或右下腹痛、阑尾部位压痛和白细胞计数升高三者为决定性依据。典型的急性阑尾炎（约占 80%）均有上述症状及体征，易于据此做出诊断。对于临床表现不典型的患者，尚需考虑借助其他一些诊断手段，以作进一步肯定。

五、护理评估

1. 术前评估

（1）健康史　询问患者既往病史，尤其有无阑尾炎发作史、胃和十二指肠溃疡、右侧输尿管结石，育龄妇女特别要注意妇产科疾病、手术治疗史；患者发病前是否有剧烈运动及不洁饮食的诱因；老年患者有无心血管疾病、糖尿病及肾功能不全等病史。

（2）身体状况

① 症状。了解腹痛发生的时间、部位、性质、程度及范围，有无转移性右下腹疼痛。

② 体征。触诊是否有右下腹固定压痛或压痛性包块，有无腹膜刺激征。

③ 全身情况。生命体征变化及全身反应，是否出现口渴、出汗、脉率加快、寒战、高热等全身感染中毒症状。

（3）心理-社会状况　急性阑尾炎起病急，腹痛明显，且需紧急手术治疗。术前了解患者及家属对疾病和手术的认知程度，对手术前后的配合及康复知识的掌握程度，同时，了解家庭的经济承受能力。

2. 术后评估

评估患者麻醉和手术方式、术中情况、原发病变。若有留置引流管的患者，了解引流管放置的位置、是否通畅及其作用，评估引流液的色、量、性状等。评估术后切口愈合情况，是否发生并发症等。

六、护理诊断

1. 急性疼痛

与阑尾炎症刺激壁腹膜或手术创伤有关。

2. 焦虑

与对疾病的发生及预后缺乏了解、生活方式改变有关。

3. 体温过高

与阑尾化脓性感染有关。

4. 潜在并发症

腹腔脓肿、门静脉炎、出血、切口感染、阑尾残株炎及粘连性肠梗阻等。

5. 知识缺乏

缺乏阑尾疾病的相关知识。

七、护理措施

1. 非手术治疗患者的护理

(1) 加强病情观察　严密观察患者的生命体征、腹痛及腹部体征的情况。如体温升高，脉搏、呼吸增快，提示炎症较重，或炎症已有扩散。

(2) 控制感染　遵医嘱及时使用有效抗生素。

(3) 缓解疼痛　卧床休息，取半卧位，右膝屈曲，该姿势可使腹肌松弛，减轻疼痛。疼痛明显者，可遵医嘱给予解痉剂，禁用吗啡或哌替啶，以免掩盖病情。

(4) 心理护理　了解患者及家属的心理反应，适时地向其讲解有关知识，减轻患者对手术的焦虑及恐惧，使其能够积极配合治疗及护理。

(5) 对症护理　禁食，遵医嘱给予静脉输液，保持水及电解质平衡。高热患者可给予物理降温。便秘者禁忌灌肠和使用泻剂。

2. 手术治疗患者的护理

(1) 加强病情观察　监测患者生命体征并准确记录。注意观察患者腹部体征变化，发现异常及时通知医师并配合处理。

(2) 体位和活动　患者术后采取去枕平卧位，全身麻醉清醒或硬膜外麻醉6h后可取半卧位。术后应鼓励患者早期离床活动，以促进肠蠕动恢复，防止肠粘连发生。

(3) 饮食护理　术后禁食、胃肠减压，经静脉补液。待肛门排气后，可进流食，避免甜饮料或牛奶。进流食后如无不适反应，可改进半流食，如粥、米糊等，以后逐渐过渡为普食。

(4) 切口和引流管护理　保持切口敷料清洁干燥，及时更换污染敷料，并观察切口愈合情况。

3. 并发症观察及护理

(1) 腹腔内出血　由阑尾系膜结扎线脱落，系膜血管出血引起，表现为手术后24h内腹痛、腹胀，血压进行性下降、脉搏增快、面色苍白。应立即平卧、吸氧、补液、输血，报告医师，做好手术止血准备。

(2) 切口感染　化脓性、坏疽性及穿孔性阑尾炎术后易发生切口感染。手术后2～3d切口疼痛，局部红肿、压痛，按压有波动感，可确定为切口感染。应报告医师，穿刺抽脓或拆线敞开切口，清除坏死组织和异物，放置引流，定期换药直到愈合。

（3）腹腔脓肿　腹腔脓肿常发生于年老体弱或穿孔性阑尾炎术中腹腔脓液清理引流不彻底的患者。表现为手术后5～7d体温再次升高，腹痛、腹胀，大便次数增多，伴有里急后重，护理同急性腹膜炎患者的护理。

（4）粪瘘　多因阑尾残端结扎线脱落、盲肠损伤或并发盲肠结核、癌等引起，很少见。表现为发热、腹痛、切口有气体及粪便样物溢出，不易愈合。应加强皮肤护理，局部可涂氧化锌软膏，防止皮肤糜烂。多数粪瘘经非手术治疗可自愈。如长期不愈合需要手术修补。

（5）粘连性肠梗阻　阑尾切除术后发生肠粘连的机会较多，与局部炎症、手术损伤、异物、术后活动等多种因素有关。手术后应早期离床活动，预防肠粘连的发生。

八、健康指导

（1）应向非手术治疗患者解释治疗目的，教会患者自我观察临床表现的变化。

（2）教会手术后患者有关饮食、活动的注意事项。

（3）应嘱阑尾周围脓肿患者出院3个月后再次入院行阑尾切除术。

（4）嘱患者出院后若发现异常，如腹痛、恶心、呕吐等，应及时就诊。

第四节　门静脉高压症

门静脉高压症指门静脉血流受阻、血液淤滞、门静脉系统压力升高，继而引起脾大及脾功能亢进、食管和胃底静脉曲张及破裂出血、腹水等一系列症状和体征的疾病。门静脉主干由肠系膜上、下静脉和脾静脉汇合而成，其左、右两干分别进入左、右半肝后逐渐分支。门静脉系与腔静脉系之间存在4个交通支，即胃底-食管下段交通支、直肠下端-肛管交通支、前腹壁交通支和腹膜后交通支，其中以胃底-食管下段交通支为主。正常情况下上述交通支血流量很少，于门静脉高压症时开放。门静脉血流量占全肝血流的60%～80%，门静脉压力超过正常值0.7～1.3kPa（5～10mmHg）或肝静脉压力梯度超过0.7kPa（5mmHg）就可诊断为门静脉高压症。

一、病因与发病机制

门静脉无瓣膜，其压力由流入的血量和流出阻力形成并维持。门静脉血流阻力增加是门静脉高压症的始动因素。按阻力增加的部位，可将门静脉高压症分为肝前型、肝内型和肝后型3类，其中肝内型门静脉高压症在我国最常见。门静脉高压形成后发生下列病理变化。

1. 脾大、脾功能亢进

门静脉高压时可见脾窦扩张，单核-吞噬细胞增生和吞噬红细胞现象。外周血细胞计数减少，白细胞和血小板计数减少明显，称为脾功能亢进。

2. 静脉交通支扩张

门静脉高压时正常的门静脉通路受阻，加之门静脉无静脉瓣，因而4个交通支大量开放，并扩张、扭曲形成静脉曲张。其中最有临床意义的是食管下段、胃底形成的曲张静脉，因离门静脉主干和腔静脉最近，压力差最大，因而受门静脉高压的影响最早、最明显。肝硬化患者常因胃酸反流而腐蚀食管下段黏膜，引起反流性食管炎，或由于坚硬、粗糙食物的机械性损伤，以及咳嗽、呕吐、用力排便、重负等因素使腹腔内压力突然升高，造成曲张静脉破裂，可引起致命性大出血。

3. 腹水

门静脉压力升高，门静脉系统毛细血管床的滤过压增加，肝硬化引起的低蛋白血症，血浆胶体渗透压下降及淋巴液生成增加，都是促使液体从肝表面、肠浆膜面漏入腹腔而形成腹水的原因，且中心静脉血流量降低，继发性醛固酮分泌增多，导致钠、水潴留而加剧腹水形成。

4. 门静脉高压性胃病

约20%的门静脉高压症患者有门静脉高压性胃病，占门静脉高压症上消化道出血的5%～20%。门静脉高压性胃病是由于门静脉高压时，胃壁淤血、水肿、胃黏膜下层的动-静脉交通支大量开放，胃黏膜微循环发生障碍，导致胃黏膜防御屏障的破坏而形成。

5. 肝性脑病

静脉高压症时由于自身门体血流短路或手术分流，造成大量门静脉血流绕过肝细胞或因肝实质细胞功能严重受损，致使有毒物质（如氨、硫醇和γ-氨基丁酸）不能代谢与解毒而直接进入体循环，对脑产生毒性作用并出现精神神经综合征，称为肝性脑病或门体性脑病。常因胃肠道出血、感染，过量摄入蛋白质、镇静药和利尿剂而诱发肝性脑病。

二、临床表现

门静脉高压症多见于中年男子，病情发展缓慢。主要表现是脾大、脾功能亢进、呕血或黑粪、腹水或非特异性全身症状（如疲乏、嗜睡、畏食）。曲张的食管、胃底静脉一旦破裂，可发生急性大出血，因肝功能损害引起凝血功能障碍，以及脾功能亢进引起血小板计数减少，因此出血不易停止。由于大出血引起肝组织严重缺氧，可导致肝性脑病。

三、辅助检查

1. 血常规

脾功能亢进时，血细胞计数减少，以白细胞计数降至3×10^9个/L以下和血小板计数减少至70×10^9个/L以下最为明显。

2. 肝功能检查

肝功能检查表现为血浆清蛋白降低而球蛋白升高，白、球蛋白比例倒置。血清总胆红素>51μmol/L（3mg/dL）、血浆清蛋白<30g/L提示肝功能严重失代偿。

3. 影像学检查

腹部超声可显示腹水、肝密度及质地、血流情况；食管吞钡X线检查和内镜检查可见曲张静脉形态；腹腔动脉造影的静脉相或直接肝静脉造影，可明确静脉受阻部位及侧支回流情况，对于术式选择有参考价值。

四、诊断

详细询问病史以了解病因。例如有无血吸虫病、病毒性肝炎、酗酒或者药物中毒等引起肝硬化的病史；有无腹部外伤、手术、感染或者晚期肿瘤等可能引起门静脉炎症、栓塞或外在压迫的因素。询问上消化道出血的情况，主要是出血的时间、程度、次数、频度和治疗措施。有无输血史。了解有无脾功能亢进的表现，如贫血、经常感冒、牙龈和皮下出血、月经量多等。了解是否有过腹水的表现，如腹胀、食欲缺乏、乏力和下肢水肿等。

体检时注意营养状况，有无贫血貌、黄疸、肝掌、蜘蛛痣、腹壁脐周静脉曲张、肝脾大及腹水等。

对于血常规结果变化不完全符合脾功能亢进者，必要时需行骨髓穿刺涂片检查，以除外骨髓造血功能障碍。按照 Child 标准或者国内标准对肝功能检查指标进行分级，以评价患者的肝功能储备。病原学检查时应同时检测甲胎蛋白以排除伴发肝癌的可能。

影像学检查可显示肝、脾、门静脉系统的改变，内镜检查可显示食管胃底曲张静脉的情况，两者结合可为门静脉高压症提供一幅三维图像。这既有助于明确诊断，又可为制订治疗方案提供参考。

如有典型病史，结合实验室、影像学和内镜检查，门静脉高压症的诊断即可确立。

五、护理评估

1. 健康史

应注意询问患者有无肝炎病史、酗酒、血吸虫病病史。既往有无出现肝昏迷、上消化道出血的病史，以及诱发的原因。对于原发病是否进行治疗。

2. 身体状况

（1）脾大、脾功能亢进　脾大程度不一，早期质软、活动，左肋缘下可扪及；晚期，脾内纤维组织增生而变硬，活动度减少，左上腹甚至左下腹可扪及肿大的脾脏并能出现左上腹不适及隐痛、胀满，常伴有血白细胞、血小板数量减少，称脾功能亢进。

（2）侧支循环建立与开放　门静脉与体静脉之间有广泛的交通支，在门静脉高压时，为了使淤滞在门静脉系统的血液回流，这些交通支大量开放，经扩张或曲张的静脉与体循环的静脉发生吻合而建立侧支循环。主要表现有以下几种。①食管下段与胃底静脉曲张：最常见，出现早，一旦曲张的静脉破裂可引起上消化道大出血，表现为呕血和黑便，是门静脉高压病最危险的并发症。由于肝功能损害引起凝血功能障碍，加之脾功能亢进引起的血小板减少，因此出血不易自止。②脐周围的上腹部皮下静脉曲张。③直肠下、肛管静脉曲张形成痔。

（3）腹水　是由于门静脉压力增高，使门静脉系统毛细血管床滤过压增高；同时肝硬化引起低蛋白血症，造成血浆胶体渗透压下降；以及淋巴液生成增加，使液体从肝表面、肠浆膜面漏入腹腔形成腹水。此外，由于中心血流量减少，刺激醛固酮分泌过多，导致水、钠潴留而加剧腹水形成。

(4) 肝性脑病　门静脉高压症时由于门静脉血流绕过肝细胞或肝实质细胞功能严重受损，导致有毒物质（如氨、硫醇、γ-氨基丁酸）不能代谢与解毒而直接进入体循环，从而对脑产生毒性作用并出现精神综合征，称为肝性脑病，是门静脉高压的并发症之一。肝性脑病常因胃肠道出血、感染、大量摄入蛋白质、镇静药物、利尿剂而诱发。

(5) 其他　可伴有肝大、黄疸、肝掌、男性乳房发育、睾丸萎缩等。

3. 心理-社会状况

患者因反复发作、病情逐渐加重、面临手术、担心出现严重并发症和手术后的效果而有恐惧心理。另外由于治疗费用过高，长期反复住院治疗，以及生活工作严重受限产生长期的焦虑情绪。

六、护理诊断

1. 焦虑或恐惧

其与担心自身疾病的愈后不良，环境改变，对手术效果有疑虑，害怕检查、治疗有关。

2. 有窒息的危险

其与呕吐、咯血和置管有关。

3. 体液不足

其与呕吐、咯血、胃肠减压、不能进食有关。

4. 营养失调

其与摄入低于人体需要量有关。

5. 潜在并发症

上消化道大出血、肝性脑病。

七、护理措施

1. 非手术治疗及术前护理

(1) 心理护理　通过谈话、观察等方法，及时了解患者心理状态，医护人员要针对性地做好解释及思想工作，多给予安慰和鼓励，使之增强信心、积极配合，以保证治疗和护理计划顺利实施。对急性上消化道大出血患者，要专人看护，关心体贴。工作中要冷静沉着，抢救操作应娴熟，使患者消除精神紧张和顾虑。

(2) 注意休息　术前保证充分休息，必要时卧床休息。可减轻代谢方面的负担，增加肝血流量，有利于保护肝功能。

(3) 加强营养，采取保肝措施

① 给予低脂、高糖、高维生素饮食，一般应限制蛋白质饮食量，但肝功能尚好者可给予富含蛋白质饮食。

② 营养不良、低蛋白血症者静脉输给支链氨基酸、人血清蛋白或血浆等。

③ 贫血及凝血机制障碍者可输给鲜血，肌内注射或静脉滴注维生素 K。

④ 适当使用肌苷、辅酶 A、葡醛内酯（肝泰乐）等保肝药物，补充 B 族维生素、维

生素C、维生素E，避免使用巴比妥类、盐酸氯丙嗪、红霉素等有害肝功能的药物。

⑤ 手术前3～5天静脉滴注GIK溶液（每天补给葡萄糖200～250g，并加入胰岛素及氯化钾），以促进肝细胞营养储备。

⑥ 在出血性休克及合并较重感染的情况下应及时吸氧。

（4）防止食管胃底曲张静脉破裂出血　避免劳累及恶心、呕吐、便秘、咳嗽等使腹内压增高的因素；避免干硬食物或刺激性食物（辛辣食物或酒类）；饮食不宜过热；口服药片应研成粉末冲服。手术前一般不放置胃管，必要时选细软胃管充分涂以液状石蜡，以轻巧手法协助患者徐徐吞入。

（5）预防感染　手术前2天使用广谱抗生素。护理操作要遵守无菌原则。

（6）分流手术前准备　除以上护理措施外，手术前2～3天口服新霉素或链霉素等肠道杀菌剂及甲硝唑，减少肠道氨的产生，防止手术后肝性脑病；手术前1天晚清洁灌肠，避免手术后肠胀气压迫血管吻合口；脾-肾静脉分流术前要检查明确肾功能正常。

（7）食管胃底静脉曲张大出血三腔管压迫止血的护理

① 准备。置管前先检查三腔管有无老化、漏气，向患者解释放置三腔管止血的目的、意义、方法和注意事项，以取得患者的配合；将食管气囊和胃气囊分别注气约150mL和200mL，观察后气囊是否膨胀均匀、弹性良好，有无漏气，然后抽空气囊，并分别做好标记备用。

② 插管方法。管壁涂液状石蜡，经患者一侧鼻孔或口腔轻轻插入，边插边嘱患者做吞咽动作，直至插入50～60cm；用注射器从胃管内抽得胃液后，向胃气囊注入150～200mL空气，用止血钳夹闭管口，将三腔管向外提拉，感到不再被拉出并有轻度弹力时，借助滑车装置在管端悬挂0.5kg重物进行牵引压迫。然后抽取胃液观察止血效果，若仍有出血，再向食管气囊注入100～150mL空气以压迫食管下端。置管后，胃管接胃肠减压器或用生理盐水反复灌洗，观察胃内有无新鲜血液吸出。若无出血，同时脉搏、血压渐趋稳定，说明出血已得到控制；反之，表明三腔管压迫止血失败。

③ 置管后护理。a. 患者半卧位或头偏向一侧，及时清除口腔、鼻咽腔分泌物，防止吸入性肺炎；b. 保持鼻腔黏膜湿润，观察调整牵引绳松紧度，防止鼻黏膜或口腔黏膜长期受压发生糜烂、坏死；三腔管压迫期间应每12h放气10～20min，使胃黏膜局部血液循环暂时恢复，避免黏膜因长期受压而糜烂、坏死；c. 观察、记录胃肠减压引流液的量、颜色，判断出血是否停止，以决定是否需要紧急手术；若气囊压迫48h后，胃管内仍有新鲜血液抽出，表明压迫止血无效，应紧急手术止血；d. 床旁备剪刀，若气囊上移阻塞呼吸道，可引起呼吸困难甚至窒息，应立即剪断三腔管；e. 拔管，三腔管放置时间不宜超过5d，以免食管、胃底黏膜长时间受压而缺血、坏死。气囊压迫24h如出血停止，可考虑拔管。放松牵引，先抽空食管气囊、再抽空胃气囊，继续观察12～24h，若无出血，让患者口服液状石蜡30～50mL，缓慢拔出三腔管；若再次出血，可继续行三腔管压迫止血或手术。

2. 术后护理

（1）观察病情变化　密切关注有无手术后各种并发症的发生。

（2）防止分流术后血管吻合口破裂出血，48h内平卧位或15°低半卧位；翻身动作宜轻柔；一般手术后卧床1周，做好相应生活护理；保持排尿排便通畅；分流术后短期内发生下肢肿胀，可予适当抬高。

（3）防止脾切除术后静脉血栓形成，手术后2周内定期或必要时隔天复查1次血小板计数，如超过每平方米60万个时，考虑给予抗凝处理，并注意用药前后凝血时间的变化。脾切除术后不再使用维生素K及其他止血药物。

（4）饮食护理　分流术后应限制蛋白质饮食，以免诱发肝性脑病。

（5）加强护肝，警惕肝性脑病　遵医嘱使用高糖、高维生素、能量合剂，禁用有损肝功能的药物。对分流术后患者，特别注意神志的变化，如发现有嗜睡、烦躁、谵妄等表现，警惕是肝性脑病发生，及时报告医师。

八、健康指导

少量多餐，养成规律进食习惯。进食无渣软食，避免粗糙、干硬及刺激性食物，以免诱发大出血。进食高热量、丰富维生素饮食，维持足够的能量摄入。肝功能损害较轻者，可酌情摄取优质高蛋白（50～70g/d）；肝功能严重受损及分流术后患者，限制蛋白质摄入；腹水患者限制水和钠摄入。指导患者戒烟戒酒。逐步增加活动量，一旦出现头晕、心慌、出汗等症状，应卧床休息。避免劳累和过度活动，保证充分休息。避免咳嗽、打喷嚏、用力大便、提举重物等活动，以免诱发曲张静脉破裂出血。避免精神紧张、抑郁等不良情绪，保持乐观、稳定的心理状态。避免牙龈出血，用软毛牙刷刷牙，防止外伤。指导患者及家属注意避免出血的诱因及掌握出血先兆。掌握急救电话号码、紧急就诊的途径和方法。

第五节　尿路结石

泌尿系结石，又称尿石症，是泌尿外科的最常见疾病之一。男性多于女性，约3∶1。由于结石形成机制未完全阐明，有多种学说，肾钙化斑、过饱和结晶、结石基质、晶体抑制物质、异质促进成核学说是结石形成的基本学说，常常是多种因素相互作用所致。目前仍没有十分理想的预防方法，故复发率高。我国尿石症多见于南方地区，北方相对少见。上尿路结石发病率明显高于下尿路结石。近十多年来尿路结石的治疗方法有很大改进，90%左右结石可采用非手术治疗。

一、临床表现

1. 肾及输尿管结石

肾及输尿管结石好发于男性青壮年。多在肾盂内形成，少数形成于梗阻的输尿管内，亦称上尿路结石。主要表现为与结石活动有关的血尿和疼痛，其表现与结石的大小、部位、损伤、感染及梗阻程度有关。

（1）疼痛　较大的结石不易活动，则引起腰腹部无痛或钝痛；较小的结石，易于活动，刺激肾盂、输尿管，引起平滑肌痉挛，出现剧烈的肾绞痛，表现为突然发作的腰部剧烈绞痛，向同侧下腹部、外阴及大腿内侧放射，伴恶心、呕吐，肾区叩击痛明显；输尿管末端结石常引起膀胱刺激症状。

（2）血尿　患者常在活动或肾绞痛后出现血尿，表现轻重不一，多为镜下血尿。部分上尿路结石者以活动后镜下血尿为唯一症状。如果结石引起尿路完全性梗阻或固定不动，则可能不出现血尿。

（3）其他　结石梗阻引起肾积水时，可触及增大的肾脏，双侧梗阻，引起肾功能慢性损害，重者可导致慢性肾衰竭。当结石并发急性尿路感染时，腰痛加重，伴寒战、发热和尿路刺激症状。

2. 膀胱结石

膀胱结石有原发性与继发性两种。原发性膀胱结石较多见于男孩，与营养不良和低蛋白饮食有关；继发性膀胱结石常见于良性前列腺增生，膀胱憩室，神经源性膀胱，异物或肾、输尿管结石排入膀胱。

（1）尿流中断　为膀胱结石的典型表现。排尿过程中因结石阻塞尿道内口而产生尿流中断，可出现向阴茎头放射性疼痛，小儿常出现搓揉阴茎的现象。改变体位后结石退出尿道内口，尿液又可继续排出。

（2）尿痛　结石较大或合并感染时可出现尿痛，以排尿终末期明显。

（3）膀胱刺激症　继发感染时可出现膀胱刺激症状。

（4）血尿　结石与膀胱黏膜发生摩擦可导致血尿，以终末血尿最明显。

3. 尿道结石

绝大多数尿道结石来自肾和膀胱。有尿道狭窄、尿道憩室及异物存在时亦可引起尿道结石。常见于男性，多数尿道结石位于前尿道。

典型症状为排尿困难、点滴状排尿、伴尿痛，严重者可发生急性尿潴留及会阴部剧烈疼痛。

二、诊断

1. 肾及输尿管结石

（1）病史及体格检查　出现疼痛、血尿等典型临床表现，查体肾区有叩击痛，应首先考虑尿路结石。

（2）实验室检查　尿常规检查可见镜下血尿，有时可见较多的白细胞、脓球或结晶，感染性尿结石患者尿细菌培养呈阳性。当怀疑患者尿路结石与代谢状态有关时，应测定血、尿的钙、磷、尿酸、草酸等，必要时做钙负荷试验，此外，还应行肾功能检查。

（3）影像学检查

① B型超声检查。能发现平片不显影的小结石和透X线结石，还能显示肾结构改变和肾积水程度，了解肾实质厚度及肾功能等情况。

② X线检查。a. X线平片：95%以上结石能在尿路平片中显影，但应与胆囊结石、肠系膜淋巴结钙化、静脉结石相鉴别，需加拍侧位片。结石过小、钙化程度不高或相对纯的尿酸结石，常不显影。b. 排泄性尿路造影：显示结石所致的尿路形态和肾功能改变，有无引起结石的尿路局部因素，发现X线平片下不显影的尿酸结石。c. 逆行肾盂造影：

当其他方法不能确诊时行逆行肾盂造影帮助诊断。d. CT 扫描可发现尿路平片、排泄性尿路造影、超声不能显示的或较小的输尿管中下段结石。此外，疑有甲状旁腺功能亢进者，应作骨摄片。

③ 反射性核素肾显影。判断泌尿系梗阻程度和双肾功能受损情况，评价患肾治疗前后肾功能恢复情况。

(4) 内镜检查　包括肾镜、输尿管镜和膀胱镜检查。当 B 超、影像学检查均不能确诊或需在内镜下直接治疗时，采用该方法。

2. 膀胱结石

(1) 有排尿过程中尿流中断、血尿等典型临床表现，应首先考虑膀胱结石。

(2) X 线平片能显示绝大多数结石。

(3) B 型超声检查能显示结石声影。

(4) 膀胱镜检查用于 X 线平片、B 超不能确诊时，可直接观察结石及膀胱病变，并能为治疗方法的选择提供依据。

3. 尿道结石

前尿道结石可沿尿道扪及。后尿道结石经直肠指检可触及。B 超和 X 线检查有助于明确诊断。

三、治疗

1. 肾及输尿管结石

根据结石的大小、数目、位置、肾功能和全身情况，结合不同的病因、有无梗阻和感染的程度综合考虑治疗方案。

(1) 保守治疗　适用于肾绞痛，结石直径<0.6cm、表面光滑、无尿路梗阻的患者，主要应用止痛、抗感染、扩张输尿管、利尿、调节饮食及中草药等综合治疗措施，促使结石排出。

① 解痉、止痛。发生肾绞痛时采用阿托品、哌替啶（杜冷丁）肌内注射。也可选用山莨菪碱（654-2）、硝苯地平、吲哚美辛、孕酮，或使用双氯芬酸钠栓剂肛塞。此外，针刺及耳针等方法亦可缓解疼痛。

② 大量饮水。增加尿量，促进结石排出，减少晶体沉积，保持每天尿量在 2000mL 以上，尤其是睡前饮水，保持夜间尿液呈稀释状态。

③ 饮食调节。少食含钙及草酸成分丰富的食物，多吃含纤维素丰富的食物。

④ 控制感染。可根据尿细菌培养结果选用敏感性强的抗菌药物。

⑤ 调节尿液 pH。对尿酸和胱氨酸结石可以服用碱化尿液药物，如枸橼酸钾、重碳酸氢钠。口服氯化铵使尿液酸化，有利于防止感染性结石生长。

⑥ 中西医结合治疗。包括中药排石治疗，多饮水，西药解痉止痛和利尿，采用针刺疗法止痛。

(2) 体外冲击波碎石　体外冲击波碎石是将冲击波在体外聚焦后，作用于经 X 线或 B 超定位的结石，将其击碎排出，最适宜于直径小于 2.5cm 的结石。除结石远端尿路有狭窄、结石诱发癌变、非结石梗阻引起的肾损害、急性尿路感染、严重心脑血管疾病、安置心脏起搏器者、血肌酐≥265μmol/L、肺功能不全、出血性疾病或妊娠等以外，均可采用此方法治疗。但结石直径>3cm者不宜首选此方法。应限制每次冲击波的能量和冲击波次数，以减少副损伤，2次碎石的间隔最短不少于7天。

(3) 手术治疗　随着腔内泌尿外科和ESWL的迅猛发展，绝大多数上尿路结石不必行开放性手术，手术治疗前必须作排泄性尿路造影以了解肾功能，合并感染者先行抗感染治疗。同时合并梗阻因素时需在取石的同时解除梗阻，输尿管结石手术前需再做尿路平片进行最后定位。

① 非开放手术治疗。a. 输尿管镜取石或碎石术（URL）：适用于输尿管中下段结石、X线片不显影结石及因肥胖、结石硬、在同一部位停留时间过长而不适宜用ESWL治疗者，可应用输尿管镜在直视下取出、套出或经超声、液电、激光、气压弹道等将结石击碎后取出。b. 经皮肾镜取石或碎石术（PCNL）：适用于直径大于2.5cm的肾盂结石及部分肾盏结石，可多次进行取石，还可与ESWL联合治疗复杂性肾结石。先用细针由腰部穿刺至肾盂，经反复扩张皮肤至肾内通道，插入肾镜，在直视下取出肾及输尿管上段结石。凝血机制障碍、脊柱畸形者等为禁忌证。

② 腹腔镜输尿管切开取石术。20世纪90年代，微创技术迅速发展，腹腔镜施行输尿管切开取石术得到迅速推广应用，包括经腹腔和经后腹腔两种手术途径。适用于输尿管结石>2cm，原考虑开放手术或经ESWL、输尿管镜手术治疗失败者。

③ 开放手术治疗。过去大多数尿石症采用开放手术取石，但是手术给患者造成的创伤较大，尤其是有的复杂性肾结石一次不易取净，有的复发率高，重复取石的手术难度较大，危险性增加，甚至有发生肾衰竭和失肾的可能。由于腔内泌尿外科及ESWL技术的普遍开展，大多数上尿路结石不需应用开放手术。目前开放手术适用于结石直径大于1cm、经非手术治疗无效、合并梗阻和感染，甚至癌变者。手术方法有输尿管切开取石、肾盂切开取石、肾窦肾盂切开取石、肾实质切开取石、无萎缩性肾切开取石、肾部分切除术。如肾结石引起癌变、并发严重感染积脓、肾功能丧失，而对侧肾功能正常者可行肾切除术。

双侧上尿路结石手术治疗原则如下。①双侧输尿管结石：一般先处理梗阻严重侧，若患者一般情况好，可同时行双侧输尿管取石。②一侧肾结石而对侧输尿管结石：先处理输尿管结石。③双侧肾结石：在尽可能保留肾的前提下，先处理安全易取出的一侧，若梗阻严重，全身情况差可以先行肾造瘘，待病情改善后再处理结石。④双侧上尿路结石或孤立肾上尿路结石引起梗阻导致无尿时，诊断明确，若全身情况允许，应及时手术；若病情严重不能耐受手术，也可先行输尿管插管引流，如插管引流失败，则改为行经皮肾造瘘。目的是引流尿液，改善肾功能，待病情好转再选择合适的治疗方法。

2. 膀胱结石

一般采用手术治疗。膀胱感染严重时，应抗感染治疗；若排尿困难，则先留置导尿管，以利于引流尿液及控制感染，并同时治疗病因。

(1) 经尿道膀胱镜取石或碎石　大多数结石应用碎石钳机械碎石，并将碎石取出，适用于直径2～3cm的膀胱结石者。较大结石需采用液电、超声激光或气压弹道碎石。

(2) 耻骨上膀胱切开取石术　结石过大、过硬采用液电、超声激光或气压弹道碎石失败者或合并膀胱憩室病变、小儿及膀胱感染严重者，应施行耻骨上膀胱切开取石。

3. 尿道结石

结石位于尿道舟状窝，可向尿道注入无菌液状石蜡，尔后用力排尿，轻轻推压挤出或用小钳子取出。前尿道结石采用阴茎根部阻滞麻醉下，压迫结石近端尿道，防止结石后退，注入无菌液状石蜡，再向尿道远端轻轻挤出，尽量不作尿道切开取石。后尿道结石可用尿道探子将结石轻轻推入膀胱后，按膀胱结石处理，尽量不作尿道切开取石以防止尿道狭窄。

四、护理

1. 护理评估

（1）健康史　主要是了解有无泌尿系梗阻、感染和异物史，有无肾绞痛史、血尿史、排石史，有无甲状旁腺功能亢进、痛风、遗传性疾病或长期卧床等病史。

（2）身体状况

① 肾和输尿管结石　a. 疼痛：肾盂内的大结石和肾盏内结石比较固定，往往无明显症状，仅在人体活动后出现上腹或腰部钝痛。较小的肾盂结石及输尿管结石活动度大，并易嵌顿于输尿管狭窄处，引起平滑肌痉挛，以致发生剧烈肾绞痛。其表现为阵发性剧痛，可放射至同侧下腹部、外生殖器及大腿内侧，疼痛持续的时间长短不等，可伴有面色苍白、出冷汗、恶心和呕吐等。发作期间肾区叩击痛明显，沿输尿管走行部位可有深压痛。b. 血尿：患者活动或绞痛发作后可出现血尿，多为镜下血尿。c. 感染：合并急性感染时，腰痛加重，并可出现寒战、高热、膀胱刺激征和脓尿等表现。d. 肾积水严重时，可在上腹部扪及包块。e. 双侧或孤立肾结石可造成肾功能损害，完全性梗阻时可出现肾衰竭的表现。f. 输尿管末端结石可出现膀胱刺激症状。

② 膀胱结石　可出现膀胱刺激症状和排尿困难。典型表现是排尿突然中断，蹦跳或改变体位后又能继续排尿，可出现血尿，并发感染时可有脓尿。

③ 尿道结石　典型表现为排尿困难，尿液呈点滴状排出，常伴尿痛。严重者可发生急性尿潴留及会阴部剧痛。前尿道结石沿尿道可扪及，后尿道结石经直肠指检可扪及。

（3）心理状况　因疼痛和排尿异常引起患者烦躁、焦虑等。

（4）辅助检查

① 实验室检查。尿常规检查可见镜下或肉眼血尿，有时可见较多的白细胞或结晶。当怀疑结石的形成与代谢有关时，应测定血、尿中的钙、磷、尿酸、草酸、肌酐水平等，另外还应做肾功能检查。

② 影像学检查。a. X 线检查：是评估泌尿系统结石最重要的方法，不仅可明确临床诊断，而且还有助于确定治疗方法。常用的 X 线检查方法有：泌尿系平片，可显示绝大多数泌尿系结石，但结石过小或钙化程度不高等情况下，X 线平片不显示或显示不清楚；排泄性尿路造影，可进一步了解结石所处的位置，并可评价有无因结石所致尿路形态和肾的形态改变及其改变程度，了解平片上的阴影是否在泌尿系统内，还可查出透 X 线的结石；逆行肾盂造影仅在其他方法不能确定结石的部位或结石以下尿路病变不明时被采用。b. B 型超声检查：能发现泌尿系平片不能显示的小结石和透 X 线的结石，还能显示肾积水及肾积水引起的肾结构改变，如肾影增大、肾实质萎缩等。c. 放射性核素检查：可用

于评价治疗前、后肾功能改变的情况及单双侧肾功能情况，若双侧尿路梗阻，可了解哪一侧肾功能较好。

③ 内镜检查：包括肾镜、输尿管镜和膀胱镜检查，多在X线检查不能明确诊断时，通过内镜既可明确诊断又可进行治疗。

2. 护理诊断及相关合作性问题

(1) 疼痛　与结石刺激输尿管、感染、梗阻等有关。

(2) 排尿异常　与结石梗阻、感染有关。

(3) 有感染的危险　与尿路梗阻、鼓膜损伤、术后伤口及各种引流管的污染等有关。

(4) 知识缺乏　缺乏有关病因、治疗及预防的相关知识。

(5) 焦虑　与疼痛和排尿异常有关。

3. 护理目标

(1) 疼痛减轻或消失。

(2) 恢复正常排尿。

(3) 感染的危险性下降或不发生感染。

(4) 患者能说出泌尿系结石的病因、治疗措施和预防结石复发的方法。

(5) 烦躁、焦虑解除，情绪稳定。

4. 护理措施

(1) 非手术治疗患者的护理

① 疼痛的护理。肾绞痛发作期间应卧床休息，安排适当卧位，可给予软枕支托，局部热敷，有利于缓解疼痛；疼痛较重者，可遵医嘱注射哌替啶、阿托品、孕酮等解痉止痛，也可应用吲哚美辛栓剂塞入肛门内（纳肛）止痛；疼痛严重者，可给予静脉滴注解痉止痛药。膀胱结石患者排尿困难合并疼痛时，可指导患者变换体位，如侧卧排尿，可缓解病情。

② 促进排石的护理。a. 鼓励患者多饮水，保持每天尿量在2000～3000mL及以上，可减少泌尿系结石形成的机会，并可促进小结石排出，还可预防或有助于治疗尿路感染。b. 指导患者适当运动，在患者能承受的情况下适当做一些跳跃式的活动，促进输尿管蠕动和结石下移。c. 遵医嘱使用利尿药、解痉药和排石药。d. 观察排石效果，告诉患者每次排尿时均要注意有无结石排出，最好过滤尿液，若有结石排出应予以保留，以便分析其成分。

③ 饮食调节。根据结石成分、饮食习惯和生活条件适当调整饮食，如草酸盐结石，不宜进食马铃薯、菠菜等含草酸丰富的食物；尿酸盐结石不宜食用动物内脏及豆类等高嘌呤类食物；含钙结石应限制含钙丰富的食物，多食含纤维素丰富的食物。

④ 预防或控制感染。遵医嘱正确使用抗生素，注意在各项护理操作中严格遵守无菌操作原则。

(2) 体外冲击波碎石患者的护理

① 碎石前患者的护理。a. 心理护理：向患者介绍碎石过程，说明该方法具有简单、安全、有效、可重复治疗等优点，但在碎石过程中有一定的噪声，不必紧张和恐慌。b. 说明定位的重要性，争取患者的主动配合，避免碎石过程中随意移动或改变体位。c. 应

告诉患者碎石后可能会出现局部疼痛、血尿等，届时不要惊慌。d. 检查心、肝、肾等重要器官功能和凝血功能。e. 胃肠道准备：碎石前 3 天内禁食肉、蛋、奶、麦乳精等易产气的食物；碎石前 1 天服缓泻药或灌肠；碎石日晨禁饮食。

② 碎石后患者的护理。a. 饮食：若患者无异常反应可正常饮食，鼓励患者多饮水，以增加尿量促进结石排出。必要时，遵医嘱应用排石药物。b. 体位：若患者无异常情况，可适当活动，以增加输尿管蠕动，促进结石排出，仅少数有并发症的患者需卧床休息；肾下盏结石可采取头低脚高位，并叩击背部，以促进排石。巨大肾结石碎石后因短时间内大量碎石充填输尿管而发生堵塞，可形成所谓的“石街”，进一步发展可影响肾功能。因此，较大结石应分次碎石。另外，碎石后可采取患侧在下的侧卧位，并适当活动，以利结石随尿流排出。c. 观察并记录排尿情况，评估尿路有否梗阻，并观察尿液中碎石排出情况。一般碎石颗粒需 4～6 周才能排完。d. 碎石后出现常见并发症患者的护理，常见的并发症有肾绞痛、血尿等，一般无需特殊处理。必要时，遵医嘱应用解痉止痛药、止血药等；若血尿很严重，应及时向医师反映，并协助处理。若出现“石街”梗阻的表现，在预防感染的同时，应协助医师进行经直肠或阴道按摩。必要时，配合医师做好再次碎石、输尿管镜取石或开放性手术取石的有关护理。e. 两次体外冲击波碎石治疗的间隔时间不得少于 1 周。f. 定期进行 X 线检查，以了解结石排出情况。

（3）手术治疗患者的护理

① 手术前患者的护理。a. 心理护理：向患者及亲属介绍手术的相关知识，多关心、体贴患者，以消除患者的恐惧心理。b. 协助检查患者重要器官功能和凝血功能。c. 做好手术前其他各项常规准备。

② 手术后患者的护理。a. 开放性手术后患者的护理：应注意维持呼吸道通畅，因肾脏及上段输尿管手术常采用第 12 肋缘下切口或第 11 肋床切口路径，当深呼吸时，切口处疼痛加重，以至于影响呼吸状态，可导致肺不张或呼吸系统其他并发症。术后可适当给予止痛药，鼓励和指导患者做深呼吸运动和有效咳嗽，帮助患者翻身、拍背等。观察尿液排出情况，术后每小时尿量应在 50mL 以上，若少于 30mL，注意是否发生了肾功能障碍，应及时向医师反映。但应注意，尿量是包括由肾造口管、输尿管支架引流管、膀胱造口管、导尿管等引流管引流出的尿液和渗湿敷料估计量的总和。观察尿液的颜色，刚刚手术后患者的尿液可带有血色，但应逐渐变浅。若未变浅反而加深，甚至呈鲜红色血尿时，应及时向医师反映，并协助处理。护士要注意维持各引流管通畅。施行肾和上段输尿管切开取石术，往往需要安放肾周引流管、肾造口管或输尿管支架引流管，施行膀胱切开取石术往往需要安放膀胱造口管、留置气囊导尿管等，护士必须了解各引流管安放的部位及目的，保持各引流管的通畅和适当的固定。引流袋的放置要低于肾或膀胱，直立位时应低于髋部，以免逆流。肾盂造口管一般需置管 10d 以上。拔管前应先夹管 1～2d，无异常表现后再经造口管行肾盂造影，证实上尿路通畅后方可拔管。拔管后，瘘口用凡士林纱条填塞，外盖敷料并固定。患者应向健侧卧位，瘘口向上，以防漏尿。膀胱切开取石术后患者的护理，基本上同膀胱损伤手术后患者的护理。b. 非开放性手术后患者的护理：经内镜取石或碎石术后，患者几乎都有血尿，应卧床休息，多饮水，遵医嘱适当应用止血药、抗生素等药物；做好各种引流管的护理；观察病情，除术后常规观察的项目外，还应注意有无出血、穿孔、感染、输尿管狭窄等并发症的发生。

（4）健康指导

① 向患者及其亲属讲解泌尿系结石的相关知识，使患者了解泌尿系结石的病因、病理、身体表现、诊治原则及预防知识，增强患者康复的信心，在诊治和护理过程中得到患者的主动配合。

② 鼓励和指导患者多饮水，以增加尿量、稀释尿液、预防结石形成，应保持每天尿量在 2000 mL 以上。

③ 预防骨质脱钙，有甲状旁腺功能亢进者应积极治疗；注意适当活动，长期卧床的患者可进行床上活动，以减少尿钙排出。

④ 指导患者根据结石的成分合理安排饮食。

⑤ 告诉患者出院后还应定期到医院复查，以了解排石治疗后的结石碎块排出情况，或治疗后有无复发。

第三章

妇产科

第一节　生殖系统炎症

一、非特异性外阴炎

1. 病因

女性外阴部与尿道、阴道、肛门邻近，经常受到经血、阴道分泌物、尿液、粪便的刺激，若不注意皮肤清洁易引起外阴炎；其次，尿粪瘘患者的尿粪、糖尿病患者的含糖尿液、穿紧身化纤内裤导致局部通透性差、局部潮湿以及经期使用卫生巾的刺激等均可引起非特异性外阴炎。

2. 临床表现

外阴皮肤瘙痒、疼痛、烧灼感，于活动、性交、排尿及排便时加重。炎症多发生于小阴唇内、外侧和大阴唇，严重时可波及整个外阴部。检查可见外阴皮肤肿胀、局部充血、糜烂，常有抓痕，严重者形成溃疡或湿疹，甚至外阴部蜂窝织炎、外阴脓肿，伴腹股沟淋巴结肿大。慢性炎症可使皮肤增厚、粗糙、皲裂，甚至苔藓样变。

3. 辅助检查

（1）一般检验项目　因粪便、糖尿等的刺激可引发外阴炎。因此，通过尿糖、大便常规等一般检验诊断项目的检查，可以了解或排除引起外阴炎的某些原因。

（2）特殊检验项目

① 阴道分泌物显微镜检查。包括阴道清洁度检查、阴道分泌物涂片检查病原体。

② 阴道分泌物细菌培养。包括细菌的分离培养及鉴定、病原菌药物敏感性试验。

4. 诊断

根据病史及临床表现，诊断不难。有条件时应检查阴道分泌物，了解是否因滴虫、念珠菌、淋菌、衣原体、支原体、细菌等感染引起；对中老年患者应查尿糖，以排除糖尿病相关外阴炎；对年轻患者及幼儿应检查肛周有否蛲虫卵，以排除蛲虫引起的外阴部不适。

5. 治疗

（1）病因治疗　积极寻找病因，针对不同感染选用敏感药物；若发现糖尿病应积极治疗糖尿病；由尿瘘、粪瘘引起的外阴炎，应及时行修补；由阴道炎、宫颈炎引起者则应对其治疗。

（2）局部治疗

① 急性期应卧床休息，避免性生活。可用0.1%聚维酮碘液或1∶5000高锰酸钾液坐浴，每天2次，每次15～30min，也可选用其他具有抗菌消炎作用的药物外用。

② 有外阴溃疡或黏膜破损可予硼酸粉坐浴、维生素E霜等促进黏膜愈合。

（3）物理治疗　可行微波、红外线等局部物理治疗。

6. 护理评估

（1）病史评估　评估患者本次发病的诱因，有无合并症状，目前的治疗及用药；评估既往病史、家族史、过敏史、手术史、输血史，有无糖尿病或粪瘘、尿瘘；了解患者有无烟酒嗜好、性格特征等。

（2）身体评估　评估患者意识状态、神志与精神状况、生命体征、营养及饮食情况、BMI、排泄形态、睡眠形态、强迫体位、外阴皮肤情况，有无皮疹、破溃等。

（3）风险评估　患者入院2h内进行各项风险评估，包括患者压疮危险因素评估、患者跌倒/坠床危险因素评估、日常生活能力评定。

（4）心理-社会评估　了解患者的文化程度、工作性质、患者家庭状况以及家属对患者的理解和支持情况。

（5）其他评估　评估患者的个人卫生、生活习惯、对疾病认知以及自我保健知识掌握程度。

7. 护理措施

（1）一般护理

① 皮肤护理。外阴皮肤出现皮疹破溃的患者，密切观察皮损大小、严重程度及消退情况，保持皮肤清洁，床单位平整。告知患者内裤应柔软洁净，需每天更换，污染的内裤单独清洗，避免交叉、重复感染。

② 饮食。禁酒；优化膳食结构，避免进食油腻、辛辣等刺激性食物。

③ 生活护理。如患者因局部皮肤破溃活动受到限制时，协助患者大小便，将呼叫器置于患者易触及处，并采取预防跌倒、坠床护理措施；保持会阴部清洁，遵医嘱给予会阴擦洗、冲洗、烤灯等；及时更换清洁病号服、床单位及中单等。

（2）病情观察

① 皮肤。关注患者主诉；密切观察外阴皮肤有无皮疹、破溃、局部充血、肿胀（包括皮损大小、严重程度及消退情况）。

② 分泌物。观察患者外阴皮损及阴道分泌物的性质、气味、量，警惕异常情况，预防感染。

（3）应用高锰酸钾的护理

① 药理作用。本品为强氧化剂，对各种细菌、真菌等病原体有杀灭作用。

② 用法。取高锰酸钾加温水配成1∶5000约40℃溶液，肉眼观为淡玫瑰红色进行坐浴，每次坐浴15～30min，每天2次。

③ 适应证。用于急性皮炎或急性湿疹，特别是伴继发感染时的湿敷及清洗小面积

溃疡。

④ 禁忌证。月经期禁用、禁口服。

⑤ 注意事项：a. 本品仅供外用，因其腐蚀口腔和消化道，出现口内烧灼感、上腹痛、恶心、呕吐、口咽肿胀等。b. 本品水溶液易变质，故应临用前用温水配制，并立即使用。c. 配制时不可用手直接接触本品，以免被腐蚀或染色，切勿将本品误入眼中。d. 应严格在医师指导下使用，长期使用高锰酸钾，会引起阴道菌群紊乱。如浓度过高会刺激皮肤及黏膜。e. 用药部位如有灼烧感、红肿等情况，应停药，并将局部药物洗净，必要时向医师咨询。f. 不可与碘化物、有机物接触或并用。尤其是晶体，否则易发生爆炸。

⑥ 不良反应。高浓度反复多次使用可引起腐蚀性灼伤。

（4）心理护理　倾听患者主诉，耐心解答患者的疑问，消除患者顾虑，使其积极配合治疗。许多非特异性外阴炎的患者普遍觉得羞于启齿，患者在医师为其检查、治疗等过程中易产生复杂的心理反应，为了尽快使患者适应陌生的环境，护士应有针对性地实施有效的心理护理。对患者的尊重与关爱是建立良好医患关系的关键，护士应给予患者安全感和信任感，在态度上应该和蔼可亲。通过身心护理使患者得到人性化的服务，提高医疗和护理服务的质量。

（5）健康教育

① 饮食。a. 禁烟酒。b. 优化膳食结构，避免进食辛辣刺激性食物（辣椒、姜、葱、蒜等）。应多食新鲜蔬菜和水果，以保持大便通畅。c. 多饮水，防止合并尿路感染。

② 休息与活动。急性期应卧床休息，养成劳逸结合的生活习惯，避免骑自行车等骑跨类运动，减少摩擦。

③ 高锰酸钾坐浴指导。注意配制的浓度不宜过高，以免灼伤皮肤，每次坐浴 15～30min，每天 2 次。坐浴时要使会阴部浸没于溶液中，月经期禁止坐浴。

④ 出院指导。指导患者注意个人卫生，勤换内裤，保持外阴清洁干燥。局部严禁搔抓，勿用刺激性药物或肥皂擦洗。做好经期、孕期、分娩期及产褥期卫生，不穿化纤类及过紧内裤。

⑤ 感染防控。外阴破溃者要预防继发感染，使用柔软无菌会阴垫，减少摩擦和混合感染的机会。外阴有溃疡或烧灼感时，建议硼酸粉坐浴、维生素 E 霜外用。

二、滴虫性阴道炎

1. 病因

滴虫性阴道炎是由阴道毛滴虫引起的常见阴道炎症。阴道毛滴虫适宜在温度 25～40℃、pH5.2～6.6 的潮湿环境中生长，在 pH5 以下或 pH7.5 以上的环境中不生长。滴虫的生活史简单，只有滋养体而无包囊期，滋养体生存力较强，能在 3～5℃生存 21d，在 46℃生存 20～60min，在半干燥环境中约生存 10h，在普通肥皂水中也能生存 45～120min。滴虫有嗜血及耐碱的特性，故于月经前、后阴道 pH 发生变化（经后接近中性）时，隐藏在腺体及阴道皱襞中的滴虫子月经前后常得以繁殖，引起炎症发作。滴虫能消耗、吞噬阴道上皮内的糖原，并可吞噬乳杆菌，阻碍乳酸生产，使阴道 pH 升高。滴虫阴道炎患者的阴道 pH5～6.5。滴虫不仅寄生于阴道，还常侵入尿道或尿道旁腺，甚至膀胱、肾盂以及男方的包皮皱褶、尿道或前列腺中。滴虫性阴道炎往往与其他阴道炎并存，美国报道约 60%同时合并细菌性阴道病。

2. 传播途径

(1) 性交直接传播　与女性患者有一次非保护性交后，近 70%男子发生感染，通过性交男性传染给女性的概率可能更高。由于男性感染滴虫后常无症状，易成为感染源。

(2) 间接传播　经公共浴池、浴盆、浴巾、游泳池、坐便器、衣物、污染的器械及敷料等间接传播。

3. 发病机制

早在 1938 年研究人员即发现了阴道毛滴虫，但直到 1947 年才认识到阴道毛滴虫可引起阴道炎。由于缺乏理想的动物模型，对滴虫阴道炎的发病机制了解较少。滴虫主要通过其表面的凝集素（AP65、AP51、AP33、AP23）及半胱氨酸蛋白酶黏附于阴道上皮细胞，进而经阿米巴样运动的机械损伤以及分泌的蛋白水解酶、蛋白溶解酶的细胞毒作用，共同摧毁上皮细胞，并诱导炎症介质的产生，最后导致上皮细胞溶解、脱落、局部炎症发生。

4. 临床表现

潜伏期为 4～28 天。感染初期 25%～50%的患者无症状，其中 1/3 将在 6 个月内出现症状，症状轻重取决于局部免疫因素、滴虫数量多少及毒力强弱。主要症状为阴道分泌物增多及外阴瘙痒，间或有灼热、疼痛、性交痛等。分泌物特点为稀薄脓性、黄绿色、泡沫状、有臭味。分泌物呈脓性是因为分泌物中含有白细胞；呈泡沫状、有臭味是因为滴虫无氧酵解碳水化合物，产生腐臭气体。瘙痒部位主要为阴道口及外阴。若尿道口有感染，可有尿频、尿痛，有时可见血尿。阴道毛滴虫能吞噬精子，并能影响精子存活，可致不孕。检查见阴道黏膜充血，严重者有散在出血斑点，甚至宫颈有出血点，形成“草莓样”宫颈，后穹窿有多量白带，呈灰黄色、黄白色稀薄液体或黄绿色脓性分泌物，常呈泡沫状。带虫者阴道黏膜无异常改变。

5. 诊断

典型病例容易诊断，若在阴道分泌物中找到滴虫即可确诊。最简单的方法是生理盐水悬滴法：显微镜下见到呈波状运动的滴虫及增多的白细胞，有症状者阳性率达 60%～70%。对可疑患者，若多次悬滴法未能发现滴虫时，可送培养，准确性达 98%左右。取分泌物前 24～48h 避免性交、阴道灌洗或局部用药，取分泌物时窥器不涂润滑剂，分泌物取出后应及时送检并注意保暖，否则滴虫活动力减弱，造成辨认困难。目前聚合酶链反应（PCR）也可用于滴虫的诊断，敏感性 90%，特异性 99.8%。

6. 治疗

因滴虫性阴道炎可同时有尿道、尿道旁腺、前庭大腺滴虫感染，欲治愈此病，需全身用药，主要治疗药物为甲硝唑及替硝唑。

(1) 全身用药　初次治疗推荐甲硝唑 2g，单次口服；或替硝唑 2g，单次口服。也可选用甲硝唑 400mg，每天 2 次，连服 7 天；或替硝唑 500mg，每天 2 次，连服 7 天。女性患者口服药物的治愈率为 82%～89%，若性伴侣同时治疗，治愈率达 95%。服药后偶见胃肠道反应，如食欲减退、恶心、呕吐。此外，若出现头痛、皮疹、白细胞减少等时应停药。治疗期间及停药24h内禁饮酒，因其与乙醇结合可出现皮肤潮红、呕吐、腹痛、腹泻等戒酒样反应。甲硝唑能通过乳汁排泄，若在哺乳期用药，用药期间及用药后24h内不宜哺乳。服用替硝唑者，服药后3d内避免哺乳。

（2）性伴侣的治疗　滴虫性阴道炎主要由性行为传播，性伴侣应同时进行治疗，治疗期间禁止性交。

（3）随访　治疗后无症状者无需随诊，有症状者需进行随诊。部分滴虫性阴道炎治疗后可发生再次感染或于月经后复发，治疗后需随访至症状消失，对症状持续存在者，治疗后7天复诊。对初次治疗失败患者增加药物剂量及疗程仍有效。初次治疗失败者可重复应用甲硝唑400mg，每天2～3次，连服7天。若治疗仍失败，给予甲硝唑2g，每天1次，连服3～5天。

（4）妊娠期滴虫阴道炎治疗　妊娠期滴虫性阴道炎可导致胎膜早破、早产及低出生体重儿，但甲硝唑治疗能否改善以上并发症尚无定论。妊娠期治疗可以减轻症状，减少传播，防止新生儿呼吸道和生殖道感染。美国疾病控制中心建议甲硝唑2g，单次口服，中华医学会妇产科感染协作组建议甲硝唑400mg口服，每天2次，共7天，但用药前最好取得患者同意。

（5）顽固病例的治疗　有复发症状的病例多数为重复感染。为避免重复感染，内裤及洗涤用的毛巾应煮沸5～10min以消灭病原体，并应对其性伴侣进行治疗。对极少数顽固复发病例，应进行培养及甲硝唑药物敏感试验，可加大甲硝唑剂量及应用时间，每天2～4g，分次全身及局部联合用药（如1g口服，每天2次；阴道内放置500mg，每天2次），连用7～14天。也可应用替硝唑或奥硝唑治疗。

（6）治愈标准　滴虫性阴道炎常于月经后复发，故治疗后检查滴虫阴性时，仍应每次月经后复查白带，若经3次检查均阴性，方可称为治愈。

7. 评估和观察要点

（1）评估要点

① 健康史。了解个人卫生习惯，评估是否有诱发滴虫阴道炎的相关因素；既往有无阴道炎相关病史；月经周期与发病的关系。

② 身体评估。评估患者有无外阴瘙痒、分泌物增多等症状。

（2）观察要点

① 观察患者外阴情况，有无阴道黏膜充血、出血点等。

② 观察阴道分泌物的量、性状、气味。

8. 护理措施

（1）指导患者进行自我护理

① 保持外阴清洁干燥，勤换内裤，避免搔抓外阴部，以免皮肤破损继发感染。

② 患者及其性伴侣治愈前避免无保护性行为。

③ 患者内裤、坐浴等用物应煮沸5～10min消灭病原体，以避免交叉及重复感染。

（2）告知患者正确用药　甲硝唑：用药期间及停药24h内，禁止饮酒；哺乳妇女用药期间及停用药24h内应停止哺乳；如服药期间发生胃肠道反应及皮疹，应及时告知医师。替硝唑：用药期间及停药72h内，禁止饮酒；哺乳妇女服药后72h内应停止哺乳。

(3) 指导患者配合检查　取分泌物前24～48h避免性生活、阴道清洗或局部用药。

(4) 指导患者预防感染　滴虫阴道炎主要由性行为传播，应建议患者性伴侣同时治疗，避免相互传染，影响治疗效果。

(5) 治愈标准　为连续3次月经干净后，复查阴道分泌物中滴虫均为阴性。

9. 健康教育

(1) 告知患者取分泌物前24～48h避免性生活、阴道清洗或局部用药，以免影响检查结果。

(2) 给予患者个人卫生指导，保持外阴清洁、干燥。内裤、毛巾等个人专用物品清洗后宜煮沸5～10min，消灭病原体。

(3) 告知患者阴道内用药方法，注意浓度、剂量。经期暂停阴道冲洗、坐浴和阴道内用药。

(4) 告知患者治疗后需定期复查，了解治疗效果。

三、细菌性阴道病

细菌性阴道病（BV）为阴道内正常菌群失调所致一种混合感染。但临床及病理无炎症改变。正常阴道内以产生过氧化氢的乳杆菌占优势。细菌性阴道病时，阴道内能产生过氧化氢的乳杆菌减少，导致其他细菌大量繁殖，主要有加德纳菌、厌氧菌（动弯杆菌、普雷沃菌等）及人型支原体，其中以厌氧菌居多，厌氧菌数量可增加100～1000倍。促使阴道菌群发生变化的原因仍不清楚，推测可能与频繁性交、多个性伴侣或阴道灌洗使阴道碱化有关。

1. 临床表现

10%～40%患者无临床症状，有症状者主要表现为阴道分泌物增多，有鱼腥臭味，尤其性交后加重，可伴有轻度外阴瘙痒或烧灼感。分泌物呈鱼腥臭味是由于厌氧菌繁殖的同时可产生胺类物质所致。检查见阴道黏膜无充血的炎症表现。分泌物特点为灰白色、均匀一致、稀薄、常黏附于阴道壁，但黏度很低，容易将分泌物从阴道壁拭去。

细菌性阴道病除导致阴道炎症外，还可引起其他不良结局，如妊娠期细菌性阴道病可导致绒毛膜羊膜炎、胎膜早破、早产；非孕妇可引起子宫内膜炎、盆腔炎、子宫切除术后阴道顶端感染。

2. 诊断

目前使用最广泛的是Amsel诊断标准。

(1) 均质、稀薄、白色阴道分泌物，常黏附于阴道壁。

(2) 线索细胞阳性　取少许阴道分泌物放在玻片上，加一滴0.9%氯化钠溶液混合，高倍显微镜下寻找线索细胞，与滴虫阴道炎不同的是白细胞极少。线索细胞即阴道脱落的表层细胞与细胞边缘贴附颗粒状物，即各种厌氧菌，尤其是加德纳菌，细胞边缘不清。

(3) 阴道分泌物 pH＞4.5。

(4) 胺臭味试验阳性　取阴道分泌物少许放在玻片上，加入10%氢氧化钾溶液1～2滴，产生烂鱼肉样腥臭气味，系因胺遇碱释放氨所致。

具备上述标准的3条就可诊断为BV，其中第2条是必备的。其中阴道pH是最敏感的指标，胺臭味试验是最具有高度特异性的指标，但该方法在实际工作中却常受到多种因素的干扰而影响临床诊断的准确性。除临床诊断标准外，还可应用革兰染色，根据各种细菌的相对浓度进行诊断。细菌性阴道病为正常菌群失调，细菌定性培养在诊断中意义不大。

3. 治疗

治疗原则为选用抗厌氧菌药物，主要有甲硝唑、克林霉素。甲硝唑抑制厌氧菌生长，不影响乳杆菌生长，是较理想的治疗药物，但对支原体效果差。

（1）口服药物　首选甲硝唑400mg，每天2次，口服，共7天；或克林霉素300mg，每天2次，连服7天。甲硝唑2g顿服的治疗效果差，目前不再推荐应用。

（2）局部药物治疗　含甲硝唑的栓剂，每晚1次，连用7天；或2%克林霉素软膏阴道涂布，每次5g，每晚1次，连用7天。口服药物与局部用药效果相似，治愈率80%左右。

（3）微生物及免疫治疗　国内外大量研究证实，传统抗生素的应用或多或少地影响了阴道菌群的恢复，而应用乳酸杆菌制剂治疗细菌性阴道病及预防其复发效果显著。因此，从微生态学的角度出发，通过生态制剂调整疗法，扶正和保护阴道内的正常菌群的组成和比例，恢复其自然的抵抗外来菌侵扰的能力，促进其本身的自净作用是治疗此类疾病的趋势。目前临床上常用的阴道用乳杆菌活菌胶囊（定君生）即为此类制剂，用法：每天1粒，用10天，阴道置入。

（4）性伴侣的治疗　本病虽与多个性伴侣有关，但对性伴侣给予治疗并未改善治疗效果及降低其复发率，因此，性伴侣不需要常规治疗。

（5）妊娠期细菌性阴道病的治疗　由于本病与不良妊娠结局如绒毛膜羊膜炎、胎膜早破、早产有关，任何有症状的细菌性阴道病孕妇及无症状的高危孕妇（有胎膜早破、早产史）均需治疗。由于本病在妊娠期有合并上生殖道感染的可能，多选择口服用药：甲硝唑200mg，每天3次，连服7天；或克林霉素300mg，每天2次，连服7天。

（6）随访　治疗后无症状者不需常规随访。细菌性阴道病复发较常见，对症状持续或症状重复出现者，应告知患者复诊，接受治疗。可选择与初次治疗不同的药物。

4. 评估和观察要点

（1）评估要点　①健康史。询问患者有无诱发细菌性阴道病的相关因素。②身体评估。评估患者有无外阴瘙痒、烧灼感等症状及其程度。

（2）观察要点　观察患者外阴情况，皮肤有无搔抓痕迹或破溃；阴道分泌物的量、性状、气味等。

5. 护理措施

（1）指导患者遵医嘱按照治疗方案周期正确用药。

（2）注意个人卫生，使用流动水清洁外阴，勤洗换内裤，避免搔抓会阴部造成皮肤损伤。

（3）治疗期间禁止游泳、盆浴，防止逆行感染。

（4）指导患者治疗期间性行为应采取保护性措施，防止交叉感染。

(5) 指导选择清淡易消化、高维生素饮食，忌辛辣刺激性食物。

(6) 给予患者心理护理及疾病知识的宣教，提高患者治疗的依从性，减少疾病的复发。

6. 健康教育

(1) 给予患者个人卫生指导，保持外阴清洁，禁用肥皂清洗外阴，不宜经常使用药液清洗阴道；勤洗换内裤，不穿化纤内裤和紧身衣；避免不洁性行为。

(2) 告知患者规范治疗的重要性，进行用药治疗指导。

四、前庭大腺炎

1. 病因与发病机制

前庭大腺位于两侧大阴唇下1/3深部，腺管开口于处女膜与小阴唇之间。因解剖部位的特点，在性交、分娩等情况下外阴部受到污染时，病原体容易侵入前庭大腺而引起前庭大腺炎。以育龄妇女多见，幼女及绝经后妇女少见。主要病原体为内源性病原体及性传播疾病的病原体，前者如葡萄球菌、大肠埃希菌、链球菌、肠球菌；后者主要为淋病奈瑟球菌及沙眼衣原体。急性炎症发作时，病原体首先侵犯腺管，腺管呈急性化脓性炎症，腺管开口往往因肿胀或渗出物聚集而阻塞，使脓液不能外流而形成脓肿，即前庭大腺脓肿。

2. 临床表现

炎症多为一侧。初起时有局部肿胀、疼痛、灼热感，行走不便，有时会致大小便困难。检查见局部皮肤红肿、发热、压痛明显，患侧前庭大腺开口处有时可见白色小点。当脓肿形成时，疼痛加剧，脓肿呈鸡蛋大小肿块，局部可触及波动感。当脓肿增大时，表面皮肤发红、变薄，脓肿可自行破溃。部分患者出现发热等全身症状。

3. 辅助检查

(1) 触诊　前庭大腺炎首先侵犯腺管，局部有红、肿、热、痛表现，腺管口往往因肿胀或渗出物聚集发生阻塞，使脓液不能外流而形成脓肿，局部可有波动感。腹股沟淋巴结可触及肿大。

(2) 实验室检查

① 检查血常规。

② 细菌培养。培养取材应尽可能靠近脓肿壁，必要时可切取少许脓肿壁坏死组织送培养，也可进行药敏试验。

③ 分泌物涂片检查。在前庭大腺开口处及尿道口尿道旁腺各取分泌物做涂片，查病原菌。

4. 诊断

根据病史及局部外观与指诊，一般不难诊断。应注意尿道口及尿道旁腺有无异常。

5. 治疗

(1) 急性炎症发作时，需卧床休息，局部保持清洁。可取前庭大腺开口处分泌物做细菌培养，确定病原体，根据病原体选用口服或肌内注射抗生素。

(2) 脓肿形成后需行切开引流及造口术，并放置引流条。外阴用0.5%碘附棉球擦洗，每天 2 次。伤口愈合后改用 1∶5000 高锰酸钾坐浴，每天 2 次。

6. 护理评估

（1）病史评估　评估患者本次发病的诱因，有无流产、分娩、外阴阴道手术后感染史，有无局部肿胀、疼痛、灼热感，了解疼痛的性质、部位及局部皮肤情况，了解目前的治疗及用药；评估既往病史、家族史、过敏史、手术史、输血史。

（2）身体评估　评估患者的意识状态、神志、精神状况、生命体征、营养及饮食情况、BMI、排泄形态、睡眠形态；了解有无大小便困难、是否采取强迫体位、有无行走不便、有无发热等全身症状。

（3）风险评估　患者入院 2h 内进行各项风险评估，包括患者压疮危险因素评估、患者跌倒/坠床危险因素评估、日常生活能力评定。

（4）心理-社会评估　了解患者的文化程度、工作性质、患者家庭状况以及家属对患者的理解和支持情况。

（5）其他评估　评估患者的个人卫生习惯、生活习惯、性格特征，有无烟酒嗜好，对疾病认知以及自我保健知识掌握程度等。

7. 护理措施

（1）一般护理

① 皮肤护理。保持皮肤清洁、床单位平整，内裤柔软洁净、每天更换，污染内裤单独清洗。

② 饮食。禁酒，忌辛辣食物。

③ 休息与活动。急性期嘱患者卧床休息，活动时减少局部摩擦。

④ 生活护理。如患者因局部肿胀、疼痛、烧灼感而导致行动不便时，协助患者大小便，并将呼叫器置于患者易触及处；脓肿切开引流及造口术后，遵医嘱擦洗或协助患者坐浴；实施预防跌倒、坠床护理措施；及时更换清洁病号服、床单位及中单等。

（2）病情观察

① 皮肤。关注患者主诉，密切观察外阴部局部充血、肿胀或破溃情况（包括脓肿严重程度及消退情况）。

② 行脓肿切开引流及造口术后，观察引流液的性质、气味及引流量，警惕感染加重。

③ 注意观察有无发热等全身症状。

（3）用药护理

① 遵医嘱给予抗生素及镇痛剂。

② 脓肿切开引流及造口术后，外阴用 0.5%碘伏棉球擦洗，每天 2 次。伤口愈合后改用 1∶5000 高锰酸钾坐浴，每次坐浴 15～30min，每天 2 次。

（4）坐浴指导　实施坐浴时先将坐浴盆刷洗干净，并做到专人专用。盆内放入清洁的热水约八分满，温度 41～43℃，注意不要过烫，以免烫伤。坐浴前清洁外阴及肛周，坐浴时将伤口完全浸入药液中，每次坐浴 15～30min，中间可以加入热水以维持水温，每天坐浴 1～2 次。

（5）心理护理　许多前庭大腺炎患者普遍觉得羞于启齿，患者在医师为其检查、治疗等过程中易发生复杂的心理反应。倾听患者主诉，耐心解答患者的疑问，消除患者顾虑，使其积极配合治疗。尽快使患者适应陌生的环境，护士应有针对性地实施有效的心理护理。

(6) 健康教育

① 饮食。禁烟、酒，避免进食辛辣刺激性食物。应多食新鲜蔬菜和水果，以保持大便通畅；多饮水，防止合并尿路感染。

② 休息与活动。急性期卧床休息；非急性期也要劳逸结合，避免骑自行车等骑跨类运动，以减少局部摩擦。

③ 用药指导。严格遵照医嘱用药，坚持每天坐浴直至痊愈，避免病情反复或产生耐药。

④ 卫生指导。指导患者注意个人卫生，勤换内裤，不穿化纤类及过紧内裤，保持外阴清洁干燥。局部严禁搔抓，勿用刺激性药物或肥皂擦洗。

⑤ 感染防控。局部严禁搔抓，勿用刺激性药物或肥皂擦洗，指导患者注意经期、孕期、分娩期及产褥期卫生，勤换内裤，保持外阴清洁干燥，预防继发感染。

五、慢性子宫颈炎

1. 概述

慢性子宫颈炎是生育期妇女最常见的疾病之一，多由急性子宫颈炎未治疗或治疗不彻底转变而来，常因分娩、流产或手术损伤子宫颈后，病原体侵入而引起感染。卫生习惯不良或因雌激素缺乏，局部抵抗力差，也易引起慢性子宫颈炎。其病理特点如下。

(1) 子宫颈糜烂　炎症刺激子宫颈表面的鳞状上皮脱落，宫颈管柱状上皮覆盖，外观呈红色区，称为子宫颈糜烂。

① 分型。a. 单纯型，表面平坦。b. 颗粒型，组织增生使糜烂面呈颗粒状。c. 乳头型，间质显著增生致表面凹凸不平，呈乳头状。

② 分度。a. 轻度（Ⅰ度），糜烂面积小于整个子宫颈面积的1/3。b. 中度（Ⅱ度），糜烂面积占整个子宫颈面积的1/3～2/3。c. 重度（Ⅲ度），糜烂面积占整个子宫颈面积的2/3以上。

(2) 子宫颈肥大　炎症的长期刺激使子宫颈组织充血、水肿，腺体和间质增生导致子宫颈肥大。肥大的子宫颈质较硬，表面多光滑。

(3) 子宫颈息肉　炎症刺激宫颈管局部黏膜增生，向子宫颈外口突出形成带蒂的赘生物。息肉色红、舌形、质软而脆、易出血、蒂细长，除去后易复发。

(4) 子宫颈腺体囊肿　子宫颈糜烂愈合过程中发生，检查时见子宫颈表面突出形成多个青白色小囊泡，内含透明黏液。

(5) 子宫颈黏膜炎　子宫颈黏膜炎又称宫颈管炎，表现为子宫颈口充血，可见脓性分泌物。

2. 护理评估

(1) 健康史　询问患者有无分娩、流产或手术损伤子宫颈后的感染史，评估患者日常卫生习惯。

(2) 身体评估

① 临床表现。白带增多为主要症状，白带呈乳白色黏液状或淡黄色脓性，可有血性白带。轻者多无不适感，严重者可伴有腰骶部疼痛和下腹坠痛，甚至性交后出血或不孕。妇科检查可见子宫颈有不同程度的糜烂、肥大、息肉或子宫颈腺体囊肿等。

② 心理、社会状况。由于病程较长，白带多致外阴不适，患者思想压力大；因性交后出血或怀疑恶变，使患者焦虑不安。

（3）辅助检查　行子宫颈刮片细胞学检查，必要时进行子宫颈活检，以排除子宫颈癌。

3. 护理诊断

（1）组织完整性受损　与炎症及分泌物刺激有关。

（2）焦虑　与病程长或害怕恶变有关。

（3）舒适度改变　与分泌物增多有关。

4. 护理措施

（1）配合治疗，促进组织修复，以缓解症状

① 做好检查和治疗的解释工作。慢性子宫颈炎以局部治疗为主。物理疗法是目前治疗子宫颈糜烂最常用的有效治疗方法；药物治疗适用于糜烂面积较小和炎症浸润较浅的病例；手术治疗适用于子宫颈息肉行息肉摘除术、子宫颈肥大行锥形切除术并送病理检查。子宫颈腺体囊肿可选用物理疗法破坏囊壁。

② 配合物理治疗，告知患者注意事项。a. 治疗时间选择月经干净后 3～7 天。b. 术后阴道黄水样排液较多，应保持外阴清洁，2 个月内禁止性生活和盆浴。c. 治疗后 1～2 周脱痂时可有少量出血，出血多者应及时到医院就诊。d. 一般于第 2 次月经干净后 3～7 天复查，未痊愈者可择期再做第二次治疗。

（2）心理护理　向患者及家属解释发病原因及防治措施，积极配合治疗，防止恶变发生。

（3）健康指导　指导妇女定期做妇科检查，发现炎症及时治疗；保持良好的个人卫生习惯，注意性生活卫生。

六、盆腔炎性疾病

盆腔炎性疾病（PID）是指女性上生殖道的一组炎性疾病，主要包括子宫内膜炎、输卵管炎、输卵管卵巢脓肿、盆腔腹膜炎。炎症可局限于一个部位，也可同时累及几个部位，最常见的是输卵管炎及输卵管卵巢炎，单纯的子宫内膜炎或卵巢炎较少见。

误诊断和未能得到有效治疗有可能导致上生殖道感染后遗症（不孕、输卵管妊娠、慢性腹痛等），称为盆腔炎性疾病后遗症，从而影响妇女的生殖健康，且增加家庭与社会的经济负担。

1. 病因

女性生殖系统具有比较完善的自然防御功能，当自然防御功能遭到破坏或机体免疫力降低、内分泌发生变化或外源性病原体入侵而导致子宫内膜、输卵管、卵巢、盆腔腹膜、盆腔结缔组织发生炎症。

（1）内源性病原体　来自寄居于阴道内的菌群，包括需氧菌（金黄色葡萄球菌、溶血

性链球菌等）和厌氧菌（脆弱类杆菌、消化球菌等）。

（2）外源性病原体　主要是性传播疾病的病原体，如淋病奈瑟球菌、沙眼衣原体、支原体等。需氧菌或厌氧菌可以单独引起感染，但以混合感染多见。

2. 临床表现

（1）急性盆腔炎性疾病

① 轻者。无症状或症状轻微不易被发现，常因延误正确治疗时间而导致上生殖道感染后遗症。常见症状为下腹痛、发热、阴道分泌物增多。腹痛表现为持续性、活动性或性交后加重。妇科检查可发现宫颈举痛或宫体压痛或附件区压痛等。

② 重者。可有寒战、高热、头痛、食欲缺乏等。月经期发病者可出现经量增多、经期延长；腹膜炎者可出现消化系统症状如恶心、呕吐、腹胀、腹泻等。若有脓肿形成，可有下腹包块及局部压迫刺激症状。包块位于子宫前方可出现排尿困难、尿频等膀胱刺激症状，若引起膀胱肌炎还可有尿痛等；包块位于子宫后方可有直肠刺激症状；若在腹膜外可导致腹泻、里急后重感和排便困难。患者若有输卵管炎的症状及体征并同时伴有右上腹疼痛者，应怀疑有肝周围炎。

（2）盆腔炎性疾病后遗症　有时出现低热、乏力等，临床表现多为不孕、异位妊娠、慢性盆腔痛或盆腔炎性疾病反复发作等症状。根据病变涉及部位，妇科检查可呈现不同特点：通常发现子宫大小正常或稍大，常呈后位，活动受限或粘连固定，触痛；宫旁组织增厚，骶韧带增粗，触痛；或在附件区可触及条索状物，囊性或韧质包块，活动受限，有触痛。如果子宫被固定或封闭于周围瘢痕化组织中，则呈“冰冻骨盆”状态。

3. 治疗

（1）及时、足量及个体化的抗生素治疗，必要时手术治疗。

（2）对于盆腔炎性疾病后遗症者，多采用综合性治疗方案控制炎症，缓解症状，增加受孕机会。包括中西药治疗、物理治疗、手术治疗等，同时注意增强机体抵抗力。

4. 护理评估

（1）病史评估　评估患者本次发病的诱因，有无急性感染病史，有无发热，有无尿频、尿痛、腹泻等；评估病程长短、月经情况、有无不孕等情况；了解目前的治疗及用药；评估既往病史、家族史、过敏史、手术史、输血史等。

（2）身体评估　评估意识状态、神志、精神状况、生命体征、营养及饮食情况、BMI、排泄形态、睡眠形态，有无大小便困难，是否采取强迫体位。

（3）风险评估　患者入院2h内进行各项风险评估，包括患者压疮危险因素评估、患者跌倒/坠床危险因素评估、日常生活能力评定。

（4）心理社会评估　了解患者的文化程度、工作性质、患者家庭状况以及家属对患者的理解和支持情况。评估个人卫生、生活习惯，有无烟酒嗜好，对疾病认知以及自我保健知识掌握程度。

5. 护理措施

（1）一般护理

① 皮肤、黏膜护理。高热患者，皮肤长期处于潮湿状态，全身抵抗力也下降，易发

生压疮、感染，应及时更换潮湿的衣裤、床单，保持床单平整，定时翻身；高热患者的唾液分泌减少，口腔黏膜干燥，口腔内食物残渣易发酵，细菌易生长繁殖，应嘱患者多饮水，多漱口，必要时给予口腔护理；行冰袋降温时，选择合理部位（如腋下、额头，腹股沟等)，禁忌用于枕后、耳郭、心前区、腹部、足底等处，并定时更换冷敷部位，避免冻伤，酒精擦浴浓度不宜过高，以 25%～35%为宜，酒精过敏者禁用，避免对皮肤造成损伤。盆腔炎症患者有时会伴阴道大量脓性分泌物，长期刺激外阴皮肤会出现皮疹、破溃，应密切观察会阴部皮肤情况，告知患者保持清洁，每天更换内裤，污染的内裤单独清洗，避免交叉、重复感染。

② 饮食。高热期间应选择高营养易消化的流食，如豆浆、藕粉、果泥、菜汤等；体温下降或病情好转时，可进食半流食或普食，如面条、粥，配以高蛋白、高热量、高维生素易消化的菜肴，如精瘦肉、豆制品、蛋黄及各种新鲜蔬菜等。

③ 生活护理。保持室内清洁舒适、通风良好，合理降低室温，有利于降低患者体温；高热、大汗时注意保暖；必要时遵医嘱给予口腔护理，预防口腔疾病；长期高热者，机体处于高代谢状态，食欲不佳，活动耐力下降，更应加强生活护理，如协助患者起床如厕等；将呼叫器置于患者手边，实施预防跌倒、坠床护理措施；保持会阴部清洁，遵医嘱给予会阴擦（冲）洗，及时更换清洁、干燥的病号服、床单位及中单等。

（2）病情观察

① 生命体征。密切观察体温的变化，有预见性地给予护理干预，体温过高时给予物理降温；监测患者 24h 内进出人体的液体量，预防脱水。

② 疼痛。观察患者疼痛的性质、程度，及早发现病情变化给予积极处理。

③ 皮肤、黏膜。观察口腔黏膜情况，预防口腔炎症；观察高危部位皮肤情况，预防压疮。

④ 并发症。警惕因长期高热导致严重脱水、高热惊厥甚至循环衰竭、酸中毒等情况的发生；预防感染控制不佳造成的全身感染，如菌血症、败血症等。

（3）用药护理

① 头霉素类或头孢菌素类药物。头霉素类，如头孢西丁钠 2g，静脉滴注，每 6h 1 次；或头孢替坦二钠 2g，静脉滴注，每 12h 1 次。常加用多西环素 100mg，每 12h 1 次，静脉或口服。头孢菌素类，如头孢呋辛钠、头孢唑肟钠、头孢曲松钠头孢噻肟钠也可选用。临床症状改善至少 24h 后转为口服药物治疗，多西环素 100mg，每 12h 1 次，连用 14 天。对不能耐受多西环素者，可用阿奇霉素替代，每次 500mg，每天 1 次，连用 3 天。对输卵管卵巢脓肿的患者，可加用克林霉素或甲硝唑，从而更有效地对抗厌氧菌。

② 克林霉素与氨基糖苷类药物联合方案。克林霉素 900mg，每 8h 1 次，静脉滴注；庆大霉素先给予负荷量（2mg/kg），然后给予维持量（1.5mg/kg），每 8h 1 次，静脉滴注。临床症状、体征改善后继续静脉应用 24～48h，克林霉素改为口服，每次 450mg，每天 4 次，连用 14 天或多西环素 100mg，口服，每 12h 1 次，连服 14 天。

（4）专科指导　预防炎症扩散，禁止阴道冲洗，尽量避免阴道检查。严格执行无菌操作，防止医源性感染。

（5）心理护理　盆腔炎患者一般病程较长，患者心理较为复杂，多有焦虑，应做好心理疏导，减轻患者心理压力。注意倾听患者主诉，耐心解答患者疑问，消除患者顾虑，有针对性地实施有效的心理护理，使其积极配合治疗。患者多会担心发生盆腔炎性疾病后遗症，影响家庭生活和夫妻感情，护士应取得患者的信任，告知患者疾病及预防知识，使患者树立治疗疾病的信心，保持乐观情绪。

（6）健康教育

① 饮食。健康合理的饮食调理有利于患者免疫力以及体质的增强。患者应加强营养，多饮水，避免进食生冷、辛辣等刺激性食物，定时定量进食。发热时选择高营养易消化的流食，如豆浆、藕粉、果泥、菜汤等，体温下降或病情好转时，可进半流食或普食，如面条、粥，配以高蛋白、高热量、高维生素、易消化的菜肴，如精瘦肉、豆制品、蛋黄及各种新鲜蔬菜等。

② 休息活动。急性期采取半卧位卧床休息使感染局限。得到控制后应加强锻炼，增加机体抵抗力，预防慢性盆腔炎急性发作。

③ 用药指导。指导患者连续彻底用药，及时治疗盆腔炎性疾病，防止后遗症发生。

④ 宣讲疾病相关知识。a. 讲解盆腔炎发病原因及预防复发的相关知识。b. 急性期应避免性生活及阴道操作；指导患者保持外阴清洁、养成良好的经期及性生活卫生习惯。c. 对沙眼衣原体感染高危妇女进行筛查和治疗可减少盆腔炎性疾病的发病率。虽然细菌性阴道炎与盆腔炎性疾病相关，但检测和治疗细菌性阴道炎能否降低盆腔炎性疾病发病率，至今尚不清楚。d. 及时治疗下生殖道感染。

第二节　妊娠滋养细胞疾病

一、葡萄胎

1. 疾病概述

葡萄胎亦称水泡状胎块，是因妊娠后胎盘绒毛滋养细胞增生、间质水肿，而形成大小不一的水泡，水泡间借蒂相连成串，形如葡萄而名之。葡萄胎分为完全性葡萄胎和部分性葡萄胎两类，其中大多数为完全性葡萄胎。

（1）主要病因　确切原因尚未完全清楚，可能与种族因素、营养因素、内分泌失调以及遗传因素等有关。

（2）主要临床表现　由于诊断技术的进步，越来越多的患者在尚未出现症状或仅有少量阴道流血之时，已做出诊断并得以治疗，所以症状典型的葡萄胎临床已越来越少见。

① 完全性葡萄胎的典型症状。a. 停经后不规则阴道流血。为最常见的症状，80%以上患者会出现阴道流血，一般在停经 8～12 周开始不规则阴道流血，量多少不定。b. 子宫异常增大、变软。因葡萄胎迅速增长及宫腔内积血，约半数以上患者的子宫大于停经月份，质地变软，并伴血清 hCG（绒毛膜促性腺激素）水平异常升高。c. 妊娠剧吐。多发

生于子宫异常增大和血清 hCG 水平异常升高者，出现时间一般较正常妊娠早，症状严重，且持续时间长。d. 子痫前期征象。多发生于子宫异常增大者，出现时间较正常妊娠早，可在妊娠 24 周前出现高血压、水肿和蛋白尿，而且症状严重。e. 腹痛。因葡萄胎增长迅速和子宫过度快速扩张所致。表现为阵发性下腹痛，一般不剧烈，能忍受，常发生于阴道流血之前。若发生卵巢黄素囊肿扭转或破裂，可出现急性腹痛。f. 卵巢黄素化囊肿。由于大量血清 hCG 刺激卵巢卵泡内膜细胞发生黄素化而形成囊肿，常为双侧性，但也可单侧，大小不等，切面为多房，囊肿壁薄，囊液呈清亮或琥珀色。g. 甲状腺功能亢进。约 7%的患者可出现轻度甲状腺功能亢进表现。

② 部分性葡萄胎。大多没有完全性葡萄胎的典型症状，程度也常较轻。阴道流血常见，但子宫多数与停经月份相符或更小，一般无子痫前期、卵巢黄素化囊肿等，妊娠呕吐较轻。

（3）诊疗原则　一旦确诊应及时清宫，清宫前仔细全身检查，必要时先对症处理，稳定病情。对于子宫大于妊娠 12 周或术中感到一次吸刮干净有困难者，可于 1 周后行第二次清宫。清宫后定期进行血 hCG 测定。

2. 护理评估

（1）健康史及相关因素

① 健康史及相关因素。月经史、生育史、本次妊娠的早孕反应时间、程度等。

② 有无阴道流血，以及流血的量、性质，有无水泡状物质排出。

③ 患者及家族的既往病史，包括妊娠滋养细胞疾病史。

④ 生命体征。体温、脉搏、呼吸及血压等情况。

⑤ 有无早孕剧吐，中孕水肿、蛋白尿、高血压等妊娠期高血压疾病征象。

（2）诊断检查

① 体格检查。有无腹痛，腹痛的部位，腹肌有无紧张等，注意有无贫血、突眼，双手有无震颤等。

② 妇科检查。了解子宫大小与停经月份是否相符，质地如何，有无宫颈举痛、宫体压痛、附件区压痛，有无肿块以及肿块的位置、大小、性质，以及与子宫及邻近器官的关系。

③ 辅助检查。了解血尿常规、肝肾功能、电解质、血凝、甲状腺功能、绒毛膜促性腺激素（β-hCG）、盆腔 B 超等检查结果。

（3）心理-社会状况　评估患者有无焦虑以及患者、家属对疾病的认知程度。

3. 护理问题

（1）舒适的改变　与妊娠呕吐及妊娠期高血压疾病相关症状等有关。

（2）有感染的可能　与清宫手术有关。

（3）潜在并发症　出血。

（4）焦虑　与担心疾病的恶变及再次妊娠的复发有关。

4. 护理措施

（1）术前护理

① 一般护理。向患者介绍住院环境、治疗过程、可能出现的不适及影响预后的有关

因素，协助患者完成各项辅助检查；提供舒适安静的住院环境，保证充足的睡眠。

② 妊娠呕吐的护理。a. 饮食宜清淡、少量多餐，指导患者进食富含营养和适合口味的食物，呕吐严重者可静脉补液。b. 保持口腔卫生，每次呕吐后漱口，并观察呕吐物的性状。c. 室内保持清洁、空气清新，消除可能引起呕吐的因素。d. 卧床休息，必要时给予镇静、止吐药物。

③ 病情观察。评估患者生命体征和心、肺、肝、肾等重要脏器的状况；评估专科情况；严密观察腹痛及阴道流血的量和性状，有无水泡状物质排出，必要时保留会阴纸垫。流血过多时，密切观察生命体征变化。

④ 做好清宫术前准备。清宫前做交叉配血试验，备血，建立静脉通道，做好经腹手术准备，并备好抢救物品。

⑤ 心理护理。评估患者对疾病的认识和心理承受能力，向患者和家属介绍疾病知识，使患者积极配合治疗。

(2) 术后护理

① 病情观察。观察阴道出血量及子宫收缩等情况，出血多或腹痛剧烈者及时报告医师。

② 用药护理。遵医嘱及时使用抗生素预防感染，观察药物的疗效及不良反应，做好相应的处理及记录。

③ 实验室检查。遵医嘱留取血标本监测血 hCG 的变化。

④ 心理护理。葡萄胎清宫一次不易吸刮干净，需再次刮宫者，做好患者的心理护理。

5. 健康教育

(1) 清宫手术前需备血、建立静脉通道、做好经腹手术准备，指导患者积极配合。

(2) 讲解葡萄胎的发生、发展以及治疗的过程，让患者及家属了解葡萄胎是良性病变，经过治疗后能恢复正常，不影响再次妊娠。及时清宫，坚持正规的治疗和随访是根治葡萄胎的基础。

(3) 卵巢黄素化囊肿在葡萄胎清宫后常会自行消退，一般不需处理。但若有腹痛伴恶心、呕吐、腹胀等情况应立即告知医务人员。

(4) 出院指导：①清宫术后禁止性生活和盆浴 1 个月。②随访指导。葡萄胎排出后，部分患者仍有恶变的可能，故应定期随访。随访内容：a. 血清 hCG 定量测定，第一次测定应在清宫后 24h 内，以后每周 1 次，直至连续 3 次阴性，以后每月 1 次，共 6 个月，然后再每 2 个月 1 次，共 6 个月，自第 1 次阴性后共计 1 年；b. 随访期间若出现血清 hCG 异常或有临床症状或体征时行妇科检查，必要时行 B 超、X 线胸片或 CT 检查；c. 应注意月经是否规则，有无阴道流血，有无咳嗽、咯血及其他转移灶症状。③避孕指导。葡萄胎随访期间应可靠避孕 1 年，葡萄胎后 6 个月若血清 hCG 成对数下降至阴性者可以妊娠，但对血清 hCG 下降缓慢者应延长避孕时间，避孕方法首选避孕套或口服避孕药，不选用宫内节育器，以免穿孔或混淆子宫出血原因。④再次妊娠指导。葡萄胎后的再次妊娠，应在早孕期间做 B 超和血清 hCG 测定，以明确是否正常妊娠，产后也需血清 hCG 随访至阴性。

二、妊娠滋养细胞肿瘤

妊娠滋养细胞肿瘤（GTN）是恶性妊娠滋养细胞疾病，发病率在东南亚最高，欧美地区较低，包括侵蚀性葡萄胎、绒毛膜癌以及罕见的胎盘部位滋养细胞肿瘤。侵蚀性葡萄胎是指葡萄胎组织侵入子宫肌层或转移至子宫以外的疾病，全部继发于葡萄胎妊娠，一般认为有5%～20%的葡萄胎可发展成侵蚀性葡萄胎，大多数侵蚀性葡萄胎发生在葡萄胎清除后6个月内，恶性程度一般不高，预后较好。绒毛膜癌是滋养细胞疾病中恶性程度最高的一种，患者多为育龄妇女，也可发生于绝经后妇女，其中50%继发于葡萄胎，少数发生于足月产、流产及异位妊娠后。在化疗药问世之前，绒毛膜癌的死亡率高达90%以上。随着诊断技术及治疗方法的发展，绒毛膜癌患者的预后已得到极大改善。

1. 病因与发病机制

病因尚不清楚，可能与卵子的异常受精有关。侵蚀性葡萄胎镜下可见水泡状组织侵入子宫肌层，有绒毛结构及滋养细胞增生和异型性，但绒毛结构也可退化，仅见绒毛阴影。绒毛膜癌镜下可见滋养细胞和合体滋养细胞成片状高度增生，明显异型，不形成绒毛或水泡状结构，并广泛侵入子宫肌层造成出血坏死。

2. 临床表现

（1）无转移滋养细胞肿瘤　大多数继发于葡萄胎妊娠。

① 阴道流血。在葡萄胎排空、流产或足月产后，有持续的不规则阴道流血，量多少不定。也可表现为一段时间的正常月经后再停经，然后又出现阴道流血。长期阴道流血者可继发贫血。

② 子宫复旧不全或不均匀性增大。在葡萄胎排空后4～6周子宫尚未恢复到正常大小，质地偏软。也可受肌层内病灶部位和大小的影响，表现出子宫不均匀性增大。

③ 卵巢黄素化囊肿。由于hCG的持续作用，在葡萄胎排空、流产或足月产后，两侧或一侧卵巢黄素化囊肿可持续存在。

④ 腹痛。一般无腹痛，但当子宫病灶穿破浆膜层时可引起急性腹痛及其他腹腔内出血症状。若子宫病灶坏死继发感染也可引起腹痛及脓性白带。黄素化囊肿发生扭转或破裂时也可出现急性腹痛。

⑤ 假孕症状。由于肿瘤分泌的hCG及雌、孕激素的作用，表现出乳房增大，乳头及乳晕着色，甚至有初乳样分泌，外阴、阴道、宫颈着色，生殖道质地变软。

（2）转移性滋养细胞肿瘤　大多为绒毛膜癌，肿瘤主要经血行播散，转移发生早而且广泛。最常见的转移部位是肺（80%），再依次是阴道（30%）、盆腔（20%）、肝（10%）和脑（10%）等，各转移部位症状的共同特点是局部出血。

① 肺转移。通常无症状，仅通过X线胸片或肺CT做出诊断。典型表现为胸痛、咳嗽、咯血及呼吸困难。这些症状常呈急性发作，但也可呈慢性持续状态达数月之久。在少数情况下，可因肺动脉滋养细胞瘤栓形成，造成急性肺梗死，出现肺动脉高压、急性呼吸衰竭及右心衰竭。

② 阴道转移。转移灶常位于阴道前壁及穹窿，呈紫蓝色结节，破溃时引起不规则阴道流血，甚至大出血。一般认为系宫旁静脉逆行性转移所致。

③ 肝转移。为不良预后因素之一，多同时伴有肺转移。多数无转移相关症状，也可表现上腹部或肝区疼痛、黄疸等，若病灶穿破肝包膜可出现腹腔内出血，导致死亡。

④ 脑转移。预后凶险，为主要的致死原因。一般同时伴有肺转移和（或）阴道转移。转移初期多无症状。脑转移的形成可分为 3 个时期：

a. 瘤栓期。可表现为一过性脑缺血症状如猝然跌倒、暂时性失语、失明等。

b. 脑瘤期。出现头痛、喷射样呕吐、偏瘫、抽搐直至昏迷。

c. 脑疝期。颅内压不断升高，脑疝形成，压迫生命中枢，最终死亡。

⑤ 其他转移。包括脾、肾、膀胱、消化道、骨等，其症状视转移部位而异。

（3）临床分期　采用国际妇产联盟（FIGO）妇科肿瘤委员会制订的临床分期，该分期包含了解剖学分期和预后评分系统两个部分（表 3-1），其中规定预后评分≤6 分为低危，≥7 分为高危。

表 3-1　滋养细胞肿瘤解剖学分期

分期	病变范围
Ⅰ期	病变局限于子宫
Ⅱ期	病变扩散，但仍局限于生殖器官（附件、阴道、阔韧带）
Ⅲ期	病变转移至肺，有或无生殖系统病变
Ⅳ期	所有其他转移

3. 辅助检查

（1）侵蚀性葡萄胎

① 血 hCG 值连续测定。葡萄胎清宫后血 hCG 值连续 2 周升高或平台状超过 3 周或葡萄胎排空后 6 周，血 hCG 持续高水平超过 6 周，且临床已排除葡萄胎残留、黄素化囊肿或再次妊娠。

② 彩色多普勒超声。显示低阻抗丰富血流改变。

③ 胸片、CT、MRI、动脉造影、腹腔镜检查等。可用于诊断肺转移、脑转移和盆腹腔脏器、腹膜和子宫的转移病灶。

（2）绒毛膜癌

① hCG 测定。是诊断绒毛膜癌的最重要手段。一般 β-hCG 降至正常值在人工流产和自然流产后分别约需 30 天和 19 天，足月妊娠分娩后为 12 天，异位妊娠为 8～9 天。若超过上述时间，hCG 仍持续在高值并有上升，结合临床情况，绒毛膜癌诊断可以确定。

② 影像学诊断。B 型超声（子宫、肝、脾、肾等）、X 线胸片、CT、MRI。

③ 组织学诊断。在子宫肌层内或子宫外转移灶组织中若见到绒毛或退化的绒毛阴影，则诊断为侵蚀性葡萄胎；若仅见成片滋养细胞浸润及坏死出血，未见绒毛结构者则诊断为绒癌。

4. 治疗

以化疗为主，手术和放疗为辅。年轻未生育者尽可能不切除子宫，以保留生育功能，如不得已切除子宫者仍可保留正常卵巢。需手术治疗者一般主张先化疗，待病情基本控制后再手术，对肝、脑有转移的重症患者可加用放射治疗。

5. 护理评估

（1）病史评估　评估个人及家属的既往史，包括滋养细胞疾病史、药物使用史及过敏史。若既往曾患葡萄胎则应详细了解第 1 次清宫的时间、水泡大小、吸出组织物的量，以及清宫后阴道流血的量、性质、时间长短、子宫复旧情况。了解血、尿 hCG 水平及肺部 X 线检查结果。采集阴道不规则出血的病史，询问生殖道、肺部、脑等转移的相应症状。了解是否做过化疗及化疗的时间、药物、剂量、疗程、疗效及用药后机体的反应情况。

（2）身体评估

① 评估临床症状。了解阴道出血情况，有无腹痛等症状。

② 评估患者有无咳嗽、咳痰、咯血、胸痛、头痛、呕吐等转移症状。

（3）风险评估　患者入院 2h 内进行各项风险评估，包括患者压疮危险因素评估、患者跌倒/坠床危险因素评估、日常生活能力评定、入院护理评估。

（4）心理-社会评估

① 评估患者是否有恐惧、焦虑、情绪低落、对预后担心、害怕化学药物治疗等不良情绪。掌握患者心理，如生育过的患者因为要切除子宫而担心女性特征的改变，未生育的患者则因为要切除子宫而绝望。

② 评估患者的宗教信仰、价值观、工作状况、生活方式、家庭状况、经济状况等。评估家属对本病及其治疗方法、预后是否了解及焦虑程度。

6. 护理措施

（1）术前护理

① 病情观察。a. 观察阴道流血。严密观察腹痛及阴道流血情况，记录出血量，流血多时密切观察生命体征，观察阴道排出物，有水泡样组织及时送检并保留会阴垫，以便评估出血量及排出物的性质。随时做好术前准备，配血备用，建立静脉通道，准备好催产素和抢救物品及药品。b. 发现大出血时，应立即报告医师，及时监测生命体征，并做好急诊手术准备。

② 心理护理。评估患者及家属对疾病的心理反应，了解患者既往面对应激情况的反应、方式，并指导患者面对疾病的应对方式。向患者及家属讲解疾病的相关知识，帮助患者和家属树立信心。让患者诉说心理痛苦及失落感，并鼓励其接受现实。介绍化疗方案及药物的相关知识及自我护理的常识，以减少顾虑。

③ 健康教育。a. 饮食。鼓励患者进食高蛋白、高热量、高维生素、易消化饮食，同时注意食物色、香、味搭配，以增进患者的食欲。对不能进食或进食不足者，应遵医嘱给予静脉补充营养。b. 卫生指导。病房应空气流通，安静舒适。保持皮肤及外阴清洁，患者可每天用温水清洗外阴 1～2 次。

④ 肿瘤转移患者的护理。a. 阴道转移。Ⅰ. 禁止做不必要的检查和使用窥器，尽量卧床休息，密切观察阴道有无破溃出血。Ⅱ. 准备好各种抢救器械和物品。Ⅲ. 如发生转移灶破溃大出血时应立即通知医师并配合抢救。遵医嘱用长纱条压迫止血，同时注意保持外阴清洁，严密观察出血情况和生命体征，观察有无感染及休克。纱条必须于 24～48h 取出，取出时做好输液、输血及抢救的准备。若出血未止可重新填塞，记录取出和再次填塞纱条的数量，同时给予输血、输液，遵医嘱应用抗生素预防感染。b. 肺转移。Ⅰ. 嘱卧

床休息，减轻患者消耗，协助呼吸困难者取半卧位并给予吸氧。Ⅱ. 按医嘱给予镇静剂及化疗药。Ⅲ. 大量咯血时有窒息、休克甚至死亡的危险，给予患者头低患侧卧位并保持呼吸道的通畅，轻击背部，排出积血。同时迅速通知医师，配合医师进行止血、抗休克治疗。c. 脑转移。Ⅰ. 严密观察病情。Ⅱ. 让患者尽量卧床休息，起床时应有人陪伴，防止瘤栓期一过性症状发生时造成损伤。观察颅内压增高的症状，记录出入量，观察有无电解质紊乱的症状，一旦发现异常情况立即通知医师并配合处理。Ⅲ. 按医嘱给予静脉补液、止血剂、脱水剂、吸氧、化疗等，严格控制补液总量和补液速度，防止颅内压升高。Ⅳ. 采取必要的护理措施预防跌倒、咬伤、吸入性肺炎、角膜炎、压疮等情况的发生。Ⅴ. 做好 hCG 测定、腰穿的配合。Ⅵ. 昏迷、偏瘫者按相应的护理常规实施护理。

(2) 术后护理

① 病情观察。a. 术后每小时观察 1 次血压、脉搏、呼吸并记录，共 3 次。b. 观察腹部伤口有无渗血、渗液，观察疼痛程度。

② 用药护理。常用的一线化疗药物有甲氨蝶呤（MTX）、放射菌素 D（Act-D）、氟尿嘧啶（5-FU）等。

a. 甲氨蝶呤（MTX）。Ⅰ. 目的：可抑制四氢叶酸生成，从而干扰 DNA 合成。Ⅱ. 方法：肌内注射者，0.4mg/(kg·d)，连续 5 天，疗程间隔 2 周；静脉滴注者，250mg，维持 12h。Ⅲ. 注意事项：给药期间应测定血 β-hCG 及进行 B 型超声检查，严密监护。Ⅳ. 不良反应：用药后可能出现胃肠炎、药物性肝炎、肾功能损害、骨髓抑制、皮炎、口腔炎等不良反应。

b. 放射菌素 D（Act-D）。Ⅰ. 目的：嵌入 DNA 双螺旋的小沟中，与 DNA 形成复合体，阻碍 RNA 多聚酶的功能，抑制 RNA 的合成，特别是 mRNA 的合成。Ⅱ. 方法：静脉滴注，10～12μg/(kg·d)，连续 5 天，疗程间隔 2 周。Ⅲ. 注意事项：最近得过水痘的患者不宜用本品；骨髓功能低下、有痛风病史、肝功能损害、感染等应慎用。Ⅳ. 不良反应：可引起骨髓抑制、胃肠道反应、脱发等。

c. 氟尿嘧啶（5-FU）。Ⅰ. 目的：通过抑制胸腺嘧啶核苷酸合成酶而抑制 DNA 的合成。Ⅱ. 方法：28～30mg/(kg·d)，静脉滴注，连续 8～10 天，疗程间隔 2 周。Ⅲ. 注意事项：用药期间应严格检查血象。

d. 不良反应。骨髓抑制、胃肠道反应、脱发、红斑性皮炎、皮肤色素沉着等。

③ 化疗患者的护理。积极采取措施减轻患者化疗的不良反应及疼痛等不适症状。

④ 健康教育。a. 饮食。忌生、冷、刺激性食物，可适当进食高蛋白、高维生素、易消化饮食。鼓励患者多进食，以增加机体抵抗力。b. 卫生指导。术后 2～7 天内，阴道可能有少量血性分泌物，需保持会阴部的清洁以防感染。c. 化疗间歇期指导。指导患者适当活动。若患者有造血功能抑制，尤其是白细胞计数较低时应移至单人病房，并谢绝探视，实行保护性隔离。根据病情决定每天测量体温的次数，遵医嘱使用升白细胞药物和抗生素。d. 出院指导。Ⅰ. 自术后到来正常月经前禁性生活及盆浴，以免发生感染。Ⅱ. 教会患者正确留取中段尿。Ⅲ. 1 周后电话查询病理结果。Ⅳ. 术后 1 个月到门诊复查，不适随诊。Ⅴ. 注意休息，不过分劳累，阴道转移者应卧床休息，以免引起破溃大出血。Ⅵ. 做好避孕，但应避免选用宫内节育器和药物避孕方法。

⑤ 延续护理。a. 出院后严密随访，警惕复发。第 1 年每月随访 1 次；1 年后每 3 个

月随访 1 次，持续 3 年；再改为每年 1 次，持续 2 年；此后每 2 年 1 次，随访至少 5 年。b. 随访内容：在随访血、尿 hCG 的同时，应注意有无阴道异常流血、咳嗽、咯血及其他转移灶症状。定时做妇科检查、盆腔 B 型超声及胸片或胸部 CT 检查。

第三节 羊水栓塞

羊水栓塞是指在分娩过程中羊水进入母体血液循环后引起的肺栓塞、休克、弥散性血管内凝血（DIC）、肾衰竭等一系列病理改变，是极其严重的分娩期并发症。发生在足月分娩者，其死亡率高达 80%以上；也可发生在妊娠早、中期流产时，病情较轻，死亡少见。近年的研究认为羊水栓塞的核心问题是变态反应，故有人建议将羊水栓塞改名为“妊娠变态反应综合征”。

一、病因

羊膜腔内压力过高（过强宫缩）、胎膜破裂、宫颈或宫体损伤致静脉或血窦开放是导致羊水栓塞发生的基本条件。高龄初产妇、多产妇、急产是羊水栓塞的好发因素。胎膜早破、胎盘早剥、前置胎盘、子宫破裂、剖宫产手术是发生羊水栓塞的诱因。

二、病理生理

1. 肺动脉高压

羊水内有形成分经肺动脉进入肺循环，阻塞小血管引起肺动脉高压，并刺激肺组织产生和释放血管活性物质，使肺小血管痉挛，加重肺动脉高压。羊水内含有大量激活凝血系统的物质，激活凝血过程，使小血管内形成广泛的血栓阻塞肺小血管，反射性引起迷走神经兴奋，使肺小血管痉挛加重；更重要的是羊水中的抗原成分可引起Ⅰ型变态反应，很快使小支气管痉挛，支气管内分泌物增多，使肺通气、换气量减少，反射性地引起肺内小血管痉挛。这种变态反应引起的肺动脉压升高有时起主要作用。肺动脉高压可引起急性右心衰竭，继而呼吸循环衰竭。

2. 过敏性休克

羊水内某些成分为致敏原，引起Ⅰ型变态反应，导致的过敏性休克多在羊水栓塞后立即出现血压骤降甚至消失，会有心肺功能的衰竭。

3. 弥散性血管内凝血（DIC）

羊水含有多量促凝物质，进入母血后使血管内产生广泛微血栓，消耗大量凝血因子，发生 DIC。羊水中也存在激活纤溶系统的物质可激活纤溶系统，发生纤溶亢进。此时因大量凝血物质消耗及纤溶亢进，最终可导致全身性出血及出血不凝。

4. 急性肾衰竭

由于休克和 DIC，肾急性缺血导致肾功能障碍和衰竭。

三、临床表现

羊水栓塞的典型临床经过可分三个阶段。

1. 循环呼吸衰竭及休克

在分娩过程中，一般发生在第一产程末、第二产程宫缩较强时，有时也发生在胎儿娩出后短时间内。患者开始出现烦躁不安、寒战、恶心、呕吐、气急等先兆症状，继而出现呛咳、呼吸困难、发绀，肺底部出现湿啰音，心率加快，血压下降，面色苍白，四肢发冷等。严重者发病急骤，甚至没有先兆症状，产妇仅惊叫一声或打一哈欠，血压迅速下降或消失，多于数分钟内迅速死亡。

2. 弥散性血管内凝血

患者度过心力衰竭和休克阶段之后，发生难以控制的大量阴道流血、切口渗血、全身皮肤黏膜出血，甚至出现消化道大出血。

3. 急性肾衰竭

羊水栓塞后期患者出现少尿（或无尿）和尿毒症的表现。主要是由于循环功能衰竭引起的肾缺血及 DIC 前期形成的血栓堵塞肾内小血管，引起肾脏缺血、缺氧，导致肾脏器质性损害。

典型病例临床表现通常按顺序出现，不典型者仅有阴道流血和休克，也有休克和出血的同时合并少尿、无尿者。钳刮术中出现羊水栓塞也可仅表现为一过性呼吸急促、胸闷后出现阴道大量出血。

四、诊断

根据分娩及钳刮时出现的上述临床表现，可初步诊断，并立即进行抢救。在抢救的同时为确诊应做如下检查：①抽取下腔静脉血，镜检有无羊水成分。②床边胸部 X 线平片：见双肺有弥散性点片状浸润影，沿肺门周围分布，伴有右心扩大。③床边心电图检查：提示右心房、右心室扩大。④与 DIC 有关的实验室检查。

五、治疗

一旦出现羊水栓塞的临床表现，应立即给予紧急处理。最初阶段主要是抗休克、抗过敏，解除肺动脉高压，纠正缺氧及心力衰竭。DIC 阶段应早期抗凝、补充凝血因子，晚期抗纤溶同时补充凝血因子。少尿或无尿阶段要及时应用利尿剂，预防和治疗肾衰竭。

1. 解除肺动脉高压，改善低氧血症

(1) 保持呼吸道通畅及给氧　出现呼吸困难、发绀者，立即面罩给氧，如症状严重，应行气管插管正压给氧。保证供氧，是改善肺泡毛细血管缺氧、预防及缓解肺水肿的关键，也可改善心、脑、肾等重要脏器的缺氧状况。

(2) 解痉药物的应用　解除支气管平滑肌及血管平滑肌痉挛，纠正机体缺氧。常用药物有：

① 盐酸罂粟碱。为首选药物。可直接松弛血管平滑肌，使冠状动脉、肺和脑小动脉扩张，降低小血管阻力。盐酸罂粟碱 30～90mg 加于 10%～25%葡萄糖注射液 20～40mL

缓慢静脉推注，日量不超过 300mg。

② 阿托品。阿托品既可阻断迷走神经反射引起的肺血管痉挛及支气管痉挛，解除迷走神经对心脏的抑制，又可改善微循环，兴奋呼吸中枢，但心率＞120 次/min 者慎用。阿托品 1mg 加于 10%～25%葡萄糖注射液 10mL 中，每隔 15～30min 静脉注射 1 次，直至患者面部潮红、症状好转为止。

③ 氨茶碱。可扩张冠状动脉及支气管平滑肌。氨茶碱 250mg 加于 25%葡萄糖注射液 10mL 中缓慢推注，必要时重复应用。

2. 抗过敏

改善缺氧的同时，应迅速抗过敏。肾上腺皮质激素可稳定溶酶体，保护细胞以对抗变态反应。地塞米松 20mg 加于 25%葡萄糖注射液中静脉推注后，再将 20mg 加于 5%～10%葡萄糖注射液中静脉滴注。

3. 抗休克

（1）补充血容量　应尽快输新鲜血液和血浆以补充血容量。在抢救过程中应监测中心静脉压，既可了解心脏负荷状况，指导输液量及速度，又可抽取血液寻找羊水有形成分。

（2）升压药　多巴胺 10～20mg 加于 5%～10%葡萄糖注射液 250mL 中静脉滴注。通常滴速为 20～30 滴/分，根据血压调整滴速。

（3）纠正心力衰竭　常选用去乙酰毛花苷 0.2～0.4mg 加于 25%葡萄糖注射液 20mL 中静脉缓慢推注，或毒毛花苷 K 0.12～0.25mg 同法静脉缓慢注射，必要时 4～6h 重复一次。

（4）纠正酸中毒　在抢救过程中，及时做血气分析和血清电解质的测定。若有酸中毒可用 5%碳酸氢钠 250mL 静脉滴注，并及时纠正电解质紊乱。

4. 防治 DIC

（1）肝素　用于治疗羊水栓塞早期的高凝状态，尤其在发病后 10min 内使用效果更佳。肝素 25～50mg 加于 0.9%氯化钠溶液 100mL 中，静脉滴注 1h，4～6h 后再将 50mg 加于 5%葡萄糖注射液 250mL 中缓慢静脉滴注，在用药过程中将凝血时间控制在 20～25min。24h 肝素总量控制在 100mg 以内为宜。

（2）抗纤溶药物　羊水栓塞由高凝状态向纤溶亢进发展时，可在肝素化的基础上使用抗纤溶药物，如氨基己酸 4～6g 加于 5%葡萄糖注射液 100mL 中，15～30min 滴完，维持量 1g/h。

5. 预防肾衰

羊水栓塞的第三阶段为肾衰竭期，应注意尿量。当血容量补足的情况下仍少尿，应予 20%甘露醇 250mL（滴速 10mL/min），以扩张肾小球前小动脉。心力衰竭患者慎用。尿量仍少，可给予呋塞米 20～40mg 缓慢静脉注射，并定时检测血、电解质。

6. 预防感染

应选用对肾脏毒性较小的广谱抗生素，剂量要大。

7. 产科处理

原则上应在产妇呼吸循环功能得到明显改善，并已纠正凝血功能障碍后进行。在第一产程发病应立即考虑剖宫产终止妊娠，以去除病因。在第二产程发病应在抢救产妇的同时，及时阴道助产结束分娩。若有产后大出血，应积极采取措施，短时间内无法止血可行子宫切除术，以减少胎盘剥离造成大面积血窦开放出血，这对争取抢救时机有利。

六、护理评估

1. 健康史

应仔细评估与其发生有密切相关的诱因（如宫缩剂的应用不当、胎膜早破、引产时的剥膜或人工破膜、子宫收缩过强、前置胎盘、胎盘早剥、子宫破裂等）。

2. 身心状况

（1）躯体状况　与妊娠月份、羊水进入的量与速度有关，可分为：①急性休克期，胎儿娩出前后短时间内或中期妊娠引产中，患者突然发生烦躁不安、寒战、呕吐等先兆症状，随之有呛咳、呼吸困难、胸闷、发绀、心率快、血压下降，肺部有湿啰音，很快发生抽搐昏迷等。②出血期，休克后不久，继之可出现出血倾向而血液不凝，此时出血可有下列特征：自发的、无产科原因、多部位（包括阴道出血、黏膜、鼻、皮下和注射针孔等）出血，呈不凝状态。③肾衰竭，在休克及出血的同时伴有少尿、无尿或尿毒症的征象。羊水栓塞对胎儿威胁也很大，胎儿均有窘迫现象，胎心缓慢甚至消失，胎死宫内。

（2）心理状况　本病起病急，病情险恶，产妇危在旦夕，易产生恐惧感。

3. 辅助检查

（1）血凝障碍检查　血小板、凝血酶原时间及纤维蛋白原定量检查。

（2）腔静脉取血可查出羊水中的有形物质。

（3）X 线可见肺部双侧弥漫性点状或片状浸润性阴影。

七、主要护理问题

1. 气体交换受损

与肺血管栓塞、肺动脉高压及肺水肿有关。

2. 组织灌流量改变

与出血多有关。

3. 潜在的并发症

肾衰竭。

八、预期目标

（1）产妇经急救呼吸困难和缺氧症状得以改善。

（2）产妇能维持最基本的生理功能。

（3）出血情况被及时发现和救治。

九、护理措施

1. 预防措施

（1）遵医嘱给予镇静剂及抑制子宫收缩剂，以缓解宫缩。

（2）协助做好人工剥膜与人工破膜，扩张宫颈和剥膜时均应注意避免损伤；人工破膜时必须在宫缩间歇时进行，减少羊水进入母体血循环的机会。

（3）在使用缩宫素时应专人看护，以防止宫缩过强。

（4）对存在羊水栓塞诱因者，应严密观察，警惕羊水栓塞的发生。

2. 配合抢救

（1）解除肺动脉高压，遵医嘱首选盐酸罂粟碱 30～90mg，稀释于 15%或 20%葡萄糖注射液 20mL 内静脉缓慢推注；或用阿托品 1～2mg，每 15～30min 静脉推注 1 次，两药并用效果更佳；氨茶碱 250mg 稀释于 25%葡萄糖注射液 20mL 内静脉缓慢推注；给予吸氧，严重者加压给氧，必要时气管插管或气管切开术使用呼吸机，注意维持有效的呼吸节律，使肺缺氧迅速得到改善。

（2）在补充血容量时，按医嘱给予新鲜血液或右旋糖酐（24h 内输注 500～1000mL）；为确保输液途径的通畅，开放静脉应选用粗针头。羊水栓塞早期按医嘱给予肝素抗凝；晚期则按医嘱以抗纤溶。

3. 严密观察

应专人护理，保持呼吸道的通畅，在抢救过程中正确、有效、及时地完成治疗计划。留置导尿管，保持导尿管的通畅，观察尿的排出量和性质，及时反映情况，采取措施，防止肾衰竭。定时测量血压、脉搏、呼吸，准确地测定出血量，并观察血凝情况，特别护理应详细记录情况和 24h 的出入量。在各项操作中严格执行无菌操作，正确使用大剂量抗生素，防止肺部和生殖道感染。配合做好实验室检查，采取血小板、凝血酶原时间、纤维蛋白原定量、鱼精蛋白副凝试验、凝血时间测定的血样标本。在反复观察动态变化中做到遵照医嘱及时反复抽血送验，及时反映异常数据。

4. 提供心理支持

一旦发生羊水栓塞，医护人员均需冷静、沉着，抢救工作有条不紊；若产妇神志清醒，应加以鼓励，使其增强信心；理解家属焦虑的心理，耐心解答疑问并向家属介绍产妇病情的实际情况，同时指导避免其焦虑的状态影响产妇。待病情稳定后，针对具体情况提供康复及出院指导。

第四节 产后出血

产后出血（PPH）是指胎儿娩出后 24h 内阴道分娩者出血量超过 500mL，剖宫产者超过 1000mL。产后出血是分娩期的严重并发症，居我国产妇死亡原因首位。产后出血的发生率占分娩总数的 2%～3%，其中 80%以上发生在产后 2h 内，其预后随失血量、失血速度及孕产妇的体质不同而异。短时间内大量失血可迅速发生失血性休克、死亡，存活者可因休克时间过长引起垂体缺血性坏死，继发严重的腺垂体功能减退——希恩综合征。由于精确的测量和收集分娩时失血量有一定困难，主观因素较大，造成估计的失血量往往低于实际出血量，故实际发病率可能更高。因此，应特别重视产后出血的防治与护理，以降低产后出血发生率及孕产妇死亡率。

一、病因与发病机制

子宫收缩乏力、胎盘因素、软产道损伤及凝血功能障碍是引起产后出血的主要原因。产后出血既可由以上单一因素所致，也可多因素并存，相互影响或互为因果。

1. 子宫收缩乏力

子宫收缩乏力是产后出血最常见的原因，占产后出血总数的70%～80%。正常情况下，胎儿娩出后，由于子宫平滑肌的收缩和缩复作用使胎盘剥离而迅速缩小；同时，子宫平滑肌肌束间血管受压闭合，出血控制。因此，任何影响子宫平滑肌收缩及缩复功能的因素，均可引起子宫收缩乏力性产后出血。常见的因素有：

（1）全身因素　产妇精神过度紧张，对分娩过度恐惧，尤其对阴道分娩缺乏足够信心；产程时间过长或难产，造成产妇体力消耗过多乃至衰竭使体质虚弱；临产后过多使用镇静剂、麻醉剂或子宫收缩抑制剂；产妇合并慢性全身性疾病等。

（2）局部因素　①子宫肌纤维过度伸展，如多胎妊娠、巨大胎儿、羊水过多使子宫肌纤维过度伸展失去弹性；②子宫肌纤维发育不良，如妊娠合并子宫畸形或子宫肌瘤，影响子宫平滑肌正常收缩；③子宫肌壁损伤，如剖宫产史、子宫肌瘤剔除术后、子宫穿孔等子宫手术史，或产次过多、急产等均可造成子宫肌纤维受损；④子宫肌水肿或渗血，如妊娠期高血压疾病、严重贫血、宫腔感染等产科并发症使子宫平滑肌层水肿或渗血，引起子宫收缩乏力；⑤胎盘早剥所致子宫胎盘卒中以及前置胎盘等均可引起子宫收缩乏力，导致产后出血。

2. 胎盘因素

根据胎盘剥离情况，胎盘因素所致产后出血的类型包括：

（1）胎盘滞留　胎儿娩出后，胎盘多在15min内排出。若超过30min仍未排出，胎盘剥离面血窦不能正常关闭，导致产后出血。常见原因有以下几种。①膀胱充盈：阻碍已剥离胎盘下降，使其滞留于宫腔，影响子宫收缩而出血。②胎盘嵌顿：使用宫缩剂不当，宫颈内口附近子宫平滑肌出现环形收缩，使已剥离的胎盘嵌顿于宫腔内，多为隐性出血。③胎盘剥离不全：第三产程胎盘完全剥离前过早牵拉脐带或按压子宫，影响胎盘正常剥离，导致胎盘剥离不全，已剥离部分血窦开放致出血。

（2）胎盘植入　指胎盘绒毛在其附着部位与子宫肌层紧密相连。根据胎盘绒毛侵入子宫肌层的深度分为胎盘粘连、胎盘植入和穿透性胎盘植入。胎盘绒毛全部或部分黏附于子宫肌层表面，不能自行剥离者称为胎盘粘连。绒毛穿透子宫壁表层，植入子宫肌层者称为胎盘植入。绒毛穿透子宫肌层到达或超过子宫浆膜面为穿透性胎盘植入。完全性胎盘粘连或植入者因胎盘未剥离而出血不多；部分胎盘粘连或植入者因胎盘部分剥离导致子宫收缩不良，已剥离面血窦开放，可能引发致命性出血。胎盘植入可引起产时出血、产后出血、子宫破裂和感染等并发症，穿透性胎盘植入也可导致膀胱或直肠损伤。引起胎盘植入的常见原因有：①子宫内膜损伤，如多次人工流产史、宫腔感染等；②胎盘附着部位异常，如胎盘附着于内膜菲薄的子宫下段、子宫颈或子宫角部，使绒毛容易侵入宫壁肌层；③子宫手术史，如剖宫产史、子宫肌瘤剔除术后；④经产妇发生子宫内膜损伤及炎症的机会增多，易引起蜕膜发育不良而发生植入。

（3）胎盘部分残留　部分胎盘小叶、副胎盘或胎膜残留于宫腔，影响子宫收缩导致产后出血。

3. 软产道裂伤

分娩过程中软产道裂伤，尤其未及时发现者，可导致产后出血。常与下列因素有关：①外阴组织弹性差，子宫收缩过强、产程进展过快、软产道未经充分扩张；②急产、产力过强、巨大胎儿；③阴道手术助产（如产钳、胎吸、臀牵引术等）操作不规范；④会阴切口缝合时止血不彻底，宫颈或阴道穹隆部裂伤未能及时发现等。常见的软产道裂伤有会阴、阴道、宫颈裂伤，严重者裂伤可深达阴道穹窿、子宫下段甚至盆壁，形成腹膜后血肿、阔韧带内血肿而致大量出血。

4. 凝血功能障碍

任何原发或继发的凝血功能异常均可引起产后出血。临床包括两种情况：①妊娠合并凝血功能障碍性疾病，如原发性血小板减少、白血病、再生障碍性贫血、重症肝炎等，因凝血功能障碍可引起手术创面及子宫剥离面出血；②妊娠并发症所致凝血功能障碍，如重度子痫前期、重度胎盘早剥、羊水栓塞、死胎滞留过久等均可影响凝血功能，引起弥散性血管内凝血（DIC）。凝血功能障碍所致的产后出血常为难以控制的大量出血，特征为血液不凝。

二、临床表现

产后出血主要表现为胎儿娩出后阴道流血量过多及/或伴有因失血而引起的相应症状。

1. 阴道流血

不同原因所致的产后出血临床表现不同。①子宫收缩乏力所致出血：常表现为胎盘娩出后阴道大量出血，色暗红，子宫软，轮廓不清。②胎盘因素所致出血：多在胎儿娩出数分钟后出现大量阴道流血，色暗红。③软产道裂伤所致出血：多表现为胎儿娩出后立即出现阴道流血，色鲜红。隐匿性软产道损伤时，常伴阴道疼痛或肛门坠胀感，而阴道流血不多。④凝血功能障碍性出血：胎儿娩出后阴道流血呈持续性，且血液不凝。

2. 低血压症状

阴道出血量多时，产妇可出现面色苍白、出冷汗，诉口渴、心慌、头晕，出现脉搏细数、血压下降等低血压甚至休克的临床表现。

3. 处理原则

产后出血的处理原则为：针对出血原因，迅速止血；补充血容量，纠正失血性休克；防止感染。

三、护理评估

1. 健康史

除收集一般健康史外，尤其应注意收集与产后出血病因相关的健康史，如孕前是否患有出血性疾病、重症肝炎、子宫肌壁损伤史；有无多次人工流产史及产后出血史；有无妊娠期高血压疾病、前置胎盘、胎盘早剥、多胎妊娠、羊水过多；产妇是否分娩期精神过度紧张，有无体力消耗过多致产妇衰竭；镇静剂、麻醉剂的使用情况；有无产程过长、急产以及软产道裂伤等导致产后出血的相关因素。

2. 身心状况

注意评估由于产后出血所致症状和体征的严重程度。一般情况下，出血早期，由于机体自身的代偿功能，失血的症状、体征可不明显。若出现失代偿状况，则很快进入休克，表现出相应的症状和体征。当产妇全身状况较差或合并有内科、产科等易致产后出血的相关高危因素时，即使出血量不多，也可能发生休克。发生产后出血后，产妇和家属常常表现出惊慌、焦虑、恐惧，产妇更是担心自己的生命安危，迫切希望能得到医护人员的全力救治，应注意密切观察产妇的表现和倾听其主诉。

（1）评估产后出血量　临床上目测估计的阴道流血量往往低于实际失血量。目前常用的评估出血量的方法有以下几种：

① 称重法。失血量(mL)＝[胎儿娩出后所有敷料湿重(g)－胎儿娩出前所有敷料干重(g)]/1.05(血液比重 g/mL)]。此法可较准确地评估出血量，但操作烦琐，分娩过程中操作可行性小，而且当敷料被羊水浸湿时无法准确估计。但对于产后的产妇，可通过称量产垫的重量变化评估产后出血量。

② 容积法。用专用的产后接血容器收集阴道出血，放入量杯测量。此法可简便准确地了解出血量，但与称重法一样，当容器中混入羊水时，其测值不准确。临床上主要用于阴道分娩过程中，第二产程结束后在产妇臀下置接血器，以计量产时出血量。

③ 面积法。根据接血纱布血湿面积粗略估计，将血液浸湿的面积按 10cm×10cm（4层纱布）为 10mL 计算。该法简便易行，但不同估计者对于纱布浸湿程度的掌握不尽相同，导致估计的出血量不准确。

④ 休克指数法（shockindex，SI）。休克指数＝脉率/收缩压（mmHg）。SI＝0.5 为正常；SI＝1.0 时为轻度休克；若为 2.0 以上，则为重度休克。此法方便、快捷，可第一时间粗略估计出血量。休克指数与估计出血量见表 3-2。

表 3-2　休克指数与估计出血量

休克指数	估计出血量/mL	占总血容量的百分比/%
0.9	500	＜20
10	1000	20
1.5	1500	30
2.0	2500	≥50

上述评估方法可因操作者不同而有一定的误差。值得注意的是，有些产妇即使未达到产后出血的诊断标准，也可能会出现严重的病理、生理改变，如合并妊娠期高血压疾病、贫血、脱水或身材矮小等血容量本身储备不足的产妇，对失血的耐受性差，极易发生失血性休克。因此，建议同时结合监测产妇的生命体征、尿量和精神状态等估算失血量。同时，需注意出血速度也是反映病情轻重的重要指标，若出血速度＞150mL/min；3h 内出血量超过总血容量的 50%；24h 内出血量超过全身总血容量，为重症产后出血。

(2) 初步评估产后出血的原因　结合不同原因所致产后出血的临床表现，初步评估出血原因。子宫收缩乏力及胎盘因素所致出血者，子宫轮廓不清，触不到宫底，按摩后子宫收缩变硬，停止按摩又变软，按摩子宫时阴道有大量出血，尤其子宫收缩乏力者宫腔内常有血凝块积存。血液积存或胎盘已剥离而滞留于子宫腔内者，宫底可升高，按摩子宫并挤压宫底部刺激宫缩，可促使胎盘和血凝块排出。因软产道裂伤或凝血功能障碍所致出血，腹部检查宫缩较好，子宫轮廓清晰。

3. 辅助检查

(1) 实验室检查　抽血查血常规，出、凝血时间，纤维蛋白原，凝血酶原时间等。其中血红蛋白每下降 10g/L，估计出血量 400～500mL。但需注意产后出血早期，由于血液浓缩，血红蛋白值常不能准确反映实际出血量。

(2) 测量中心静脉压　若中心静脉压低于 $2cmH_2O$，常提示右心房充盈压力不足，即静脉回流不足，血容量不足。

四、主要护理问题

1. 恐惧

与大量失血担心自身安危有关。

2. 潜在并发症

出血性休克。

3. 有感染的危险

与失血后抵抗力降低及手术操作有关。

五、护理目标

(1) 产妇的血容量能尽快得到恢复，血压、脉搏、尿量正常。

(2) 产妇体温正常，恶露、伤口无异常，白细胞总数和中性粒细胞分类正常。无感染症状。

(3) 产妇情绪稳定，积极配合治疗和护理。

六、护理措施

1. 积极预防产后出血

(1) 妊娠期

① 加强孕期保健，定期接受产前检查，及时治疗高危妊娠或必要时及早终止妊娠。

② 对具有产后出血高危因素的孕妇，如妊娠期高血压疾病、妊娠合并血液系统疾病及肝病、贫血、多胎妊娠、巨大胎儿、羊水过多、子宫手术史等的孕妇，要加强产前检查，建议孕妇提前入院。

③ 提供积极的心理支持。精神因素是决定分娩的四大要素之一，为孕妇提供积极的心理和情感上的支持，让其了解分娩的相关知识，使孕妇感到舒适安全，树立分娩自信心。

(2) 分娩期　严密观察及正确处理产程。

① 第一产程。密切观察产程进展；合理使用子宫收缩药物，防止产程延长；注意水和营养的补充，防止产妇疲劳；消除产妇紧张情绪，必要时给予镇静剂以保证良好的休息。

② 第二产程。对于有高危因素的产妇，应建立静脉通道；正确掌握会阴切开指征并熟练助产；指导产妇正确使用腹压，避免胎儿娩出过急过快；阴道检查及手术助产时动作轻柔、规范；严格执行无菌技术操作。

③ 第三产程。胎肩娩出后立即肌内注射或静脉滴注缩宫素，以加强子宫收缩，减少出血；正确处理胎盘娩出，胎盘未剥离前，不可过早牵拉脐带或按摩、挤压子宫，见胎盘剥离征象后，及时协助胎盘娩出，并仔细检查胎盘、胎膜是否完整，检查软产道有无裂伤及血肿；准确收集和测量出血量。

（3）产褥期

① 产后 2h 是发生产后出血的高峰期，约 80%的产后出血发生在这一时期。产妇应留在产房接受严密观察：注意观察产妇的子宫收缩、阴道出血及会阴伤口情况，定时测量生命体征，发现异常及时处理。

② 督促产妇及时排空膀胱，以免影响子宫收缩致产后出血。

③ 若无特殊情况，应尽早实施母乳喂养，以刺激子宫收缩，减少阴道出血。

④ 对可能发生大出血的高危产妇，注意保持静脉通道，充分做好输血和急救的准备，并为产妇做好保暖。

2. 针对原因迅速止血，纠正失血性休克，控制感染

（1）子宫收缩乏力所致出血　加强宫缩是最迅速、有效的止血方法。另外，还可通过宫腔内填塞纱布条或结扎血管等方法达到止血的目的。

① 按摩子宫。a. 腹壁单手按摩宫底：是最常用的方法。助产者一手置于产妇腹部（拇指在子宫前壁，其余 4 指在子宫后壁），触摸子宫底部，均匀而有节律地按摩子宫，促使子宫收缩。b. 腹壁双手按摩子宫：助产者一手在产妇耻骨联合上缘按压下腹中部，将子宫向上托起，另一手握住宫体，使其高出盆腔，在子宫底部有节律地按摩，同时间断用力挤压子宫，使积存在子宫腔内的血块及时排出。c. 腹壁-阴道双手按摩子宫：助产者一手戴无菌手套伸入阴道，握拳置于阴道前穹隆顶住子宫前壁，另一手在腹部按压子宫后壁使宫体前屈，两手相对紧压子宫，均匀有节律地进行按摩，此法不仅可刺激子宫收缩，还可压迫子宫内血窦，减少出血。

② 应用宫缩剂。根据产妇情况，可采用肌内注射、静脉滴注、舌下含服、阴道上药等方式给药，达到促进子宫收缩而止血的目的。a. 缩宫素：预防和治疗产后出血的一线药物。常用 10U 加入 0.9%生理盐水 500mL 中静脉滴注，必要时根据医嘱给予缩宫素 10U 直接宫体注射；b. 前列腺素类药物：米索前列醇 200μg 舌下含化，或地诺前列酮 0.5～1mg 经腹或直接宫体注射，注入子宫肌层。缩宫素无效时，应尽早使用前列腺素类药物。

③ 宫腔纱条填塞。适用于子宫松弛无力，虽经按摩及宫缩剂等处理仍无效者。由助手在腹部固定子宫，术者用卵圆钳将无菌特制的长 1.5～2m、宽 6～8cm 的 4～6 层无菌不脱脂棉纱布条送入宫腔，自宫底由内向外填紧，达到压迫止血的目的。若填塞不紧，留有空隙，可造成隐性出血。宫腔填塞纱布条后应密切观察生命体征及宫底高度和子宫大

小，警惕因填塞不紧，宫腔内继续出血、积血而阴道不出血的止血假象。24h 后取出纱布条，取出前应先使用宫缩剂，并给予抗生素预防感染。由于宫腔内填塞纱布条可增加感染的机会，故只有在缺乏输血条件、病情危急时考虑使用。也可采用宫腔放置球囊的方法代替宫腔填塞止血。

④ 结扎盆腔血管。经上述积极处理无效，仍出血不止时，为抢救产妇生命，可经阴道结扎子宫动脉上行支。若仍无效，则经腹结扎子宫动脉或髂内动脉。

⑤ 髂内动脉或子宫动脉栓塞。适用于经保守治疗无效的难治性产后出血，需在产妇生命体征稳定时进行。行股动脉穿刺插入导管至髂内动脉或子宫动脉，注入吸收性明胶海绵颗粒栓塞动脉。通常栓塞剂可于 2～3 周后吸收血管复通。

⑥ 切除子宫。经积极抢救无效，危及产妇生命时，需行子宫次全切除或子宫全切除术，按医嘱做好切除子宫的术前准备。

（2）胎盘因素所致出血　正确处理第三产程，胎盘剥离后及时将胎盘取出，并检查胎盘、胎膜是否完整，必要时做好刮宫准备。胎盘已剥离尚未娩出者，可协助产妇排空膀胱，然后牵拉脐带，按压宫底协助胎盘娩出；胎盘粘连者，可行徒手剥离胎盘后协助娩出；胎盘、胎膜残留者，可行钳刮术或刮宫术；胎盘植入者，应及时做好子宫切除术的术前准备；若为子宫狭窄环所致胎盘嵌顿，应配合麻醉师使用麻醉剂，待环松解后徒手协助胎盘娩出。

（3）软产道损伤所致出血　按解剖层次逐层缝合，彻底止血。宫颈裂伤＜1cm 且无活动性出血者，通常无需缝合；若裂伤＞1cm 且有活动性出血，应立即予以缝合。缝合时第一针需超过裂口顶端 0.5cm，避免止血不彻底造成继续出血。缝合阴道及会阴裂伤时，对齐解剖层次，逐层缝合，第一针均需超过裂伤顶端，不留无效腔，同时注意避免缝线穿透直肠黏膜。软产道血肿应切开血肿、清除积血、彻底止血、缝合，必要时可放置橡皮引流条。

（4）凝血功能障碍所致出血　首先应排除子宫收缩乏力、胎盘因素、软产道损伤等原因所致的出血。尽快输新鲜全血，补充血小板、纤维蛋白原或凝血酶原复合物、凝血因子等。若并发 DIC，则按 DIC 处理。

（5）失血性休克的护理　休克程度与出血量、出血速度及产妇自身状况有关。应严密观察并详细记录患者的意识状态、皮肤颜色、血压、脉搏、呼吸及尿量，发现早期休克；迅速建立静脉通道，纠正低血压；对失血过多尚未有休克征象者，应及早补充血容量；对失血多，甚至休克者应输血，以补充同等血量为原则；去枕平卧、吸氧、保暖；观察子宫收缩情况、有无压痛，恶露量、色、气味；观察会阴伤口情况并严格会阴护理；抢救过程中，注意无菌操作，按医嘱给予抗生素防治感染；注意为产妇提供安静的休养环境。

七、结果评价

（1）产妇生命体征稳定，尿量、血红蛋白正常，全身状况改善。

（2）产妇体温、白细胞数正常，恶露，伤口无异常，无感染征象。

（3）产妇焦虑、疲劳感减轻，情绪稳定。

八、健康教育

（1）积极做好产妇及家属的安慰、解释工作，避免精神紧张。

（2）大量失血后，产妇抵抗力低下，体质虚弱，医护人员应更加主动关心并为其提供帮助，使其增加安全感。

（3）鼓励产妇进食营养丰富易消化饮食，多进食含铁、蛋白质、维生素的食物。

（4）出院时，告知继续观察子宫复旧及恶露的变化情况，发现异常，及时就诊。

（5）做好产褥期卫生指导及产后避孕指导，告知产妇产褥期禁止盆浴及性生活。

（6）做好产后复查指导，告知产后复查的时间、目的和意义，使产妇能按时接受检查。部分产妇分娩 24h 后，于产褥期内发生子宫大量出血，称为晚期产后出血，以产后 1～2 周内发生最常见，也有迟至产后 6 周左右发病者，应予以高度警惕，以免导致严重后果。

第五节 妊娠期高血压疾病

妊娠期高血压疾病（hypertensive disorders in pregnancy）是妊娠期特有的疾病。发病率我国 9.4%～10.4%、国外 7%～12%。本病命名强调生育年龄妇女发生高血压、蛋白尿症状与妊娠之间的因果关系。多数病例在妊娠期出现一过性高血压、蛋白尿症状，分娩后即随之消失。该病严重影响母婴健康，是孕产妇和围生儿患病率及死亡率的主要原因。

一、病因

1. 高危因素

流行病学调查发现与妊娠期高血压疾病发病风险增加密切相关的有如下高危因素：初产妇、孕妇年龄过小或大于 35 岁、多胎妊娠、妊娠期原发性高血压史及家族史、高血压、慢性肾炎、抗磷脂抗体综合征、糖尿病、肥胖、营养不良、低社会经济状况。

2. 病因

妊娠期高血压疾病至今病因不明，多数学者认为当前可较合理解释的原因有如下几种。

（1）异常滋养层细胞侵入子宫肌层　研究认为，子痫前期患者胎盘有不完整的滋养层细胞侵入子宫动脉，蜕膜血管与血管内滋养母细胞并存，子宫螺旋动脉发生广泛改变，包括血管内皮损伤、组成血管壁的原生质不足、肌内膜细胞增生及脂类，首先在肌内膜细胞，其次在吞噬细胞中积聚，最终发展为动脉粥样硬化而引发妊娠期高血压疾病的一系列症状。

（2）免疫机制　妊娠被认为是成功的自然同种异体移植。胎儿在妊娠期内不受排斥是因胎盘的免疫屏障作用、母体内免疫抑制细胞及免疫抑制剂的作用。研究发现子痫前期呈间接免疫，子痫前期孕妇组织相容性抗原 HLA-DR4 明显高于正常孕妇。HLA-DR4 在妊娠期高血压疾病发病中的作用可能为：①直接作为免疫基因，通过免疫基因产物，如抗原影响 R 噬细胞呈递抗原；②与疾病致病基因连锁不平衡；③使母胎间抗原呈递及识别功能降低，导致封闭抗体产生不足，最终导致妊娠期高血压疾病的发生。

（3）血管内皮细胞受损　炎性介质如肿瘤坏死因子、白介素-6、极低密度脂蛋白等可能促成氧化应激，导致类脂过氧化物持续生成，产生大量毒性因子，引起血管内皮损伤，干扰前列腺素平衡而使血压升高，导致一系列病理变化。研究认为这些炎性介质、毒性因子可能来源于胎盘及蜕膜。因此，胎盘血管内皮损伤可能先于全身其他脏器。

（4）遗传因素　妊娠期高血压疾病的家族多发性提示遗传因素与该病发生有关。研究发现血管紧张素原基因变异 T235 的妇女妊娠期高血压疾病的发生率较高。也有人发现妇女纯合子基因突变有异常滋养细胞浸润。遗传性血栓形成可能发生于子痫前期。单基因假设能够解释子痫前期的发生，但多基因遗传也不能排除。

（5）营养缺乏　已发现多种营养如低清蛋白血症、钙、镁、锌、硒等缺乏与子痫前期发生发展有关。研究发现妊娠期高血压疾病患者细胞内钙离子升高、血清钙下降，导致血管平滑肌细胞收缩，血压上升。

（6）胰岛素抵抗　近年研究发现妊娠期高血压疾病患者存在胰岛素抵抗，高胰岛素血症可导致一氧化氮（NO）合成下降及脂质代谢紊乱，影响前列腺素 E2 的合成，增加外周血管的阻力，升高血压。因此认为胰岛素抵抗与妊娠期高血压疾病的发生密切相关，但尚需进一步研究。

二、病理生理

本病基本病理生理变化是全身小血管痉挛，内皮损伤及局部缺血，全身各系统各脏器灌流减少。由于小动脉痉挛，造成管腔狭窄、血管外周阻力增大、内皮细胞损伤、通透性增加、体液和蛋白质渗漏，表现为血压上升、蛋白尿、水肿和血液浓缩等。全身各组织器官因缺血、缺氧而受到不同程度损害。严重者脑、心、肝、肾及胎盘等的病理变化可导致抽搐、昏迷、脑水肿、脑出血，以及心、肾衰竭、肺水肿、肝细胞坏死及被膜下出血。胎盘绒毛退行性变、出血和梗死，胎盘早期剥离以及凝血功能障碍而导致 DIC 等。主要病理生理变化简述如下。

三、临床表现

妊娠期高血压疾病分类与临床表现见表 3-3。

表 3-3　妊娠期高血压疾病分类及临床表现

分类	定义/诊断标准	临床表现与特征
妊娠期高血压	妊娠 20 周后首次出现高血压，收缩压≥140mmHg 和/或舒张压≥90mmHg；于产后 12 周内恢复正常。尿蛋白检测为阴性	通常无症状，或仅有轻度头晕、水肿。 血压轻度升高，无蛋白尿。 可能发展为子痫前期，也可能在产后自行恢复

续表

分类	定义/诊断标准	临床表现与特征
子痫前期	在妊娠期高血压基础上，出现尿蛋白(≥0.3g/24h)或随机尿蛋白(＋)，或出现其他器官功能损害	轻度：血压升高伴轻微蛋白尿。 重度：血压显著升高(≥160/110mmHg)，伴以下至少一项。 严重蛋白尿(≥5.0g/24h)； 神经系统症状，头痛、视力模糊、抽搐(子痫)； 肝肾功能损害：上腹疼痛、转氨酶升高、少尿； 血液系统异常：血小板减少
子痫	子痫前期孕妇发生不能用其他原因解释的抽搐	在子痫前期的基础上发生强直-阵挛性抽搐(类似癫痫大发作)或昏迷。 是妊娠期高血压疾病最严重的阶段，可发生在产前、产时或产后，严重威胁母儿生命
慢性高血压并发子痫前期	慢性高血压孕妇，在妊娠20周后出现： 尿蛋白首次出现，或明显增加； 血压进一步升高； 出现重度子痫前期的任何一项表现	基础有慢性高血压病史。 妊娠后病情加重，叠加了子痫前期的表现，使母儿风险显著增加
妊娠合并慢性高血压	妊娠前或妊娠20周前已存在的高血压，或妊娠20周后首次诊断高血压并持续到产后12周以后。	血压持续升高，但无蛋白尿及其他子痫前期的特征。 主要风险是高血压本身对母体心脑血管及胎儿生长发育的长期影响

需要注意以下几方面。

(1) 通常正常妊娠、贫血及低蛋白血症均可发生水肿，妊娠期高血压疾病之水肿无特异性，因此不能作为其诊断标准及分类依据。

(2) 血压较基础血压升高30/15mmHg，但低于140/90mmHg时不作为诊断依据，但必须严密观察。

(3) 重度子痫前期是妊娠20周后出现高血压、蛋白尿，且伴随以下至少一种临床症状或体征（见表3-4）。

表3-4 重度子痫前期的临床症状和体征

类别	具体表现	说明
基础条件	高血压	收缩压≥160mmHg和/或舒张压≥110mmHg(需两次测量，间隔至少4h)。这是诊断的核心指标之一
脏器功能受累表现	严重的蛋白尿	24h尿蛋白≥2.0g，或尿蛋白/肌酐≥2.0mg/mol，或试纸法尿蛋白≥＋＋(如无其他指标，仅此一项不足以诊断为重度)
	神经系统症状	头痛(持续性、搏动性、普通止痛药无效)、视觉障碍(视力模糊、眼前有闪光感、暗点、视力丧失)、精神状态改变、嗜睡。是子痫发作的前兆
	肝细胞损伤	上腹部或右上腹疼痛(常被误认为胃病)、肝转氨酶显著升高(ALT或AST)。严重时可发生HELLP综合征(溶血、肝酶升高、血小板减少)
	肾脏功能损害	少尿(24h尿量＜400mL或每小时＜17mL)、血清肌酐水平显著升高
	肺水肿	呼吸困难、不能平卧。是由于心脏后负荷增加和毛细血管通透性增加共同导致

续表

类别	具体表现	说明
	血液系统异常	血小板减少(<100×10^9/L)、微血管病性溶血(表现为贫血、血涂片见破碎红细胞、乳酸脱氢酶升高)
胎儿受累表现	胎盘功能减退	羊水过少、脐动脉血流异常(舒张期血流缺失或反向)、胎儿生长受限、生物物理评分低。严重时可导致胎死宫内

子痫前可有不断加重的重度子痫前期，但子痫也可发生于血压升高不显著、无蛋白尿或水肿者。通常产前子痫较多，约25%的子痫发生于产后48h。

子痫抽搐进展迅速，前驱症状短暂，表现为抽搐、面部充血、口吐白沫、深昏迷；随之深部肌肉僵硬。很快发展成典型的全身阵挛性惊厥、有节律的肌肉收缩和紧张，持续1～1.5min，其间患者无呼吸动作，此后抽搐停止，呼吸恢复，但患者仍昏迷，最后意识恢复，但有困顿、易激惹、烦躁等症状。

四、处理原则

妊娠期高血压疾病的治疗目的和原则是争取母体可以完全恢复健康，胎儿出生后能够存活，以对母儿影响最小的方式终止妊娠。对于妊娠期高血压可住院也可在家治疗，应保证休息，加强孕期检查，密切观察病情变化，以防发展为重症。子痫前期应住院治疗、积极处理，防止发生子痫及并发症。治疗原则为解痉、降压、镇静，合理扩容及利尿，适时终止妊娠。

常用的治疗药物如下：①解痉药物，以硫酸镁为首选药物。硫酸镁有预防和控制子痫发作的作用，适用于子痫前期和子痫的治疗。②镇静药物，适用于对硫酸镁有禁忌或疗效不明显时，但分娩时应慎用，以免药物通过而对胎儿产生影响，主要用药有地西泮和冬眠合剂。③降压药物，仅适用于血压过高，特别是舒张压高的患者，舒张压≥110mmHg或平均动脉压≥110mmHg者，可应用降压药物。选用的药物以不影响心排血量、肾血流量及子宫胎盘灌注量为宜。常用药物有肼屈嗪、硝苯地平、尼莫地平等。④扩容药物，扩容应在解痉的基础上进行。扩容治疗时，应严密观察脉搏、呼吸、血压及尿量，防止肺水肿和心力衰竭的发生。常用的扩容剂有清蛋白、全血、平衡液和低分子右旋糖酐。⑤利尿药物，仅用于全身性水肿、急性心力衰竭、肺水肿、脑水肿、血容量过高且伴有潜在肺水肿者。用药过程中应严密监测患者的水和电解质平衡情况，以及药物的不良反应。常用药物有呋塞米、甘露醇。

五、护理评估

1. 病史

详细询问患者与孕前及妊娠20周前有无高血压、蛋白尿和（或）水肿及抽搐等征象；既往病史中有无原发性高血压、慢性肾炎及糖尿病；有无家族史。此次妊娠经过，出现异常现象的时间及治疗经过。

2. 身心状况

除评估患者一般健康状况外，护士需重点评估患者的血压、蛋白尿、水肿、自觉症状，以及抽搐、昏迷等情况。在评估过程中应注意以下几方面。

(1) 初测高血压有升高者，需休息1h后再测，方能正确反映血压情况。同时不要忽略测得血压与其基础血压的比较。而且也可经过翻身试验（ROT）进行判断，即在孕妇左侧卧位时测血压直至血压稳定后，嘱其翻身卧位5min再测血压，若仰卧位舒张压较左侧卧位≥20mmHg，提示有发生先兆子痫的倾向。

(2) 留取24h尿进行尿蛋白检查。凡24h蛋白尿定量≥0.3g者为异常。由于蛋白尿的出现及量的多少反映了肾小管痉挛的程度和肾小管细胞缺氧及其功能受损的程度，护士应给予高度重视。

(3) 妊娠后期水肿发生的原因除妊娠期高血压疾病外，还可由于下腔静脉受增大子宫压迫使血液回流受阻、营养不良性低蛋白血症以及贫血等引起，因此水肿的轻重并不一定反映病情的严重程度。但是水肿不明显者，也有可能迅速发展为子痫，应引起重视。此外，还应注意水肿不明显，但体重于1周内增加超过0.5kg的隐性水肿。

(4) 孕妇出现头痛、眼花、胸闷、恶心、呕吐等自觉症状时提示病情进一步发展，即进入子痫前期阶段，护士应高度重视。

(5) 抽搐与昏迷是最严重的表现，护士应特别注意发作状态、频率、持续时间、间隔时间、神志情况，以及有无唇舌咬伤、摔伤，甚至发生骨折、窒息或吸入性肺炎等。

妊娠期高血压疾病孕妇的心理状态与病情程度密切相关。妊娠期高血压孕妇由于身体尚未感明显不适，心理上往往易忽略，不予重视。随着病情的发展，当血压明显升高，出现自觉症状时，孕妇紧张、焦虑、恐惧的心理也会随之加重。此外，孕妇的心理状态还与孕妇对疾病的认识，以及对支持系统作用的理解和帮助密切相关。

3. 诊断检查

(1) 尿常规检查　根据蛋白尿量确定病情严重程度，根据镜检出现管型判断肾功能受损情况。

(2) 血液检查

①测定血红蛋白、血细胞比容、血浆黏度、全血黏度，以了解血液浓缩程度；重症患者应测定血小板数、凝血时间，必要时测定凝血酶时间、纤维蛋白原和鱼精蛋白副凝试验(3P试验）等，以了解有无凝血功能异常。②测定血电解质及二氧化碳结合力，以及时了解有无电解质紊乱及酸中毒。③肝、肾功能测定：如进行丙氨酸氨基转移酶（ALT)、血尿素氮、肌酐及尿酸等测定。④眼底检查：重度子痫前期时，眼底小动脉痉挛、动静脉比例可由正常的2∶3变为1∶2甚至1∶4，或出现视网膜水肿、渗出、出血，甚至视网膜剥离、一时性失明等。⑤其他检查：如心电图、超声心动图、胎盘功能、胎儿成熟度检查等，可视病情而定。

六、主要护理问题

1. 体液过多

与下腔静脉受增大子宫压迫或血液回流受阻或营养不良性低蛋白血症有关。

2. 有受伤的危险

与发生抽搐有关。

3. 潜在并发症

胎盘早期剥离。

七、预期目标

（1）妊娠期高血压孕妇病情缓解，发展为中、重度。

（2）子痫前期病情控制良好、未发生子痫及并发症。

（3）妊娠高血压疾病孕妇明确孕期保健的重要性。积极配合产前检查及治疗。

八、护理措施

1. 妊娠期高血压疾病的预防

护士应加强孕早期健康教育，使孕妇及家属了解妊娠期高血压疾病的知识及其对母儿的危害，从而促使孕妇自觉于妊娠早期开始做产前检查，并坚持定期检查，以便及时发现异常，及时得到治疗和指导。同时，还应指导孕妇合理饮食，增加蛋白质、维生素以及富含铁、钙、锌的食物，减少过量脂肪和盐的摄入，对预防妊娠期高血压疾病有一定作用。尤其是钙的补充，可从妊娠 20 周开始。每天补充钙剂 2g，可降低妊娠期高血压疾病的发生。此外，孕妇应采取左侧卧位休息以增加胎盘绒毛血供，同时保持心情愉快也有助于妊娠期高血压疾病的预防。

2. 妊娠期高血压的护理

（1）保证休息　妊娠期高血压孕妇可在家休息，但需注意适当减轻工作，创造安静、清洁环境，以保证充分的睡眠（8～10h/d）。在休息和睡眠时以左侧卧位为宜，在必要时也可换成右侧卧位，但要避免平卧位，其目的是解除妊娠子宫下腔静脉的压迫，改善子宫胎盘循环。此外，孕妇精神放松、心情愉快也有助于抑制妊娠期高血压疾病的发展。因此，护士应帮助孕妇合理安排工作和生活，既不紧张劳累，又不单调郁闷。

（2）调整饮食　妊娠期高血压孕妇除摄入足量的蛋白质（100g/d 以上）、蔬菜，补充维生素、铁和钙剂。食盐不必严格限制，因为长期低盐饮食可引起低钠血症，易发生产后血液循环衰竭，而且低盐饮食也会影响食欲，减少蛋白质的摄入，加强母儿不利。但全身水肿的孕妇应限制食盐的摄入量。

（3）加强产前保健　根据病情需要适当增加检查次数，加强母儿监测措施，密切注意病情变化，防止发展为重症。同时向孕妇及家属讲解妊娠期高血压疾病相关知识，便于病情发展时孕妇能及时汇报，并督促孕妇每天数胎动。检测体重，及时发现异样，从而提高孕妇的自我保健意识，并取得家属的支持和理解。

3. 子痫前期的护理

（1）一般护理　①轻度子痫前期的孕妇需住院治疗，卧床休息。左侧卧位。保持病室安静，避免各种刺激。若孕妇为重度子痫前期患者，护士还应准备以下物品，呼叫器、床档、急救车、吸引器、氧气、开口器、产包以及急救药品，如硫酸镁、葡萄糖酸钙等。②每 4h 测 1 次血压，如舒张压渐上升，提示病情加重。并随时观察和询问孕妇有无头晕、头痛、恶心等自觉症状。③注意胎心变化，以及胎动、子宫敏感度（肌张力）有无变化。

重度子痫前期孕妇应根据病情需要，适当限制食盐摄入量（每天少于 3g），每天或隔天测体重，每天记录液体出入量、测尿蛋白。必要时测24h蛋白定量，测肝肾功能、二氧化碳结合力等项目。

(2) 用药护理　硫酸镁是目前治疗子痫前期的首选解痉药物。镁离子能抑制运动神经末梢对乙酰胆碱的释放，阻断神经和肌肉间的传导，使骨骼肌松弛；镁离子可以刺激血管内皮细胞合成前列环素，降低机体对血管紧张素Ⅱ的反应，缓解血管痉挛状态，从而预防和控制子痫的发作。同时，镁离子可以提高孕妇和胎儿血红蛋白的亲和力，改善氧代谢。护士应明确硫酸镁的用药方法、毒性反应以及注意事项。

用药方法：硫酸镁可采用肌内注射或静脉用药。①肌内注射，通常于用药2h后血液浓度达高峰，且体内浓度下降缓慢，作用时间长，但局部刺激性强，患者常因疼痛而难以接受。注射时应注意使用长针头行深部肌内注射，也可加利多卡因于硫酸镁溶液中，以缓解疼痛刺激，注射后用无菌棉球或创可贴覆盖针孔，防止注射部位感染，必要时可行局部按揉或热敷，促进肌肉组织对药物的吸收。②静脉用药，可行静脉滴注或推注，静脉用药后可使血中浓度迅速达到有效水平，用药后约1h血浓度可达高峰，停药后血浓度下降较快，但可避免肌内注射引起的不适。基于不同用药途径的特点，临床多采用两种方式互补长短。

毒性反应：硫酸镁的治疗浓度和中毒浓度相近，因此在进行硫酸镁治疗时应严密观察其毒性作用，并认真控制硫酸镁摄入量。通常主张硫酸镁的滴注速度以1g/h为宜，不超过2g/h，每天维持用量15～20g。硫酸镁过量会使呼吸和心肌收缩功能受到抑制，危及生命。中毒现象首先表现为膝反射减弱或消失，随着血镁浓度的增加可出现全身肌张力减退及呼吸抑制，严重者心跳可突然停止。

注意事项：护士在用药前及用药过程中均应检测孕妇血压，同时还应检测以下指标。①膝反射必须存在；②呼吸不少于16次/min；③尿量每24h不少于600mL，或每小时不少于25mL，尿少提示排泄功能受抑制。镁离子易蓄积发生中毒。由于钙离子可与镁离子争夺神经细胞上的同一受体，阻止镁离子的继续结合，因此应随时准备好10%的葡萄糖酸钙注射液，以便出现毒性作用时及时予以解毒。10%葡萄糖酸钙10mL在静脉推注时宜在3min内推完，必要时可每小时重复1次，直至呼吸、排尿和神经抑制恢复正常，但2.1h内不超过8次。

4. 子痫患者的护理

子痫为妊娠期高血压疾病最严重的阶段，直接关系到母儿安危，因此子痫患者的护理极为重要。

(1) 协助医师控制抽搐　患者一旦发生抽搐，应尽快控制。硫酸镁为首选药物，必要时可加用强有力的镇静药物。

(2) 专人护理，防止受伤　在子痫发生后，首先应保持患者的呼吸道通畅。并立即给氧，用开口器或于上、下磨牙间放置一缠好纱布的压舌板，用舌钳固定舌头，以防咬伤唇舌或发生舌后坠。使患者取头低侧卧位，以防黏液吸入呼吸道或舌头阻塞呼吸道，也可避免发生低血压综合征。必要时，用吸引器吸出喉部黏液或呕吐物，以免窒息。在患者昏迷或未完全清醒时，禁止给予一切饮食和口服药，防止误入呼吸道而致吸入性肺炎。

(3) 减少刺激，以免诱发抽搐　患者应安置于单人暗室，保持绝对安静，以避免声、光刺激；一切治疗活动和护理操作尽量轻柔且相对集中，避免干扰患者。

（4）严密监护　密切注意血压、脉搏、呼吸、体温及尿量（留置尿管）、记出入量，及时进行必要的血、尿化验和特殊检查，及早发现脑出血、肺水肿、急性肾衰竭等并发症。

（5）为终止妊娠做好准备　子痫发作者往往在发作后自然临产，应严密观察并及时发现产兆，且做好母子抢救准备。如经治疗病情得以控制仍未临产者，应在孕妇清醒后24～48h内引产，或子痫患者经药物控制后6～12h，需考虑终止妊娠。护士应做好终止妊娠的准备。

5. 妊娠期高血压疾病

孕妇的产时及产后护理妊娠期高血压疾病孕妇的分娩方式应根据母儿的情形而定。若决定经阴道分娩，在第一产程中，应密切检测患者的血压、脉搏、尿量、胎心和子宫收缩情况，以及有无自觉症状；血压升高时应及时与医师联系。在第二产程中应尽量缩短产程，避免产妇用力，初产妇可行会阴侧切并用产钳助产。在第三产程中，需预防产后出血，在胎儿娩出前肩后立即静脉推注缩宫素（禁用麦角新碱），及时娩出胎盘并按摩宫底，观察血压变化，重视患者的主诉。病情较重者于分娩开始即需开放静脉。胎盘娩出后测血压，病情稳定者，方可送回病房。重症患者产后应继续硫酸镁治疗1～2天，产后21h至5天内仍有发生子痫的可能，故不可放松治疗及其护理措施。

妊娠期高血压疾病孕妇在产褥期仍需继续监测血压，产后48h内应至少每4h观察1次血压，即使产前未发生抽搐，产后48h亦有发生的可能，故产后48h内仍应继续硫酸镁的治疗和护理。使用大量硫酸镁的孕妇，产后易发生子宫收缩乏力，恶露较常人多，因此应严密观察子宫复旧情况，严防产后出血。

九、护理评价

（1）妊娠期高血压孕妇休息充分、睡眠良好、饮食合理，病情缓解，未发展为重症。

（2）子痫前期预防病情得以控制，未发生子痫及并发症。

（3）妊娠期高血压孕妇分娩经过顺利。

（4）治疗中，患者未出现硫酸镁的中毒反应。

第四章

生殖科

第一节 体外受精-胚胎移植技术

体外受精-胚胎移植技术（IVF-ET），俗称试管婴儿，是指从卵巢内取出卵子，与精子在体外受精形成胚胎，再移植到子宫腔内，着床发育成胎儿的全过程。1978 年 7 月，英国科学家 Steptoe 和 Edwards 采用这项技术获得了世界上第一例试管婴儿；1985 年 4 月，我国台湾首例试管婴儿出生；1986 年 12 月，我国香港首例试管婴儿出生；1988 年 3 月，北京大学第三医院报道了我国内地第一例试管婴儿的诞生。

随着体外受精-胚胎移植技术在世界范围的迅速发展和广泛应用，相继衍生出一系列相关的辅助生殖技术，包括卵胞质内单精子注射（ICSI），胚胎植入前遗传学诊断（PGD）等技术。IVF-ET 技术发展至今，经历了开腹取卵、腹腔镜下取卵以及 B 超引导下经阴道取卵（transvaginal puncture oocyte retrieval）等阶段。因开腹和腹腔镜下取卵过程中患者需要承受极大痛苦，1986 年 Feitetinger 及 Kemeter 在阴道超声引导下经阴道穿刺取卵获得成功，此方法超声探头靠近卵巢，能够清晰地显示卵泡情况，其特点是创伤小、操作简便、可重复性强，目前已成为取卵的首选方法。IVF-ET 过程包括控制性卵巢刺激、取卵、体外受精和胚胎移植四个步骤。熟悉 IVF-ET 治疗流程对于实施优质的护理程序是至关重要的。

一、体外受精-胚胎移植

1. 适应证

（1）女方各种因素　导致配子运输障碍如双侧输卵管阻塞，输卵管缺如，严重盆腔粘连或输卵管手术史等输卵管功能丧失者。

（2）排卵障碍　顽固性排卵障碍经反复常规治疗，如反复诱发排卵或控制性超排卵，或结合宫腔内人工授精技术治疗后仍未获妊娠者。

（3）子宫内膜异位症　子宫内膜异位症导致不孕，经常规药物或手术治疗仍未获妊娠者。

（4）男方少，弱，畸精子症　男方少、弱、畸形精子或复合因素的男性不育，经宫腔内人工授精技术治疗仍未获妊娠，或具有严重男方因素不适宜实施宫腔内人工授精者。

(5) 免疫性不孕与不明　原因不孕反复经宫腔内人工授精或其他常规治疗仍未获妊娠者。

2. 禁忌证

(1) 男女任何一方患有严重的精神疾患、泌尿生殖系统急性感染、性传播疾病。

(2) 患有《中华人民共和国母婴保健法》规定的不宜生育且目前无法进行产前诊断或胚胎植入前遗传学诊断的遗传性疾病。

(3) 任何一方具有吸毒等严重不良嗜好。

(4) 任何一方接触致畸量的射线、毒物、药物并处于作用期。

(5) 女方子宫不具备妊娠功能或严重躯体疾病不能承受妊娠。

3. IVF-ET 治疗流程

(1) 完善各项术前检查。

(2) 告知患者就诊流程、并发症、成功率和随访要求，签署 IVF-ET 相关知情同意书，协助医师完善患者病史记录。

(3) 制定临床诊疗方案。

(4) 监测卵泡生长和子宫内膜发育情况。

(5) 选择合适的取卵时机。

(6) 精液标本的收集和处理。

(7) 卵子的收集。

(8) 体外受精。

(9) 胚胎移植。

(10) 术后黄体支持。

(11) 妊娠确认和随访。

二、体外受精-胚胎移植技术护理

1. 护理评估

(1) 健康史　询问健康史应对男女双方从家庭、社会、性生殖等方面全面评估现病史和既往史。女方健康史询问包括年龄、生长发育史、青春发育史、生育史、同居时间、性生活情况、避孕状况、家族史、手术史，其他病史及既往史，重点是月经史（初潮、经期、周期、经量、有无痛经等）、性生活史、生殖器官炎症史（盆腔炎、宫颈炎，阴道炎）及慢性疾病史。对继发不孕，应了解以往流产或分娩情况等。

男方健康史中包括询问既往有无影响生育的疾病史、外伤史、手术史。如有生殖器感染史，包括睾丸炎、前列腺炎等，手术史包括疝修补术、输精管切除术等病史。了解个人生活习惯、嗜好以及工作、生活环境，详细询问婚育史、性生活情况，有无性交困难等。双方的相关资料包括婚龄、婚育史、是否两地分居、性生活情况（性交频率、避孕措施、有无性交困难）、烟酒嗜好以及既往不孕的诊治病史等。

(2) 心理社会评估　不孕症患者由于不能生育，常常承受着来自自身、家庭、社会等各方面的压力，易产生负性情绪。不孕症治疗也会令其工作和生活受到影响。在控制性超促排卵，取卵术，胚胎移植术过程中，患者因治疗周期长、注射部位疼痛以及可能出现不可预期的不适时，而导致焦虑、抑郁、丧失自信和希望等表现；有些患者由于对 IVF-ET 治疗相关知识缺乏足够了解，还会出现紧张、恐惧等心理反应，因此医护人员及时有效的心理支持和心理干预在治疗过程中将起到极为重要的作用。同时患者的家庭成员及亲友提供足够的心理社会支持，也会为患者带来较大帮助。

(3) 相关检查　夫妇双方应进行全身检查，明确患者行 IVF-ET 治疗的原因，完成相关的常规检查、不孕症专科检查等，排除不孕症患者存在不能耐受控制性超促排卵以及妊娠的疾病等。

① 常规检查：接受 IVF-ET 前，女方需进行血常规，尿常规、肝肾功能、TORCH (包括弓形虫抗体、风疹病毒抗体，巨细胞病毒抗体、单纯疱疹病毒Ⅰ、Ⅱ型抗体)、子宫颈涂片、心电图等检查；男方根据病史及自身情况，行肝肾功能等检查。不孕的夫妻双方还应常规接受 ABO 血型及 Rh 血型抗体的测定以及各种肝炎病毒抗原抗体、梅毒抗体、艾滋病抗体等检查。

② 专科检查

a. 女方检查。Ⅰ. 妇科检查：妇科检查目的主要是评估女性生殖系统的近况，外阴、阴道是否有急性炎症、肿块、纵横隔等；宫颈是否有糜烂、肿物等异常；双合诊检查子宫及双附件位置、大小及生殖器官周围情况，是否存在畸形、异常增大等。Ⅱ. B 超检查：在妇科检查的基础上，对准备进入试管婴儿周期的患者必须进行常规阴道 B 超检查。其目的是了解子宫的位置形态、子宫内膜情况，是否存在子宫畸形、子宫肌瘤，宫腔内是否存在异常积液或回声等。注意双侧卵巢的大小、基础卵泡数目，评估卵巢储备能力。Ⅲ. 生殖内分泌检查：通过基础内分泌激素测定，了解卵巢储备功能及内分泌状态，为 IVF-ET 超促排卵选择方案做准备。通常在月经周期的 2～5 天采血检查 FSH、LH、E_2、T、PRL。血清基础 FSH 水平、FSH/LH 值及 E_2 水平等升高表明卵巢储备能力降低，血清基础 FSH/LH、T 及 PRL 值对诊断多囊卵巢综合征及闭经泌乳综合征具有一定意义。必要时测定甲状腺、肾上腺皮质功能及其他内分泌水平。

b. 男方检查。Ⅰ. 精液常规检查：在行 IVF-ET 治疗前男方一般需行两次精液常规检查，以了解精子密度、数量、形态等，通常要求患者禁欲 2～7 天，留取精液标本时务必使其全部收集至取精器皿中。Ⅱ. 生殖内分泌检查：多次精液常规检查均提示为少精、弱精或畸形精子比率高，需要进行男性内分泌功能检查，包括血清 FSH、LH、E_2、T、PRL 测定等。Ⅲ. 附睾或睾丸活检术：对于已经诊断为无精症和不射精的患者可行附睾或睾丸穿刺活检，如提示有生精功能则可建议行 ICSI 治疗。Ⅳ. 精子功能以及其他检查：包括精子穿透实验、精子顶体反应等，确定是否需行 ICSI 治疗。必要时可进行染色体检查及 Y 染色体微缺失分析。

c. 与不孕症相关的其他检查。如反复流产的患者，还需进行染色体、免疫性、凝血功能检查等，以寻找流产原因。

2. 护理诊断/问题

(1) 知识缺乏　与缺乏对不孕症、IVF-ET 相关知识的了解有关。

(2) 焦虑和恐惧　与接受取卵术、胚胎移植术，担心最终能否成功妊娠有关。

(3) 潜在并发症　感染、卵巢扭转、卵巢过度刺激综合征。

3. 预期目标

(1) 患者能够了解不孕症、IVF-ET 相关知识，掌握促排卵药物的用法及注意事项。

(2) 患者情绪平稳，心理状态稳定，能配合阴道 B 超介导下穿刺取卵术、胚胎移植术术前各项检查和治疗，并能说出相关术中配合注意事项。

(3) 患者术后无明显不适或出血。

(4) 患者未发生卵巢扭转，感染、卵巢过度刺激综合征等并发症，或术后发生并发症时得到及时发现、治疗和护理。

4. 护理措施

(1) 进入体外受精-胚胎移植周期前的准备

① 指导患者完成各项常规化验检查，对于化验结果存在问题者，应及时就诊。

② 证件准备　进行 IVF-ET 治疗的夫妻双方应是合法夫妻，同时必须符合国家计划生育政策。需提供以下证件：a. 夫妻双方身份证；b. 结婚证；c. 符合国家计划生育政策的相关证明。以上证明均需查对原件后留存复印件。

③ 指导知情同意书的签署　协助医师向患者解释知情同意书的内容，充分告知患者 IVF-ET 治疗可能出现的并发症、成功率及相关风险等问题。

④ 协助医师为患者建立完整的 IVF-ET 病历。

(2) 控制性超促排卵期间护理　控制性超促排卵是指应用药物在可控的范围内诱发超生理状态的多个卵泡的发育成熟，是 IVF-ET 过程中的重要环节。护士应熟悉各种控制性超促排卵药物的作用及不良反应，了解各种控制性超促排卵方案及其应用，顺利完成患者的控制性超促排卵治疗。

① 告知患者整个控制性超促排卵方案的时间安排，促排卵药物的作用、剂量、用法及药物的保存方法和使用注意事项。

② 协助医师行阴道超声监测卵泡发育，并记录卵泡数目、大小等。

③ 每次 B 超监测后告知注意事项和下次复诊时间。

④ 卵泡直径大于 14～15mm 时。提醒患者丈夫排精 1 次，避免由于长时间不排精影响取卵日精子的质量。需要检测尿 LH 的患者，教会其正确使用 LH 检测尿板，监测尿 LH 峰的出现。

⑤ 当主导卵泡直径达到 18～20mm 时，遵医嘱测性激素水平，适时停用促排卵药物，改为晚上注射 hCG，嘱患者必须准时准量用药，以免影响取卵效果。

⑥ 嘱患者于注射 hCG 后 34～36h 行取卵术，并告知相关注意事项。

⑦ 患者发生卵巢反应不良或反应过度时，及时采取心理护理措施，缓解患者不良情绪。

⑧ 健康教育

a. 按时按量正确使用药物，按时回院复诊。

b. 发生药物不良反应需及时告知医护人员。

c. 指导均衡饮食，尽量避免感冒及腹泻等不适。

d. 正常作息，避免熬夜。

e. 避免剧烈运动如跑步、打球等。

f. 不良情绪会影响人体内分泌系统，保持轻松愉悦心理状态，避免焦虑和恐惧心理。

g. 告知患者不能涂抹香水，身体不能贴有异味的膏药等，避免气味在手术间弥散，影响手术室空气质量。

(3) 阴道B超介导下穿刺取卵术的护理

① 术前准备

a. 物品准备。无菌器械包（弯盘1个，治疗碗1个，小烧杯1个，弯头卵圆钳1把，窥阴器1个），无菌敷料包（治疗巾1条、洞巾1条，腿套2只，探头布套1条，大棉签、棉球若干，胶管1条），16G或17G取卵针、灭菌穿刺架、灭菌阴道B超探头套、专用无菌试管数个、无菌生理盐水、灭菌无粉手套、恒温试管架（温度调至37℃，并用温度计测量）、负压吸引器（负压调至I20～140mmHg或16kPa左右）。

b. 患者准备。患者身份识别：查对患者三证，有条件可核对指纹，佩戴腕带。女方准备：Ⅰ. 术前测量生命体征。Ⅱ. 心理护理：向患者讲解超声引导下经阴道取卵术的过程和配合，耐心解答患者疑问，消除患者顾虑，取得患者配合。Ⅲ. 术前镇痛麻醉。男方准备：Ⅰ. 确认身份后发给无菌取精杯，取精杯上标明夫妇双方姓名并确认无误。Ⅱ. 男方取精日晨应在家清洁外生殖器，取精前排空膀胱，清洁双手并擦干，通过手淫方式留取精液，将全部精液标本收集到无菌取精杯内。Ⅲ. 在取精室取精后，盖好杯盖，经传递窗口交给胚胎培养室工作人员，经再次核对，签字确认后方可离开取精室。取精过程中应避免触碰取精杯内面，防止污染。

② 术中护理

a. 指导患者排空膀胱，取膀胱截石位。

b. 与患者及培养室人员核对夫妇姓名、年龄、腕带信息、周期数、助孕方式等相关内容。

c. 取卵前测量生命体征，术中行心电监护，密切观察生命体征的变化。

d. 用无菌生理盐水反复冲洗外阴和阴道，冲洗时注意转动窥阴器，且冲洗过程中要退出窥阴器，洗净窥阴器上的分泌物，再置入阴道继续冲洗直至流出的冲洗液清亮、无分泌物为止。也可以取卵术前用消毒液消毒外阴、阴道和宫颈，但必须用生理盐水把消毒液彻底冲洗干净，以免消毒液残留。

e. 取卵针连接试管和负压吸引器，并检查抽吸系统连接是否紧密不漏气、负压吸引器（120～140mmHg）及恒温试管架（37℃）是否正常。

f. 术中配合医师抽吸卵泡液，及时更换试管，避免卵泡液过满吸进负压吸引装置，把盛有卵泡液的试管及时传送至培养室。

g. 术中注意观察患者一般情况，非静脉麻醉者可向患者解释取卵进程，以缓解患者紧张情绪。

h. 术毕协助医师检查穿刺点和阴道，如穿刺点有出血，可阴道填塞棉球按压止血，2～4h后取出；如仍有渗血，可继续压迫止血24h后取出，并填写相关记录。填塞棉球和取出棉球数目必须一致，避免棉球遗留阴道。

i. 术后测量生命体征，如无异常，护送患者返回病房。

③ 术后护理

a. 取卵术后监测患者生命体征，注意腹痛、阴道出血、尿液颜色等情况。

b. 遵医嘱给予黄体支持。黄体支持的药物可分为肌内注射、阴道用药和口服用药等，护士应熟悉各种药物常用剂量、用法、不良反应及用药注意事项，做好用药指导。

c. 术后卧床休息 2～4h，根据麻醉方式和手术过程及患者一般情况，通知离院时间。

d. 告知患者行胚胎移植术时间及相关注意事项。如无特殊情况，胚胎移植术通常在取卵术后第 3～5 天进行。

e. 患者有 OHSS 倾向如获卵数多、卵巢增大明显、有腹水征、E_2 水平＞5000mmol/L，或有不适合移植新鲜胚胎的因素如输卵管或宫腔积液、子宫内膜过薄/过厚、子宫内膜息肉或其他感染性疾病，需要取消新鲜胚胎移植，改为全部胚胎冷冻，应做好解释工作，消除患者顾虑。

f. 健康教育。Ⅰ. 如出现头晕、头痛、腹痛且不断加重，应立即回中心就诊或急诊就诊。Ⅱ. 按时应用黄体支持药物。Ⅲ. 禁止剧烈运动，避免急剧大幅度改变体位，预防卵巢扭转发生。Ⅳ. 术后禁止性生活及性刺激 2 周。

（4）男方取精护理　人工授精术的护理中术前准备。

（5）胚胎移植术护理　胚胎移植术是将体外受精后形成的胚胎通过移植管送入子宫腔的技术。胚胎移植可直接经阴道把导管送入宫腔进行，俗称盲移，也可在超声指引下进行。盲移存在操作过程的不可视性，医师必须具备丰富的临床经验。1985 年 Strickler 首先应用超声引导进行胚胎移植，并获得了成功，目前已普遍应用于临床。在腹部超声引导下进行胚胎移植，可以通过实时超声显像观察子宫位置、内膜形态和厚度、有无宫腔积液以及移植管通过宫颈内口、进入宫腔内的位置，避免损伤内膜引起子宫收缩，并有助于确保胚胎的正确放置，是目前常用的胚胎移植方法。精细的胚胎移植对体外受精-胚胎移植的成功至关重要。

① 术前准备

a. 心理支持。患者经历了超促排卵治疗、取卵手术，对最后的胚胎移植充满期待。患者在医师确认可以进行胚胎移植后既高兴，又担心即将进行的移植手术有无疼痛及是否顺利。因此，护士应告知患者胚胎移植手术需要的时间很短、操作无痛苦和不适，以消除患者恐惧心理，避免情绪紧张。

b. 胚胎情况的沟通。患者在等待胚胎移植过程中，迫切想知道自己胚胎的情况。临床医师或者胚胎实验室人员应在胚胎移植前与患者沟通，让患者充分了解卵子受精、胚胎发育情况、植入胚胎的数目及冷冻胚胎的数目等。手术室护士也应了解患者的胚胎情况，便于术后进行宣教指导。

c. 宣教指导。超声引导下进行胚胎移植的患者，嘱咐患者饮水充盈膀胱，自觉腹胀即可。非超声引导下移植则需要嘱咐患者在术前排空膀胱。

d. 物品准备。B 超仪、耦合剂、灭菌移植手术包、灭菌无粉手套、移植管、与移植管配套的移植内芯、生理盐水、冲洗用培养液（移植前一天下午放入 37℃ 孵箱预热）、Aliss 钳、宫腔探针、宫颈钳、卵圆钳、1mL 注射器等。

e. 环境准备。开启层流设施及净化装置，调节室内温度及湿度，使其温度保持在 20～24℃. 湿度保持在 50%～60%为宜。

f. 身份核查。核查患者身份的途径有多种，包括姓名、指纹、身份证、结婚证、腕带信息等。患者进入手术室前需要通过两种以上的方式查对身份。

② 术中护理

a. 协助患者取膀胱截石位，通知培养室准备移植。准备移植患者的病历，与医师及胚胎室人员共同查对患者信息，包括患者姓名、年龄，丈夫姓名以及患者得到的关于胚胎情况的信息等与病历记录是否相符。

b. 按无菌操作技术打开无菌移植包，在弯盘中倒入温热生理盐水，小量杯中倒入少许冲洗用培养液。待医师戴好手套后，用生理盐水冲洗双手。

c. 调节灯光，减弱光照强度，便于医师操作。

d. 协助医师进行手术。医师铺好无菌巾，将窥阴器轻柔置入阴道，充分暴露宫颈。用棉签或棉球擦去阴道、宫颈分泌物，如分泌物稠厚，以湿润的生理盐水棉球擦净，宫颈口及宫颈内管的分泌物则以细棉签蘸取生理盐水或冲洗用培养液擦净，避免黏液栓堵塞移植管。

e. 腹部B超引导下进行移植，将B超探头轻轻置于下腹部，移动探头调整位置，直至子宫位置、宫体与宫颈管角度、子宫内膜显示清楚，此时，把外导管交给医师进行宫腔置入，把内导管递交培养室装载胚胎，在递交内导管时再次与患者及培养室工作人员确认患者姓名。医师根据B超显示的宫颈内口及宫腔的走向及其弯曲程度调整外导管的弯曲度，向宫腔送入胚胎移植导管的外套管。直至能清晰可见外导管在宫腔内的走向、进入的深度，固定好移植外导管位置后，护士或培养室人员将装载胚胎的内导管插入外导管内。在内导管进入前，需再次核对患者夫妇姓名、移植胚胎个数。确认无误后，把胚胎注入宫腔内。

f. 在B超引导下移植，如果患者膀胱尿液少或无尿液，B超扫描未见子宫时，可以请患者饮水等待膀胱充盈后再进行移植或直接进行盲移；如果膀胱过度充盈将子宫压迫变形，则需指导患者适当排尿。

g. 在移植过程中，如置管不顺利，可加用移植管内芯，使移植导管变硬并可调节弯曲度，使导管容易插入。移植管反复多次不能进入时，医师可能会选择其他不同类型的移植管，特别困难时可能需要使用探针来确定宫颈管的走向及位置后再置管，护士要及时提供。

h. 移植胚胎时患者多会情绪紧张，可以播放轻音乐，使其放松情绪。当移植不顺利，反复置管困难会引起患者焦虑、紧张程度增加从而引起盆腔肌肉收缩，进一步加重移植管进入的难度。这时候要对患者进行耐心的疏导，态度和蔼、亲切，言语轻柔，鼓励患者尽量放松，同时要注意观察患者反应，可以适时轻握患者的手或触摸患者的肢体，以示安慰和鼓励，转移其注意力，并让她们能感觉到身体的安抚，增加其安全感，松弛紧张情绪，配合医师完成移植手术。

i. 当胚胎移植完成后，需要等待培养室人员检查移植管，无胚胎残留后才能结束移植过程，如有胚胎残留，需再次移植。

③ 术后护理

a. 移植结束后擦净患者腹部耦合剂，协助患者处于舒适的体位休息。

b. 嘱患者有尿意可及时排空膀胱，避免膀胱过度充盈导致排尿困难。

c. 记录胚胎移植管的型号及批号。

d. 整理用物，执行术后医嘱，并进行术后护理指导。

e. 关于胚胎移植术后患者休息时间：在世界上第一例试管婴儿的诞生地 Bourn Hall 诊所，胚胎移植后患者自行走回病房，在舒适的椅子上放松休息 15～30min 后即可回家。我国早期传统的做法是胚胎移植后臀高位静卧数小时，甚至 24h 卧床休息，后来卧床时间缩短至 3～4h。但由于至今尚无证据表明胚胎移植后数小时的卧床休息有助于妊娠成功，相反长时间的卧床会加重患者的心理负担。因此目前大部分中心是胚胎移植后患者适当休息，无不适即可离院。

④ 术后护理指导。胚胎移植术后就是等待助孕结果过程的开始，对患者而言，这段时间特别漫长，其间有一点点不适都会加重她们的心理负担，生怕自己稍有闪失会导致助孕失败，精神异常紧张。因此，术后的护理指导非常重要，移植后的相关注意事项必须讲解清楚。护士要让患者明白，精神因素会造成内分泌的紊乱和失调，直接影响正常的生理功能，负性情绪对胚胎着床是不利的。告知患者要学会自我调节，减轻心理压力，一切顺其自然，胚胎移植后 2 周进行妊娠试验。指导患者移植术后药物的正确使用、日常生活、饮食等注意事项、出现特殊情况或有疑虑时及时与生殖中心工作人员联系等。

a. 黄体支持药物的护理指导。在体外受精-胚胎移植过程中，由于控制性超排卵，有多个卵泡同时发育，卵泡期的 E_2 水平增高，导致黄体期缩短；取卵时抽吸卵泡，丢失了大量的颗粒细胞，影响了卵巢孕酮的产生；降调节药物的使用，使垂体被抑制，到黄体期抑制作用还未完全消失。上述因素导致了 IVF 患者黄体期黄体功能不足，因此需要常规使用黄体支持的药物。目前补充孕酮有三种给药途径：阴道用药、肌内注射和口服用药。使用孕酮有可能出现恶心、头晕、头痛、倦怠感、发热、失眠、过敏等不良反应。因此，护士要遵医嘱给患者做好用药指导，告知使用孕酮的必要性、药物可能发生的一些不良反应，阴道正确给药方法及肌内注射部位硬结的预防与处理方法，强调遵医嘱用药的重要性，切勿自行减量或停用。目前三种给药途径各有优缺点：Ⅰ. 阴道给药方便简捷，且无肌注痛苦，容易为患者接受。由于有不同规格的阴道用孕酮，且剂量和用法也有所不同，应教会患者准时准确使用，使用前注意手卫生及外阴卫生。如阴道有不适感，回院复诊。Ⅱ. 肌内注射药物有孕酮注射液和 hCG。孕酮注射液为油剂，且注射剂量较大，存在药物局部吸收困难现象，注射部位容易发生硬结，严重者形成脓肿，因此注射孕酮时应深部肌内注射，两侧臀部轮流注射，如有硬结要避开。注射部位可行局部热敷，生马铃薯片敷贴等以减少硬结形成、促进药物吸收。热敷时温度要适中，以免烫伤。hCC 使用剂量通常是 2000IU，每 3 天注射 1 次，妊娠试验前 7 天应暂停使用，以免影响验孕结果。使用 hCG 过程中出现腹胀、腹痛等表现时，应停止注射，遵医嘱改其他黄体支持方式。Ⅲ. 口服孕酮简单方便，但疗效仍有争议。

b. 饮食及休息的指导。患者移植后饮食方面无特殊要求，但应注意营养均衡，干净、清淡、易消化，忌生冷、辛辣刺激食物，多补充维生素、高蛋白、高热量食物，保持大便通畅，避免腹泻。有恶心、腹胀的患者应少量多餐。胚胎着床一般发生在移植后 3～5 天，因此，移植后前 3～5 天建议患者要注意休息，避免剧烈运动。目前无确切的证据证明绝对的卧床休息可以提高体外受精-胚胎移植的成功率，长时间卧床反而会引起盆腔充血，致腰酸不适，且容易引起便秘。这些因素将加重患者思想顾虑，引起精神紧张，不利于胚胎着床。因此，需告知患者胚胎移植后无需完全卧床，鼓励患者正常生活起居，注意动作轻柔。

c. 出现异常状况时的指导。患者移植前过度充盈膀胱或者移植后继续憋尿，时间过长使膀胱过度充盈，引起下腹疼痛、尿频、尿急，甚至可能造成尿潴留、尿路感染等。排尿困难时，可以让患者听流水声诱导排尿，必要时给予导尿，嘱患者多饮水，避免尿路感染。出现感冒、发热、腹泻等症状时，应及时到医院就诊，切勿自行用药。患者由于促排治疗后卵巢体积增大，又经过穿刺取卵，移植后早期可能还有轻微腹痛、腹胀的感觉，正常情况下这些症状应该逐渐减轻，当患者自觉症状加重，且出现恶心、呕吐、食欲减退、尿量减少等症状，需及时就诊。移植后，患者的活动大幅度减少，便秘的情况时有发生。此时指导患者要适当活动，以促进胃肠蠕动；注意调整饮食结构，建议多食粗纤维的食物，以刺激肠道蠕动，对解除便秘有一定的作用。也可以适当饮用蜂蜜水，起到软化粪便、缓解便秘的作用。更重要的是保持身心愉快，养成每天定时排便的习惯。

d. 验孕的指导。患者胚胎移植后第 14～16 天，留取晨尿验 hCG 或抽血化验 hCG 以确认妊娠。嘱咐患者不要提前验孕，以免带来情绪的波动。患者移植后便开始期待着助孕结果，心情急迫，个别患者移植后几天就开始自行验尿 hCG，一旦结果为阴性，认为自己已经失败，悲观失望，有的甚至自行停止使用黄体支持的药物。为给予患者正确引导，告知患者所定的验孕时间已经是早孕检测的最恰当时间，如果再将验孕时间提前，胚胎即使着床也可能因早期产生的 hCG 的量还达不到阳性结果的量，此时的阴性结果并不能作为判断助孕失败的依据。应使用黄体支持至 14 天验孕。

e. 妊娠后随访指导。胚胎移植后第 14～16 天检测尿或血 hCG 水平，阳性即确定为妊娠，妊娠后患者仍需继续黄体支持治疗。护士应做好妊娠后的随访，指导患者按时回院检查。hCC 阳性患者在验孕后第 2～3 周进行 B 超检查，了解孕囊及胎心情况。如胎心搏动正常，继续黄体支持治疗至 10～12 周；如发现多胎妊娠，应建议患者及时进行多胎妊娠减胎术；如发现异位妊娠，应立即入院治疗；如见孕囊无胎心，提示临床妊娠流产。在随访过程中，嘱患者孕 12 周后到产科门诊建立围产期保健卡，加强围产期检查与随访，以便在产科医师指导下安全度过孕期。

f. 早孕期心理护理。患者因长期受不孕的困扰，在确定妊娠后，常欣喜若狂、百感交集，惊喜过后可能会出现新的心理问题和疑虑，如担心异位妊娠、流产、胎儿畸形等。护士应给予相关的心理疏导，让患者认识任何结果不是主观意愿能改变的，要保持平静的心态，注意休息，避免剧烈运动。嘱患者在此期间若有腹胀、腹痛、肛门坠胀、阴道出血等不适时及时就诊，以便得到及时诊治与处理。当 B 超检查确定多胎妊娠时，患者既担心多胎导致流产、早产，又担心减胎术的风险，所以紧张、焦虑、害怕。护士应给予关心和解释，除告知患者多胎妊娠所致母婴的风险，更要从优生优育的角度给患者进行解释，使其明白减胎的必要性，同时讲解减胎术的过程，举出减胎成功的案例，消除患者顾虑，自愿接受多胎妊娠减胎术。

g. 胚胎冷冻保存患者的指导。患者移植后有剩余可用胚胎，行冷冻保存。胚胎冷冻前应与患者沟通，告知患者可冷冻胚胎的天数，冷冻胚胎的意义、费用，冷冻对胚胎可能产生的影响等。患者需签署胚胎冷冻知情同意书。Ⅰ. 告知患者胚胎冷冻保存增加了患者胚胎移植的机会，提高了助孕的累积成功率。随着辅助生殖技术的发展，胚胎冷冻技术日趋成熟。据统计，约有 20% 的试管婴儿是由移植冷冻胚胎而出生。有了冻存胚胎，助孕失败的患者再次助孕时就不需要再经促排卵和取卵的过程，只需要将冻存的胚胎复苏后移植即可，省时、省力、省费用。对于发生或有可能发生卵巢过度刺激综合征的IVF-ET周期中，可将胚胎冻存，留待以后移植，避免症状进一步加重。而对于成功妊娠或者孩子已出生的患者，冻存胚胎则起到生殖保险的作用。Ⅱ. 胚胎在液氮罐内冷冻保存，每个液氮罐有编号，罐内每个装胚胎的冻存管上也都有编号，并注明患者夫妇姓名、胚胎数量、发育阶段、冷冻时间等。因此，患者之间的胚胎是不会混淆的。胚胎冻存在－196℃的液氮中，代谢完全停止，从理论上讲，胚胎将处于冷冻时的状态，可以长久保存。据美国科学家报道，一名妇女移植了冷冻保存20年的胚胎后生育了一个正常男婴。也许有些胚胎冷冻保存了更长时间，只是没有解冻移植，因此，它们的存活状况暂且无法得知。Ⅲ. 对于冷冻保存的胚胎，患者夫妇如决定放弃保存时，可以选择将胚胎捐献给生殖中心进行医学实验及研究，也可以选择通过医学方法处理后丢弃。少数患者可能会心存疑虑，担心生殖中心是否会将胚胎赠予他人，这时应明确告知患者，我国禁止代孕，因此在正常情况下是没有可能将胚胎捐给任何个人使用的，当他们确定放弃冻存胚胎时，生殖中心将会根据他们的选择意见作相应的处理。Ⅳ. 在患者同意冷冻的同时，必须实事求是地告知患者，由于目前胚胎冷冻技术局限以及胚胎体外培养存在的缺陷，尚不能保证胚胎解冻后100％存活，从而可能会减少可移植胚胎的数目，甚至可能出现无胚胎可供移植。通常冷冻胚胎复苏后胚胎的存活率为60％～80％（玻璃化冷冻胚胎复苏率可达90％以上）。

h. 胚胎移植后阴道出血的指导。在胚胎移植后7～10天出现的少许阴道出血，可能是胚胎植入时侵蚀到子宫内膜的毛细血管所致，无需紧张，嘱患者休息，遵医嘱继续黄体支持，不能自行停药，等待验孕。如出血持续或量较多时，接近或超过月经量，可回医院就诊，检测血hCC，阴性则停用黄体支持药物，视为月经来潮。验孕阳性的患者，如出现不规则阴道出血、腹痛、肛门坠胀等症状时，要警惕异位妊娠的发生，及时B超检查协助诊断。此外，正常宫内妊娠的患者也可能出现少量阴道出血，或伴轻度下腹痛、腰骶酸痛，在孕期出现阴道出血，只要B超检查确诊孕囊、胚芽、胎心正常即可，减轻患者紧张情绪。同时也要让患者明白阴道出血是先兆流产的表现，要注意卧床休息，按医嘱继续黄体支持治疗，按时复诊，出血量增加随时到院就诊。

i. 助孕失败患者的指导：不孕症患者是一个特殊的社会群体，他们往往在经过多方治疗无效后才选择接受试管婴儿助孕，认为只要能助孕成功，受再多的苦，花再多的钱都心甘情愿。然而，试管婴儿的成功率不可能达到100％，总有一部分患者将面临失败。尽管患者在助孕前就知道不一定每个人都能获得成功，却还是满怀希望，希望自己是幸运的。助孕失败对患者来说，无疑是一个沉重的打击，之前所受的苦痛，花费的钱、时间和精力，瞬间化为乌有，使其难以接受。精神上和经济上双重受挫，使患者产生悲观、失望的消极情绪。因此，对助孕失败的患者，应予以更多的关怀与鼓励。在得知助孕失败时，有的患者可能控制不住自己的情绪；有的患者不愿意表露自己的心思，沉默不语；也有个别患者神经质、易激怒，把失败归咎于生殖中心。无论是哪一类型的失败患者，虽然她们对于失败的情绪反应各异，但希望怀孕的心理是相同的。护士要掌握患者的心理动态，主动与其交流，改善其不良情绪。有条件者安排一个单独的空间，让患者适当发泄，耐心倾听患者的倾诉，待患者情绪恢复平稳后，调出患者的助孕病历，安排医师给患者分析此次助孕失败的可能原因，即使找不到任何明确的原因，也要让患者明白只要争取就有机会，并引用失败后继续治疗获得成功妊娠的案例，引导患者以平和的心态正确看待此次失败，使其能面对现实，尽快走出失败的阴影，树立再次助孕的信心。在交谈过程中，医务人员要言语亲切、态度和蔼、主动热情，耐心解答患者疑问，协助患者应对压力，使患者感受到医务人员的真心关怀与帮助。

三、体外受精-胚胎移植特殊情况护理

1. 卵巢囊肿穿刺术的护理

在体外受精-胚胎移植过程中，部分患者有输卵管积液、卵巢黄体囊肿、盆腔子宫内膜异位囊肿，其他卵巢非赘生性囊肿、盆腔其他良性囊肿，或者出现主导卵泡时，若影响治疗，则需要在阴道B超引导下进行穿刺，吸出囊肿液。护士要做好解释工作，消除患者的顾虑，并做好护理配合，使手术顺利进行。

(1) 心理护理　热情接待患者，手术患者最关注的问题是手术的风险以及对卵巢功能、身体健康有无影响，所以术前务必与患者进行沟通解释，做好心理护理。与患者交谈时，护士要真诚、言语温柔，使患者感受到亲切友善、减轻对手术的紧张和恐惧。首先讲解穿刺对于助孕的必要性，告知患者穿刺术损伤小、手术需要的时间短、不需要麻醉及住院；同时介绍手术步骤及在穿刺过程中可能出现的不适，教会患者如何配合，以消除患者的疑虑，使患者情绪稳定，增强对手术治疗的信心，能更好地配合手术。

(2) 术前准备

① 物品准备、环境准备、患者准备，手术安全核查参考取卵术。

② 阴道准备。打开阴道冲洗包，在小量杯中倒入5%聚维酮碘约40mL。按序进行阴道消毒准备：5%聚维酮碘棉球由内向外消毒外阴→窥阴器打开阴道暴露宫颈→5%聚维酮碘棉球依次消毒宫颈、阴道穹窿、阴道壁→反复冲洗阴道→干棉球擦干→整理用物。注意冲洗过程中要轻柔旋转窥阴器，以免窥阴器遮挡处有阴道分泌物遗留，导致消毒不彻底。

③ 术中配合。a. 连接试管、取卵针，负压吸引器，调节负压120～140mmHg，配合医师手术。医师先行阴道B超检查，确定囊肿位置，取卵针避开血管刺入囊泡内，抽出囊内液，B超屏幕显示囊壁塌陷，直至囊肿消失。将取卵针退至卵巢外，若该侧有多个囊肿，可依次穿刺。若对侧有囊肿，可同法穿刺，直至囊肿全部穿刺抽吸完毕。手术过程中发现抽吸不畅时，要及时检查抽吸系统连接是否紧密。注意及时更换试管，避免液体倒流至吸引器。子宫内膜异位囊肿穿刺，最好选用双腔取卵针，在囊液黏稠抽吸困难时，可用注射器抽吸生理盐水并通过取卵针旁侧管腔注入囊腔，使囊液稀释，便于抽吸，边注入边抽吸直至回抽的囊液转清吸尽。b. 术中密切观察患者一般情况，强调穿刺时身体不能移动，否则可能穿刺到邻近器官。患者在穿刺过程中诉胀痛时，应提醒医师减慢操作进程，并嘱患者深呼吸，尽量放松，配合医师顺利穿刺。如患者腹痛加重，出现面色苍白、冷汗者，应立即停止手术，立即给予氧气吸入，同时做好生命体征的监测，注意在B超下观察有无内出血。有出血时，要积极配合医师进行止血处理，当出血不止或出血量多甚至发生腹腔内大出血的情况时，应立即建立静脉通道，遵医嘱使用止血及抢救药，迅速做好准备送手术室进行脐腹探查。c. 穿刺结束后再次阴道B超扫描，注意观察盆腔有无出血。检查阴道穹隆穿刺点有无活动出血，若有，以干棉球压迫止血。

④ 术后护理。a. 术后测量血压、脉搏，观察患者面色、腹痛情况，有无阴道出血，

如有阴道填塞止血者，嘱其离院前需取出棉球，避免棉球遗漏在阴道内。b. 将穿刺出的囊肿液遵医嘱送检。c. 2周内避免盆浴、禁止性生活，遵医嘱安排复诊。d. 患者留院观察无不适症状，监测生命体征正常方可离院，如出现腹痛、腹胀、肛门坠胀、阴道出血、发热等症状时，应及时到医院就诊。

2. 使用促性腺激素释放激素激动剂（GnRH-α）意外妊娠的护理

体外受精-胚胎移植有多种治疗方案，其中长方案是最常用的方案，即患者在黄体中期检查血激素、B超结果正常后开始使用GnRH-α进行垂体降调节治疗，当血激素水平达到降调节标准后再联合应用促性腺激素（Gn）。其优点在于能抑制内源性黄体生成素分泌，有效防止卵泡过早黄素化；促进卵泡发育的同步化，减少卵泡发育的差异；降低卵巢局部的雄激素水平，改善卵细胞质量，提高妊娠率。在临床工作中，有个别患者在应用GnRH-α过程中却意外妊娠。其主要原因有：在应用药物时已处于妊娠早期，只是无法检测；GnRH-α骤发作用诱发排卵，同时升高的黄体生成素刺激颗粒细胞分泌孕酮作用于子宫内膜以利于种植；GnRH-α本身可能有利于卵子和精子在输卵管内受精和早期胚胎发育。Cahill报道使用GnRH-α意外妊娠发生率为0.8%。周灿权等报道在5180个周期中共发现意外妊娠26例，其发生率为0.5%。不孕症患者均经历过不孕症相关的检查和治疗无果才确定接受助孕，对于在治疗过程中突如其来的妊娠，有着不同的心理反应，对结果的准确性持怀疑态度，不敢相信自己在已经被诊断为不孕的情况下居然还能自然妊娠，确诊后又担心药物对妊娠有影响。一旦发现妊娠，必须立即停用GnRH-α，同时予以黄体支持治疗。向患者解释目前的相关文献和研究并未发现GnRH-α有增加胎儿致畸风险的作用，要给患者传递此类病例分娩正常婴儿的相关信息，以消除她们的思想顾虑。嘱患者避免性生活，剧烈活动和重体力劳动。饮食方面，注意营养、搭配合理。保持身心愉快，两周后B超检查确定临床妊娠情况。个别意外妊娠患者在B超未确诊前出现阴道出血和腹痛症状，应及时到院检查，警惕发生异位妊娠，避免异位妊娠破裂大出血等严重并发症的发生。B超检查确定宫内妊娠者继续黄体支持治疗至妊娠12周。B超检查宫内有孕囊，未见胚芽胎心者，继续黄体支持1周再复查，仍然没有胎心则提示临床妊娠流产，需要行清宫术。B超检查宫内未见孕囊者跟踪随访血hCG，血hCG值降低可能是生化妊娠流产，血hCG值升高要警惕异位妊娠的发生。妊娠失败与异位妊娠的结果都会让患者感到特别悲观失望，情绪波动明显，易激动或者沉默不语，非但没有正常妊娠，反而失去了本次治疗周期助孕的机会，更是难以接受。尤其是临床妊娠流产和异位妊娠的患者，因需要手术或保守治疗，不仅延误了助孕计划，而且引发了新的心理压力，加重了经济负担。护士应该给患者提供更多的关爱与帮助，耐心讲解流产及异位妊娠发生的原因，适时予以安慰与鼓励，使她们积极配合医师的治疗。嘱患者尽量保持平和的心态面对现实，调养好身体后准备接受再次助孕，并为她们规划好下次助孕的时间安排。同时也要做好患者家属的思想工作，获得家人的理解、照顾与支持对患者身心健康的恢复非常重要。

3. 卵巢反应不良患者的护理

对超促排卵反应不良是体外受精-胚胎移植助孕失败最明确且常见的原因之一，表现为卵巢经过超排卵治疗后不能获得理想的超排卵效果。目前对卵巢反应不良的诊断无统一标准，一般参考以下的指标。①激素水平：患者在常规方案的超排卵治疗下，血清E_2峰值水平仍＜500pg/mL。②卵泡数目：患者在常规方案的超排卵治疗下，发育至成熟阶段的卵泡数目或直径＞14mm 的卵泡数目＜3 个。③在促排卵过程中，若患者注射促排卵药物 7 天以上，双卵巢无卵泡发育或发育的优势卵泡数目较少，增加 Gn 剂量 2～3 天后卵巢仍无反应或卵泡数仍少于 3 个，医师通常会与患者沟通目前情况对成功率的影响，对于卵巢无反应的患者，会建议取消本周期。此时，患者往往难以接受，充满失望和自卑，不愿停止治疗。护士要耐心给患者进行解释，告知继续用药产生的费用高，最后可能还会因为没有卵泡发育而取消。劝导患者不要气馁，强调这次卵巢无反应只代表本周期的情况。对于卵泡数少于 3 个的患者，医师会告知在该周期中可能没有足够的卵子或无胚胎移植，因而成功率降低，征求患者的意见是否继续该周期治疗。患者在得知这一情况时，可能有些犹豫不决，护士要及时安慰患者，医师有责任和义务告知，虽然存在上述风险，但也有获得成功的病例，树立患者治疗的信心。

4. 取卵失败患者的护理

卵泡数少的患者，取卵时尽管反复冲洗卵泡腔，仍然得不到卵子。个别卵泡数多的患者，也存在取不到卵的可能，即“空卵泡综合征”（empty follicle syndrome，EFS），其发生率为 2%～7%。大样本的研究表明，卵巢反应不良、hCG 作用时间不足及卵子发育障碍为取卵失败的常见原因。患者经过促排卵治疗，待取卵手术结束，首先想知道的是获卵数。当被告知没有获卵时，则难以置信，随后必然伤心失望，不明白为什么会出现这样的情况，感觉未来无望。护士要理解患者此刻的心情，给予患者真诚的同情与安慰，劝导患者不要气馁，虽然没有获卵很遗憾，但当再次助孕时，医师会就她此次取卵失败的具体情况进行分析，而后采取相应的措施，并举类似情况再次促排卵治疗获得成功的病例，鼓励患者树立再次接受治疗的信心，相信只要坚持就有希望。

5. 无胚胎移植患者的护理

体外受精-胚胎移植助孕过程中，可能因未获得成熟卵，卵子未受精，卵子异常受精，未卵裂或胚胎发育差等情况，患者最终没有得到可移植胚胎。在整个助孕过程中，患者最期待的就是胚胎移植。当得知自己没有可移植胚胎的结果时，犹如晴天霹雳，感觉之前的治疗花费、为此所做的努力都白费了，难以接受。此类患者的悲观失望程度甚至比胚胎移植后失败的患者更强烈。因为他们在接受助孕前对妊娠率有充分的了解，明白胚胎移植后可能失败，但对于发生概率较小的无胚胎移植的情况，尽管医师之前有过告知，但发生在自己身上，心理准备不足。胚胎移植的机会都没有，这对患者夫妇来说，的确是一个沉重打击。护士要理解患者的感受，与患者谈话时注意态度热情和蔼、语气委婉，并适时进行安慰与鼓励。告知这次助孕的情况只是本周期的结果，有不少类似情况再次助孕后获得成功的案例，使患者明白这次助孕的结果不代表以后定然会发生，鼓励患者正确面对，树立接受再次助孕的信心。同时嘱患者停用黄体支持药物，注意营养，避免同房及剧烈运动，等待月经来潮，如有恶心、呕吐、腹痛腹胀等不适，及时到院就诊。

6. 全胚冷冻患者护理

患者在准备胚胎移植日，若出现严重卵巢过度刺激症状或者检查指标提示移植后发生严重 OHSS 的风险较高、B 超见宫腔积液、子宫内膜厚度＜0.7cm、阴道出血等特殊情况，在该周期不宜进行胚胎移植的患者，则建议将所有可用的胚胎冷冻保存，待以后行冷冻胚胎移植。

胚胎移植通常被患者认为是妊娠的开始，经过前期的一系列治疗，患者对胚胎移植充满期待，当得知不能移植时，一时难以接受。患者担心移植冷冻胚胎耽误时间，增加经济负担，还担心冷冻过程对胚胎的损伤或复苏后胚胎质量差而影响移植的成功率，因而感到郁闷、沮丧，甚至焦虑、紧张。护士要多鼓励、安慰患者，针对患者的具体情况，解释目前采用全胚冷冻的必要性以及目前冷冻胚胎移植的妊娠率，帮助她们减轻心理负担、增强信心，使患者积极、安心配合治疗。对于卵巢过度刺激的高危患者，取消移植虽然不能阻止卵巢过度刺激的发生，但可以避免症状加重，缩短治疗时间，并随着时间的推移，月经来潮，症状逐渐减轻并自愈。也可举既往类似情况移植后因发生严重并发症治疗所产生的费用比助孕的费用更高，也有患者妊娠后因症状持续加重无法缓解而终止妊娠的病例进行说明，使患者明白取消移植的必要性。对于宫腔积液或者内膜太薄的患者，告知这种情况对胚胎着床的影响，使患者了解改善宫腔、内膜环境后再行冷冻胚胎移植的妊娠概率更大。只要从患者的利益出发，耐心给患者进行讲解，患者理解取消移植对她们的身心健康、以后的助孕成功率有益无害后，自然会消除顾虑，愿意接受全胚冷冻。做好患者宣教指导，嘱患者停用黄体支持药物，等待月经来潮，如果停药后超过一周月经未来潮，则到院检查。保持高蛋白、低盐的饮食结构，多喝水，避免剧烈运动，半月内禁止同房，腹痛腹胀症状加重及时到院就诊检查，尤其是因卵巢过度刺激综合征导致治疗周期取消的患者，需给予更多关注。与此同时，预约患者冷冻胚胎解冻移植时间。

第二节　体外受精-胚胎移植衍生技术护理

一、卵胞质内单精子注射

1978 年世界上首例试管婴儿的诞生开辟了女性不孕症治疗的新纪元，但仍有 30%男性不育患者不能通过常规体外受精-胚胎移植技术生育。

1988 年，Gordongn 和 Talanslv 通过透明带打孔（zona drilling，ZD），让精子进入卵子的透明带间隙，并与卵细胞膜融合实现受精。同年 Cohen 通过透明带切除（partial zona dissec-tion，PZD），同样达到受精的目的，并获得活胎分娩。随后在 1989 年 Ng 通过将 5～20 个精子直接注入透明带下，开始了透明带下授精（subzonainsem ination，SUZI）的探讨。1992 年显微授精获得重大突破，比利时布鲁塞尔自由大学 Palermo 将单个精子直接注入卵胞质内（ICSI），从而达到卵子正常受精的目的。与早期的 ZD、PZD、SUZD 等技术相比，ICSI 具有以下优点：

（1）受精率高，目前可达 70%以上。

（2）多精受精率显著下降，理论上多精受精率降为零。

（3）精子数量、形态对受精无影响。

（4）精源对受精无影响。目前无论是来自正常射精的精液，还是取自附睾、睾丸、逆行射精膀胱内的精子行ICSI，甚至是精细胞卵浆内单精子注射，都获得了成功，使许多无精症的患者也有了生育的机会。

1. 定义

卵胞质内单精子注射（ICSI）技术是将单个精子通过显微注射的方法注入卵胞质内，从而使精子和卵细胞被动结合，形成受精卵并进行胚胎移植，达到妊娠的目的。目前已成为治疗男性不育的重要手段。但是对于胚胎来说，ICSI是一种侵入性治疗，所以仅限于必要者。

2. 适应证

有如下情况之一者可以采用ICSI。

（1）严重的少、弱、畸精子症。

（2）不可逆的梗阻性无精子症。

（3）生精功能障碍（排除遗传缺陷疾病所致）。

（4）免疫性不育。

（5）体外受精失败。

（6）精子顶体异常。

（7）需行植入前遗传学检查者。

3. 禁忌证

有如下情况之一者，不得实施ICSI。

（1）男女任何一方患有严重的精神疾病，泌尿生殖系统急性感染，性传播疾病。

（2）患有《中华人民共和国母婴保健法》规定的不宜生育的，目前无法进行胚胎植入前遗传学诊断的遗传学疾病。

（3）任何一方具有吸毒等严重不良嗜好。

（4）任何一方接触致畸量的射线、毒物、药品并处于作用期。

（5）女方子宫不具备妊娠功能或严重躯体疾病不能承受妊娠。

4. 护理评估

（1）健康史　询问男、女双方有无影响生育的疾病，外伤及手术史；了解双方生活习惯、嗜好及环境情况；询问结婚年龄、婚育史及性生活情况；询问女方年龄、生长发育史、月经史及生育史，既往行IVF或ICSI的治疗经历。

（2）身体评估　双方进行全身体格检查，重点检查生殖器官的发育和病变情况；了解双方进入治疗周期前的检查是否完善；男方精液常规检查异常者至少需复查两次。无精子症患者需了解附睾或睾丸活检史，确定有存活精子方可考虑ICSI治疗。必要时进行染色体核型分析，Y染色体微缺失以及少、弱精子症相关遗传性疾病基因的检查。

5. 护理措施

（1）心理护理　接受该项技术的不孕症患者的心态复杂，女方对治疗感到焦虑、害怕、期盼成功，但又担心子代的健康；男方存在自卑、沮丧、愧对家人，并感到家庭、社会对此有不正确的看法等压力。针对这种心理状态，首先要热情接待患者，取得信任并进行良好的沟通，逐步了解患者所受压力程度及来源，针对不同情况做好心理护理。在进行心理疏导时充分给予理解、关心及鼓励，使他们有信心并保持良好心态配合治疗。

（2）指导患者签署知情同意书　告知患者该技术的过程，包括治疗时间安排、相关费用、成功率、可能发生的并发症等。该技术是显微操作技术，避开了自然选择的过程，存在将父亲遗传缺陷传给子代的可能性，如生精障碍、生殖障碍等，必要时进行遗传学诊断和提供遗传学咨询。患者充分知情后签署相应知情同意书。

（3）男方取精护理　睾丸活检的患者做好相应的护理指导。

（4）ICSI后护理　少弱畸精症或非梗阻性无精症患者妊娠后需行产前诊断，其他同IVF-ET。

6. 睾丸/附睾取精护理

睾丸/附睾取精是指通过微创手术获取睾丸/附睾精子行ICSI或冷冻，是治疗梗阻性无精症的助孕技术。常用的是经皮附睾精子抽吸术（percutaneous ep-ididymal sperm aspiration，PESA）和经皮睾丸精子抽吸术（testicular sperm aspitation，TSA）。

（1）术前护理

① 一般护理。指导患者纠正不良生活方式，注意休息、营养。

② 健康教育。告知手术的过程及风险，指导签署知情同意书。

③ 心理护理。了解患者的心理状态，做好解释工作，以取得患者的配合。

④ 术前准备。必要时皮肤准备及药物过敏试验。

（2）术中护理

① 物品准备。睾丸活检包（内有洞巾1条、弯盘1个、输精管分离钳1把、眼科镊1把、眼科剪1把、大方纱垫数块）、敷贴、5mL和20mL注射器、0.1%利多卡因注射液、无菌生理盐水。

② 排空膀胱，取仰卧位。消毒外阴、阴茎、阴囊，再用生理盐水彻底冲洗，避免消毒液残留。

③ 术中协助医师抽吸精液或抽取组织，并做好与实验室间的配合。

④ 术中观察患者的面色、疼痛程度，指导患者深呼吸，使其心理放松。

⑤ 术毕用纱块按压穿刺点5～10min止血，必要时加压包扎。无出血后用大方纱垫包裹阴囊，穿紧身内裤。

（3）术后护理

① 病情观察。密切观察穿刺点情况，有无出血、肿胀、疼痛等，发现异常，及时处理。

② 局部压迫止血10～20min，术后适当休息。

③ 术后3～4天禁止过度活动，一周内禁止性生活，保持外阴清洁，干燥，必要时给予抗菌药物预防感染。

④ 健康教育。对穿刺找到精子的患者，建议将精子冷冻保存准备后续ICSI治疗；对未找到精子的患者，做好解释安慰工作，告知有关供精助孕的流程和相关事宜。

二、植入前遗传学诊断

植入前遗传学诊断（PGD）是辅助生殖技术与分子遗传学诊断技术的结合。该项技术通过在配子或胚胎阶段对遗传病进行分子遗传学的诊断，选择没有疾病表型的胚胎移植入子宫腔，从而避免遗传病患儿出生。20 世纪 60 年代 Edwards 和 Gardner 两位科学家最先在兔的囊胚进行胚胎的性别诊断。80 年代后 Verlinky、Handyside、Wilso 等相继成功地建立了卵裂期胚胎活检的动物模型。经历了 20 余年的发展后，于 1989 年 Handyside 运用 PCR 扩增 Y 染色体特异性序列检测对 X-连锁遗传病高危夫妇胚胎的性别，移植女性胚胎后成功妊娠并出生，标志着第一例 PGD 婴儿的诞生。两年后，他们又报道了 PCD 在常染色体隐性遗传病纤维囊性变的成功应用。目前文献报道可进行 PGD 的单基因性疾病多达 80 余种，常见的包括 β-地中海贫血、纤维囊性变、脊肌萎缩症、镰刀型红细胞贫血等常染色体隐性遗传性疾病；亨廷顿病、强直性肌营养不良症和腓骨肌萎缩症等常染色体显性遗传性疾病；脆性 X 染色体综合征、进行性肌营养不良和血友病等性连锁性疾病。PGD 的发展中最有争议的是对胚胎进行非整倍体筛查（preimplantation genetic screen-ing，PGS）的有效性。理论上，对高龄妇女、反复 IVF 种植失败以及反复自然流产的胚胎进行非整倍体筛选，选择正常胚胎移植可以提高妊娠率、降低流产率，1998 年以来曾有小样本的研究报道了 PGS 的有效性和可行性，但 2007 年以来，多个前瞻性随机对照研究的结果对其有效性提出了质疑，目前仍未能有足够证据表明其在实际中的有效性。近年来，运用高通量微阵列芯片技术在囊胚期活检成为 PGS 新的发展方向。PGD 存在 5%～10%的误诊率，故 PGD 成功后仍须做产前诊断，进行 PGD 前须做遗传学咨询。

1. 定义

植入前遗传学诊断（PGD）是通过对卵母细胞或植入前胚胎进行活检，利用分子生物学方法进行检测，移植正常或遗传表型正常的胚胎。其过程包括体外受精、胚胎培养及评分、胚胎活检、分子生物学检测、胚胎移植等。可将遗传病控制在胚胎植入子宫前，具有明显的优生学意义。

2. 适应证

（1）染色体结构或数目异常的患者。

（2）夫妻一方为性连锁遗传病的携带者（例如血友病、假肥大性肌营养不良）。

（3）可进行基因诊断的单基因病患者或携带者。

（4）用于解决骨髓移植供体来源困难的 HLA 配型。

3. 禁忌证

（1）患有《中华人民共和国母婴保健法》规定的不宜生育的疾病。

（2）目前无法进行 PGD 的遗传性疾病（例如多基因病和大多数单基因病）；复发率＜10%的遗传病。

（3）夫妇中一方为严重遗传性精神疾病患者或有严重智力、心理和精神问题。

（4）有 IVF-ET 其他禁忌证的夫妇。

4. 护理评估

（1）健康史　询问男女双方有无影响生育的疾病，外伤及手术史；了解双方的生活习惯、嗜好及环境情况；询问婚育史，月经史及不良生育史；了解夫妇双方家族有无遗传性疾病史；了解男女双方染色体的情况。

（2）身体评估　双方进行全身检查，重点检查生殖器官的发育和病变情况；了解双方进入治疗周期前的系列辅助检查是否完善；了解精液常规检查；卵巢、输卵管功能检查及双方进入周期前的系列检查及相应的遗传实验室检查等。

5. 护理措施

（1）同 IVF-ET 护理。

（2）同 ICSI 护理。

（3）了解患者接受遗传学咨询的情况及其在进入周期前提供的信息。了解染色体异常的相关知识，了解所携带遗传病基因的类型及可能产生正常胚胎的概率等。实验室准备好相关探针、芯片。

（4）指导患者　签署知情同意书，充分告知 PCD 的诊治过程，使患者了解该技术的相关知识，包括步骤、风险、费用、成功率等，在充分知情的基础上协助患者签署相关知情同意书（ICSI 和 PGD 知情同意书等）。

（5）胚胎移植前的护理　及时告知受精、优质胚胎情况、PCD 结果。由于胚胎移植必须在胚胎活检后有诊断报告方能进行，通常会比常规 IVF-ET 时间晚一天，应跟患者做好解释工作。取卵术后按医嘱使用黄体支持药物。

（6）心理护理　遗传病给个人及家庭带来沉重的负担，行 PGD 治疗的患者是一个特殊的就医群体，对正常妊娠的迫切期望及高额医疗费用，致使患者表现出不同程度的焦虑或抑郁，甚至产生悲伤、绝望的情绪。患者曾有不孕或异常孕育史，最大的心愿是生育一个健康的孩子，常担忧 PGD 的结果，而 PCD 有相对的局限性和风险。因此在诊治过程中，需了解患者的心理状况，及时告知受精、卵裂、胚胎等情况，根据患者的具体情况进行心理疏导。

（7）随访指导　指导围产期保健，孕 12 周后行无创产前基因检测，必要时在孕中期行羊水穿刺染色体检查，及时了解分娩情况。其他同 IVF-ET。

（8）健康教育

① 让患者了解 PGD 的可行性。常规体外受精后吸附在透明带内外的精子，在极体，卵裂球或滋养层细胞活检时与活检材料共同吸入可引起父源性基因组的污染。为减少精子对 PCD 诊断准确性的影响，PGD 一般采用 ICSI 完成体外受精。PCD 只有在受精后，有一定数量的 6～8 细胞的优质胚胎，才能进行，因此有可能因优质胚胎数不足而取消。

② 让患者了解 PGD 检测范围的局限性。PCD 常用的诊断方法有单细胞 PCR 和荧光原位杂交技术，以及全基因组扩增基础上的高通量检测技术，如 array-CCH 和 SNP 芯片等技术。PCR 已成功用于杜氏进行性肌营养不良、脆性 X 染色体、新生儿溶血、β-地中海贫血、囊性纤维病等，用多色、多轮 FISH 可监测胚胎细胞的非整倍体，特别是 13、18、21、X 和 Y 染色体的数目异常的检测；用断裂点两侧探针或着丝粒，亚端粒探针可检测染色体不平衡易位的胚胎。但 PGD 只能检测探针相应的疾病，其他遗传病和先天异常不能检出。

③ 让患者了解 PGD 的风险。PCD 存在诊断材料的有限性，仅分析 1～2 个细胞，有一定的误诊风险，也难以确定是否存在染色体嵌合型，难以进行染色体标本的制备；诊断结果的时效性，一般需在 24～48h 得到结果，否则将难以在子宫内膜种植窗关闭前完成胚胎移植（注：近年来，随着玻璃化冷冻技术的成功应用，对活检后胚囊进行冷冻保存可以无限延长用于诊断的时间）。由于需进行胚胎活检，存在胚胎损伤及影响以后胎儿生长发

育的潜在风险。同时，PGD后有无胚胎移植的可能，如PGD后发现无正常胚胎，则取消移植；此外，PGD后移植的胚胎与常规妊娠同样有发生流产的可能。

④ 告知PGD的费用。PGD诊断费用昂贵，需在常规IVF-ET和ICSI的基础上再增加单细胞遗传诊断的费用，应在治疗前充分知情同意。

三、冷冻胚胎移植

自1948年利用甘油作为冷冻保护剂冻存牛精子获得成功后，1972年冷冻小鼠胚胎成功妊娠并获子代出生，引起了学术界的广泛关注，为冷冻人类胚胎奠定了基础。1983年Trounson和Mohr首次将人胚胎进行冷冻、复苏并移植获得妊娠，此后胚胎冷冻及冷冻胚胎移植技术广泛应用于生殖临床，具有重要的临床意义：

（1）避免浪费胚胎。

（2）避免移植过多胚胎，减少多胎发生。

（3）增加累积妊娠率，减少患者的经济、生理和心理负担。

（4）对于IVF-ET周期有重度OHSS倾向的患者，放弃移植新鲜胚胎，可以显著降低重度OHSS的发生。

（5）避免其他特殊情况下造成的胚胎浪费。例如子宫内膜息肉或促排卵周期内膜条件差，可能会影响胚胎种植，此时可放弃移植新鲜胚胎，先将胚胎冷冻保存。

（6）有利于通过PGD对胚胎进行筛选。

（7）对准备接受化学治疗或放射治疗的妇女，在接受治疗前先将胚胎冷冻保存以备将来之用。

1. 定义

在人类体外受精与胚胎移植治疗中，一个促排卵周期可获得多个胚胎，将周期中多余的胚胎冻存，在适当的时候将胚胎解冻再移植入宫腔，即冷冻胚胎移植（FET）。

2. 适应证

（1）取卵周期移植新鲜胚胎未获妊娠者。

（2）由于发热、盆腔感染、宫腔积血、子宫内膜息肉、高危OHSS倾向等各种原因未能移植新鲜胚胎者。

（3）赠卵IVF周期。

（4）接受放射治疗、化学治疗后有冷冻胚胎的患者。

3. 禁忌证

同IVF-ET禁忌证。

4. 内膜准备和移植时机

子宫内膜是胚胎着床的场所，只有当子宫内膜和胚胎发育同步时才有可能着床和妊娠，故子宫内膜的准备极其重要。

（1）自然周期法　用于有排卵者。有规律月经的自然周期最符合胚胎着床的生理要求，是目前采用最多的方法。参考以往月经周期，一般于月经周期第10～12天开始B超监测卵泡发育及子宫内膜，当优势卵泡≥15mm，每天检测血LH，当血LH达到基础值的2倍或以上时为LH峰的出现。同时B超监测卵泡发育和排卵。于血LH峰3～4天或排卵后 2～3 天行 FET，移植后给予适当的黄体支持。

(2) 激素替代法　用于无排卵患者。卵巢功能早衰，接受赠卵者；部分月经周期正常的患者；不规则排卵者。有以下几种方法。

① 恒量法：月经第 1～3 天开始补充雌激素，B 超监测内膜厚度≥8mm 时，给予孕酮支持 3～4 天后行 FET，雌激素及孕酮一直使用至胚胎移植后的 14 天。

② 递增法：月经第 1～3 天开始补充雌激素，逐步增量，当 B 超监测内膜厚度≥8mm 时，给予孕酮支持 3～4 天后行 FET。

③ GnRH-α 降调节法：适用于月经周期不规则、无明显排卵和患有子宫内膜异位症、腺肌症患者，或多次尝试自然周期未能行 FET 者。在前一周期的月经第 21 天起用 GnRH-α，月经第 1～5 天开始补充雌激素，定期 B 超监测内膜厚度，至内膜适度增厚，E_2、P 相应上升，开始给予孕酮，48h 后行 FET，以后继续补充雌激素和孕酮。月经稀发的患者在月经第 1 天应用 GnRH-α，14 天后测定患者的性腺激素 E_2＜100pmol/L，说明抑制完全，开始应用 E_2。

(3) 诱导排卵法　用于排卵障碍者，也可用于有排卵的患者。于月经周期第 3～5 天口服氯米芬 50～100mg/d，共 5 天，或者肌注 HMG75～150IU/d，当优势卵泡达 18～20mm，肌注 hCG 10000 IU，5 天后行 FET，术后孕酮支持。

5. 护理评估

(1) 健康史　了解新鲜周期治疗经过、术后恢复情况；了解患者近期家庭生活、环境状况。

(2) 身体评估　女方全身体格检查；了解卵巢功能、子宫内膜检查结果；了解术前需完成的各项常规检查。

(3) 心理和社会支持状况　参考 IVF-ET 护理。

6. 护理措施

(1) 心理护理　实施冷冻胚胎移植的患者，由于已经历了新鲜胚胎移植周期的失败或其他原因未能进行新鲜胚胎移植，常有更大的心理压力，会感到紧张、焦虑，对移植冷冻过的胚胎缺乏信心或期望值过高，尤其是已经移植过冷冻胚胎后再次失败的患者，更加剧了心理紧张和焦虑，甚至对冷冻后复苏的胚胎和冷冻胚胎的移植技术表示怀疑。针对患者出现的各种心理反应，医护人员应给予理解和同情，向患者提供心理支持，耐心向患者介绍影响生育的各个环节，胚胎冷冻及复苏的方法、手术的步骤，安慰、理解患者，使患者对治疗有足够信心的同时，对失败的结果能有良好的心理准备，能以良好的心态配合治疗。

(2) 查对证件　按要求查对三证。

(3) 指导患者签署知情同意书　介绍 FET 术的诊治程序、FET 的费用，患者充分了解后指导签署 FET 相关知情同意书。

(4) 与实验室人员沟通胚胎解冻及移植时间。

(5) 术中及术后护理同 IVF-ET。

(6) 健康教育

① 告知患者监测卵泡及内膜准备的重要性，严格遵医嘱定期诊治。

② 指导患者掌握尿 LH 测定方法或遵医嘱准确测定血 LH 值，以正确估算排卵期。确定 FET 日期。

③ 采用人工周期或促排卵周期方案进行子宫内膜准备的患者，详细告知用药方法及监测内容，时间。遵医嘱准确及时用药。

④ 告知患者解冻、移植、继续保存的胚胎数目及相关续费事项。

四、未成熟卵母细胞体外成熟

1991 年韩国的 Cha 在手术中取得未成熟卵母细胞经体外培养成熟、受精并发育后，移植到另一位妇女的子宫腔内妊娠。同年 Barens 等首次报道 IVM 技术与显微授精技术结合治疗不孕症获得成功。1994 年 Trounson 等报道未经促排卵行 IVM 周期的 PCOS 患者获成功妊娠。与常规控制性超排卵相比较，成功培养未成熟卵母细胞，可避免目前药物诱导排卵引起的多种弊端。IVM 治疗周期短、费用低，而且在取卵前不需要或较少应用促性腺激素（Gn）。因此可以消除大剂量应用 Gn 带来的不良反应和对远期疾患的忧虑。但由于 IVM 技术自身存在的问题，如卵细胞核与卵细胞质成熟不同步等，其临床应用进展缓慢，总体仍不成熟，还存在诸多问题，如卵母细胞体外成熟率低、受精率不高、胚胎移植后妊娠率低等，其安全性也受到争议。

1. 定义

未成熟卵母细胞体外成熟（In vitro maturation，IVM）指通过体外培养，使未成熟卵母细胞发育成为成熟的 MⅡ期卵细胞，最终受精分裂成胚胎并移植获得妊娠的技术。

2. 适应证

目前 IVM 主要适用于

（1）PCOS 或者有 PCO 样卵巢的高反应人群。高反应人群是目前进行 IVM 的主要适用人群。非刺激周期的窦卵泡数是预测获得未成熟卵子数的重要指标。

（2）OHSS 高发患者在已经开始的 IVF 周期中，有 OHSS 高风险的患者，减少外源性激素的使用量，采用 IVM 结合 IVF 可以作为一个有效的替补方案。

（3）捐赠卵子。

（4）保存生育力　对于年轻的生殖系统肿瘤患者或接受化学治疗、放射治疗的其他肿瘤患者在治疗前冻存卵巢或卵子，适时行 IVM 以保存生育能力。

3. 禁忌证

同 IVF-ET。

4. 护理要点

（1）同 IVF-ET 护理。

（2）健康教育

① 告知 IVM 的流程及相关知识，指导患者配合各项检查治疗，指导签署 IVM 相关知情同意书。

② 取卵当日嘱男方暂勿取精，及时了解卵子培养情况，等卵子培养成熟后再通知取精。通常是取卵次日取精。

③ 及时告知受精结果及胚胎移植时间。

五、卵子赠送

人类卵子赠送开始于1983年，目前已广泛应用于临床不孕症的治疗，成为缺乏正常卵子妇女获得妊娠的首选方法。这项研究的成功不仅给卵巢功能早衰的患者带来了福音，也给遗传病夫妇及高龄不育夫妇带来了希望。由于涉及法律、伦理问题，实施卵子赠送必须严格遵守国家卫健委颁发的相关条例，包括《人类辅助生殖技术规范》《人类辅助生殖技术和人类精子库伦理原则》等，履行各种手续，严肃对待，以免日后产生纠纷。

1. 定义

有正常生育能力的夫妇将卵子赠予不育夫妇，以助生育，称卵子赠送。一般为赠卵人的卵细胞与不育夫妇一方的丈夫精子体外受精后，再将胚胎移植到后者女方的宫腔内。

2. 赠卵伦理

（1）卵子的来源　赠卵只限于人类辅助生殖治疗周期中剩余的卵子。2003年8月国家卫生和计划生育委员会卫科教发〔2003〕176号修订了《人类辅助生育技术规范》，明确指出从2003年10月1日起只能由实施试管婴儿的不孕患者捐赠多余的卵子。

（2）捐赠者资格评估

① 必须符合IVF-ET的适应证，没有禁忌证。

② 无遗传病史和遗传家族史。

③ 没有任何子代发生多因素来源的严重畸形（如脊柱裂、唇裂/腭裂、先天性心脏病等）的可能。

④ 没有任何具有明确遗传倾向的疾病。

（3）赠卵的基本条件

① 赠卵是一种人道主义行为，遵从自愿、互盲、保密的原则。

② 捐赠是无偿的，任何组织和个人不得以任何形式募集供卵者进行商业化的供卵行为，但对赠卵过程中的费用进行合理的补偿是允许的。

③ 每位赠卵者最多只能使5名妇女妊娠。

④ 必须进行赠卵的临床随访和子代的婚前排查。

3. 适应证

（1）丧失产生卵子能力的患者。

（2）女方是严重的遗传性疾病携带者或患者。

（3）具有明显的影响卵子数量和质量的因素。

4. 禁忌证

（1）男女任何一方患有严重的精神疾病、泌尿生殖系统急性感染、性传播疾病。

（2）男方患有《中华人民共和国母婴保健法》规定的不宜生育、目前无法进行植入前遗传学诊断的遗传性疾病。

（3）任何一方具有吸毒等严重不良嗜好。

（4）任何一方接触致畸量的射线、毒物、药品并处于作用期。

（5）女方子宫不具备妊娠功能或有严重躯体疾病不能承受妊娠。

5. 捐赠者护理

(1) 护理评估

① 询问健康史。患者有无影响生育的疾病、外伤及手术史；了解夫妇双方生活习惯、嗜好及环境情况；询问结婚年龄、婚育史及性生活情况；询问女方年龄、生长发育史、月经史及生育史。

② 身体评估。女方进行全身检查，重点检查生殖器官的发育和病变情况。了解女方进入治疗周期前相关的检查等。

(2) 护理措施

① 捐赠者的筛查和准备。供者的体貌特征尽可能与受者相近，血型能配合，年龄要求在20～35岁。目前我国赠卵的来源为正在接受试管婴儿治疗患者自愿捐出的多余卵子，这些患者进入周期前均已经过一系列完善的检查和治疗。为更好地保证捐赠的卵子质量，需对捐赠者进行资格和健康评估，包括详细询问捐赠者的家族史、既往疾病史、精神病史、酗酒史和滥用药物史，同时对传染病和遗传病进行严格筛查，以避免受赠者感染传染病和减少出生孩子发生缺陷的风险。

② 指导患者签署知情同意书。尊重捐赠者知情同意权，自愿签署卵子捐赠知情同意书。对捐赠方强调使用超排卵药物有可能出现OHSS及赠卵可能会在一定程度上减少其可移植的胚胎数量而影响本次取卵周期的累积妊娠率，同时告知不得追查受卵者的身份资料、妊娠结局以及子代的一切信息，自愿放弃对受卵者出生子代的任何权利和义务。

③ 心理护理。对于捐赠者，表现最突出的疑虑、恐惧心理是：个人信息会否暴露；自身剩余的卵子能否受精；胚胎是否分裂、着床；受卵者是否会怀孕；双方后代是否会近亲结婚等。护理人员应耐心详细地与患者做好解释安慰工作，尊重他们的隐私，讨论相关的法律、伦理问题，消除其心理顾虑。

④ 取卵术和移植术的护理。

⑤ 费用。卵子捐赠给不孕夫妇，是出于人道主义，而非经济利益驱动，捐赠者可以得到适当的误工、交通和医疗补偿费用。

6. 受卵者护理

(1) 护理评估

① 健康史。询问夫妇双方有无影响生育的疾病、外伤及手术史；了解夫妇双方生活习惯、嗜好及环境情况；询问结婚年龄、婚育史及性生活情况；询问女方年龄、生长发育史、月经史及生育史。

② 身体评估。女方进行全身检查，重点检查生殖器官的发育和病变情况。了解女方进入治疗周期前的系列检查；了解其配偶精液常规检查等。

③ 心理社会支持状况。参考IVF-ET护理。

(2) 护理措施

① 指导患者签署知情同意书。尊重受赠方知情同意权，告知相关法律、伦理信息，承认通过赠卵所生孩子是夫妇的婚生子女，享有且须履行国家法律规定的父母子女间的权利和义务，在充分知情基础上自愿签署接受赠卵行体外受精-胚胎移植知情同意书。

② 心理护理。接受该项治疗的不孕症患者，心态错综复杂。多数患者不仅在院外做

过多种治疗，甚至有多次治疗失败的经历，有的甚至花费多年的积蓄就医，尤其是卵巢功能衰竭、高龄妇女等患者。接受别人的卵子捐赠与传统理念冲突，心理负担重。针对这种心理状态，首先需要热情接待，详细介绍该项技术的操作流程和每一治疗步骤的重要性，使她们既有成功的信心，又有受挫的心理准备。同时还要对其丈夫进行宣教，使其配合治疗。对受卵夫妇进行伦理咨询，让患者及其配偶在作出决定前得到足够的赠卵相关信息，了解相应的法律、伦理问题；帮助受卵者冲破传统的血缘亲属观念，使他们对自己的决定有信心。

③ 风险。向受卵方耐心解释，胚胎移植必须经过 6 个月检疫期，捐赠者复查 HIV 正常后才能进行；冻存的胚胎在解冻复苏过程中有可能会损伤或全部退化而无法移植；同时解释妊娠率及可能流产、异位妊娠、胎儿畸形等风险。

④ 费用。告知受赠方需支付捐赠方适当的误工、交通和医疗费用。

⑤ 随访。为防止子代近亲结婚，赠受方的临床随访率必须达 100%，出生后继续随访。如受赠方更换联系电话、地址必须及时向生殖中心反馈，医院保证受赠双方保密和互盲，不得向任何人提供双方身份资料，除非法律需要。

⑥ 及时做好相关的详细记录，为受赠方提供后代婚姻咨询。

第三节 生殖医学专科护士管理

1988 年中国内地第一例试管婴儿诞生，为我国人类辅助生殖技术的发展奠定了坚实的基础。随着人类辅助生殖技术及其衍生技术的快速发展，生殖医学专科护士管理急需跟上生殖医学的发展步伐，建立起一套完整的管理模式和理论体系。由于不孕症的诊治程序较复杂，所需时间较长，对专科护士提出了更高的要求。本节主要从生殖医学专科护士准入标准、护士的素质要求、护理岗位职责及生殖医学专科护士在职培训与考核等几个方面，对生殖医学专科护士管理进行阐述。

原国家卫生和计划生育委员会颁布的《人类辅助生殖技术规范》规定：从事人类辅助生殖技术的护士须持有护士执业证书，接受过生殖医学专科护理工作培训。护理工作的负责人必须具备中级以上职称。因此，生殖医学专科护士的准入必须符合《人类辅助生殖技术规范》规定的基本要求。同时，由于生殖医学与妇产科学息息相关，生殖医学专科临床护理工作需要有妇产科学理论及妇产科护理经验作为基础，因此生殖医学专科护士应经过妇产科护理培训，有从事妇产科护理工作的经历，具有扎实的妇产科护理学知识及丰富的妇产科护理经验，才能满足生殖医学专科护理的要求。

目前，我国生殖医学专科护理管理体系还处于发展阶段，生殖医学专科护士起点不一，水平参差不齐，专科护士准入标准还有待完善。此外，生殖医学专科护理培训体系也在逐步建立和完善。要适应生殖医学专科的发展，提高专科护理水平，必须严格执行专科护士准入制，加强专科护理队伍建设、规范专科培训。生殖医学专科护士必须派往国家卫健委指定的、有培训资质的培训基地进行岗前培训，取得合格证后方可上岗。

一、护士长的素质要求及职责

生殖医学专科护士长是护理团队的直接管理者。在执行管理工作过程中，必须具备较全面的专业理论知识和娴熟的操作技能，具有较强的凝聚力及良好的素质，才能更好地履行职责，担负起管理者的重任。

1. 护士长素质要求

（1）基本素质　热爱生殖医学护理事业，有一定的管理知识和管理能力；责任感强，工作作风严谨；实事求是，客观公正；性格开朗，思维敏捷，善于沟通；努力进取，不断创新。

（2）专业水平　具有较全面的生殖医学专科知识及妇产科护理学知识，全面掌握并制定本专科护理技术操作规范，能解决护理工作中出现的疑难问题。参加并指导急危重症患者的护理与抢救。不断更新知识，将新理论、新技术运用于临床护理实践中。同时熟悉我国有关人类辅助生殖技术领域的法律法规。

（3）管理能力　根据生殖医学专科工作性质的要求，护士长应具备科学的护理管理能力和组织管理能力，还应具备良好的沟通能力，善于和患者及各个部门，如胚胎实验室、临床、行政及后勤管理部门之间沟通。有效地激发各级护理人员的积极性，凝聚团队向心力，提升团队执行力。

（4）心理、身体素质　护士长应具有良好的心理素质，对工作中的困难能沉着应对，积极寻找解决办法。有健康的体魄、旺盛的精力和开朗的性格，带领护士团队完成繁重的护理任务。

2. 护士长职责

（1）在护理部、科护士长、科主任的领导下负责全科的护理管理，科研、教学工作。

（2）制定适合本专科的各项规章制度、护士岗位职责、质量管理体系、工作计划等，并落实到位，督导实施。

（3）统筹安排全科的护理工作，合理调配科室人力资源。督导护士履行岗位职责，及时监控科室护理质量。定期进行护理质量自查，发现存在问题，分析原因，制定整改措施并组织实施，追踪整改实施效果并记录。

（4）制定护理人员在职培训与考核计划及培养目标，带领护理人员学习新的生殖医学护理理论，开展护理科研，考察护士在特定岗位的工作能力。

（5）负责安排、指导教学护士对实习、进修人员的带教工作，认真完成各项教学任务。

（6）加强消毒隔离管理，定期检查各护理单元的消毒隔离措施落实情况，严防院内交叉感染。

（7）加强医用耗材的管理，定期检查及补充各种医用耗材。

（8）对患者随访及病案管理工作进行质控。

二、护士的素质要求及职责

生殖医学是跨学科的边缘学科，由于专科的特殊性，所需知识涉及多个学科，如妇产科学、男科学、心理学及伦理学等，故生殖医学专科对护理人员的理论知识和综合素质要求较高。

1. 护士素质要求

(1) 对工作有强烈的责任感，爱岗敬业，工作细致严谨，精益求精，具有奉献精神，礼仪得体，活泼开朗，具有主动服务意识和团队精神。

(2) 掌握基础护理学、妇产科护理学、男科学、心理和伦理学等多学科的基础知识，具有扎实的生殖医学基础理论知识，并将知识运用于临床护理工作中，有较强的应急能力及娴熟的护理专业技术。

(3) 了解我国有关辅助生殖技术领域的法规条例。

(4) 应具备较强的表达，沟通能力和技巧，有利于在不孕症患者治疗过程中的沟通与宣教，以及与其他工作人员如临床医师、实验室人员的沟通交流从而有利于提高工作效率和治疗效果。

(5) 有良好的团队工作意识和团结协作精神，服从工作安排，护理工作中既要明确分工，又要密切合作。

(6) 具有健康的身体和良好的心理素质，有较强的应急、应变能力，在抢救急重症患者时能实施及时有效的护理措施。

2. 护士职责

生殖医学专科包括临床和实验室两大部分。临床部分包括生殖门诊、生殖手术室及生殖病区三个部门。各个部门的护士在护士长的整体管理下各司其职，岗位职责明确并互相联系，为患者形成一条完整的服务链，环环相扣，紧密衔接，营造一个方便、安全、舒适的就医环境。

(1) 门诊护士职责　生殖医学专科门诊设导诊和咨询台、诊室、治疗室及B超室等岗位。其核心职责是从患者就诊开始到ART手术前阶段进行指导、协调及护理。主要职责有：

① 提供信息。由于不孕症的检查项目较多，ART从开始就诊到完成治疗，整个程序较复杂。咨询台护士须向患者提供就诊信息，耐心解答患者疑问，协调、处理患者的反馈意见，使患者熟悉就诊环境，了解就诊流程，顺利完成相关检查和诊治。

② 维持就诊秩序。了解医师的到诊情况，合理分诊，指导患者关注电子叫号系统，简化就诊流程，缩短患者候诊时间，避免因长时间等待而产生焦虑、烦躁等不良情绪。

③ 对各种手术和检查进行预约登记，安排患者下次就诊时间。

④ 诊室护士做好诊室的准备工作，如备齐各种检查单及诊疗用物等。协助医师对初诊患者收集院内、外检查资料，指导就诊流程及完善各项检查。

⑤ 指导实施ART的患者准备所需证件。指导患者签署知情同意书，及时进行助孕周期各阶段的宣教等。

⑥ 治疗室护士负责执行所有治疗期间的医嘱，包括药物注射、采血等各项护理工作。向患者解释各种检查、治疗的目的、意义及注意事项。

⑦ 遵医嘱给予各项指导，如用药、采血、验尿及安排复诊时间等。必要时护士教会患者自己注射药物，因患者接受及理解能力的差异，交代用药方法时需反复强调或让患者

复述。并强调超排卵药连续用药的重要性，不得擅自停药。避免发生用药不当而影响治疗效果。需要时教会患者自行检测尿 LH。

⑧ 维持 B 超室秩序，安排患者行 B 超监测并做好记录。遵医嘱安排患者注射 hCG 时间及取卵时间。

⑨ 完成 hCG 日取卵手术前准备工作，并交代有关注意事项。如需麻醉取卵者提前通知麻醉科。

⑩ 与手术室护士协调完成接受取卵等手术的患者交接及病历移交工作。

（2）手术室护士职责　生殖医学专科手术室是实施辅助生殖技术的重要场所。护士主要负责所有手术的术前准备，术中配合、术后护理及相关的健康教育。主要职责有：

① 对患者进行术前、术中及术后评估，有序安排患者手术，为患者提供帮助和安全保障。

② 取精、取卵前查对证件，查对患者知情同意书的签署是否正确、完整。

③ 指导男方采集精液。对取精困难者进行心理疏导及指导。

④ 协助医师完成各种手术（如人工授精、取卵、胚胎移植、减胎术等）的术前、术中、术后护理。

⑤ 及时告知患者获卵的数目、移植胚胎的个数，以缓解患者的紧张情绪。结合口头和宣传单两种形式，向患者详细讲解人工授精、取卵及胚胎移植后的注意事项，包括黄体支持药物的使用、起居饮食、不适的处理及随诊等。

⑥ 及时通知护士长补充、领取手术物品、器械及耗材。并做好次日手术的物品准备。

⑦ 负责手术区域的清洁、消毒管理，定期进行空气质量监测。

⑧ 做好急救药品、物品的管理。熟练掌握常见急重症患者的抢救流程及护理要点。

⑨ 做好各种仪器设备的清洁、消毒、检查保养工作，发现故障及时通知护士长或设备管理部门进行维修。

⑩ 配合有关人员进行新业务、新技术和科学研究的开展。

（3）病区护士职责　生殖医学专科病区护士的真诚关心、热情的服务、恰当的解释，可缓解患者焦虑、增强治疗信心。生殖医学病区护士职责：

① 负责与辅助生殖技术相关疾病如卵巢过度刺激综合征、多胎妊娠减胎术、流产、异位妊娠等患者的观察、治疗及护理。

② 负责有关不孕症手术（如宫腔镜、腹腔镜手术）患者的治疗和护理。

③ 尊重患者并保护其隐私，使其适应新环境并感觉舒适。

④ 严密观察病情，与胚胎实验室、医师和手术室随时保持联系，一旦发现患者有异常情况及时沟通。

三、生殖医学专科理论与专科技能

生殖医学专科护士必须掌握以下专科理论与专科技能。

1. 专科理论

（1）我国人类辅助生殖技术的规范条例与伦理原则。

（2）男、女性内、外生殖器的解剖及生理功能。

（3）了解男、女性不孕因素及检查、治疗原则。

(4) 男性精子检查的正常值。

(5) 男、女性各项内分泌的检查时间及意义。

(6) 超排卵药物的作用、适应证、禁忌证、不良反应及相关注意事项。

(7) 预测早孕的时间、诊断及护理措施。

(8) 超声引导下经阴道穿刺术（如取卵术、卵巢粪肿穿刺术、输卵管积液穿刺术等专科手术）术前准备，术中、术后护理。

(9) 睾丸或附睾穿刺术的适应证、禁忌证，术后注意事项。

(10) 胚胎移植术术前准备、术中护理、术后注意事项。

(11) 掌握实施辅助生殖技术术后随访时间和意义。

(12) 多胎妊娠的诊断，减胎术术前准备、术中及术后护理。

(13) OHSS 的临床表现、治疗及护理要点，中重度 OHSS、血栓栓塞的预防。

(14) 不孕症治疗各阶段的健康教育。

(15) 掌握不孕症患者常见心理特征及心理疏导技能。

(16) 了解不孕症常见疾病护理要点。

2. 专科技能

(1) 配合医师指导患者进行不孕症的相关检查，解答患者关于不孕症的咨询问题，为患者提供准确的就诊信息。

(2) 正确地使用阴道窥阴器，熟练掌握外阴、阴道冲洗及消毒，白带标本的采集。

(3) 熟练配合医师监测卵泡并记录，遵医嘱正确指导患者使用促排卵药物。

(4) 正确指导男性患者采集精液标本，包括常规检查及用于辅助生殖技术的精液标本。

(5) 掌握监测尿 LH、hCG 的方法、意义，早孕患者的用药指导及护理。

(6) 掌握生殖医学相关手术的术前准备、术中配合、术后护理及健康宣教。

(7) 掌握各种辅助生殖技术并发症的临床表现、处理原则及相应的护理措施。

(8) 掌握实施辅助生殖技术随访的意义、时间点及随访技巧。

(9) 独立解决实施辅助生殖技术护理中出现的疑难问题及护理技能操作。

四、护士在职培训方法

在职培训是通过对护理人员的理论知识学习、业务技能训练和工作指导，使其在知识水平、业务素质、工作能力等方面得到不断提高和发展的过程。同时严格考核是管理者的重要任务之一。生殖医学专科护士的培养从学习基础知识入手，低年资护士在高年资护士指导下进行临床实践工作，使其掌握扎实的专科理论和专科技能，提高护理人员的综合能力。此外，继续教育的内容应适应生殖医学专科护理技术的需要，注意针对性、实用性和先进性，以现代护理学科学技术发展中的新理论、新知识、新技术和新方法为重点。

1. 带教法

各岗位护士的配置都需要有层次性，低年资护士在高年资护士的指导下工作，熟悉他们的职责和进行各项护理常规操作，不断提高专业水平。

2. 讲授法

每月组织科内业务学习，内容包括各种制度、基础理论知识、各种手术护理操作流程及护理常规等。可由护士长按指定内容备课及授课。有利于授课及受训人员较系统地接受知识，提高护士的理论水平和口头表达能力。

3. 演示法

借助实物和教具，通过实际示范，使受训者了解操作方法及仪器的使用。此种方法感官性强，能激发学习者的学习兴趣。如取卵术后大出血致出血性休克患者的抢救演练，有利于加深护士对抢救措施的掌握、急救物品和器材的正确使用，效果明显。

4. 岗位轮转法

在科内各护理岗位进行护士之间轮转，可拓宽护士的专业知识和技能，使护理业务得到全面发展，积累更多的临床经验，胜任多岗位工作，增强解决临床护理工作中疑难问题的能力。

5. 外出学习法

可选派护士参加生殖医学专科护理学术会议，或选送护士到上一级生殖医学专科医院进修学习。有利于学习新理论、新知识，新技术、新方法，跟上生殖医学发展的步伐。

6. 网络学习法

网络学习法是利用现代先进的网络技术获取知识信息进行学习的方法，具有灵活性、自主性、广泛性的优点。

7. 在职学历教育鼓励

护士充分利用业余时间参加在职学历教育和自学考试，取得护理专业大专或本科学历，改善知识结构，提高护理专业理论水平和工作能力。

五、护士考核

1. 实行学分制

按照国家卫健委颁布的《继续医学教育学分授予试行办法》，实行继续护理教育学分制。

2. 任职能力考核

可在日常的工作中进行。护士长根据各岗位职责及工作质量审核标准，定期对护士完成岗位职责的情况进行质量评价，对存在的问题及时总结，提出改进措施，追踪措施的落实情况及整改后评价。从而保证和持续提高专科护理质量。护士长做到对每一位成员的任职能力心中有数，并根据护士的任职能力合理安排适合的工作岗位，有利于发挥各自的专长，更好地开展工作。

3. 理论及技能考核

登记制度可每月或每季度考核一次。理论考核可选择辅助生殖医学知识及相关学科内容。技能考核重点为各种护理操作流程及掌握专科护理新技术的能力。考核结果记录于护士长工作手册中，作为对护士的评价手段之一。

4. 提问形式

利用交班时间，对护士尤其是低年资护士进行简短的提问，并记录、总结。有利于护理人员带着问题学习，不断提高自学能力。

为适应生殖医学技术的发展，生殖医学专科护理技术要求精益求精。规范专科护士的准入、加强岗位职责管理、加强专科培训、完善专科护理管理体系，是生殖医学专科发展不可缺少的工作内容，需要生殖医学专科护理人员共同努力，不断提高生殖医学专科护士素质，使生殖医学专科护理与生殖医学技术同步发展。

第五章

新生儿科

第一节 正常足月新生儿的护理

正常足月新生儿是指出生时胎龄满 37～42 周、体重在 2500g 以上、无畸形和疾病的活产婴儿。

一、足月新生儿特点

1. 外观特点

正常足月儿体重在 2500g 以上，身长 47cm 以上，哭声响亮，肌肉有一定张力，四肢屈曲，皮肤红润，胎毛少，耳壳软骨发育良好，乳晕清楚，乳头突起，乳房可扪及结节，整个足底有较深的足纹，男婴睾丸下降，女婴大阴唇覆盖小阴唇。

2. 呼吸系统

胎儿在宫内不需要肺呼吸，但有微弱的呼吸运动。胎儿肺内充满液体，出生时经产道挤压，1/3 肺液由口鼻排出，其余由肺间质毛细血管和淋巴管吸收，如吸收延迟，则出现湿肺症状。分娩后新生儿在第 1 次吸气后紧接着啼哭，肺泡张开。其呼吸较浅快，频率为 40 次/min 左右，常呈腹式呼吸。

3. 循环系统

胎儿出生后血液循环发生巨大变化：①脐带结扎；②肺血管阻力降低；③卵圆孔和动脉导管出现功能性关闭。心率波动较大，为 100～160 次/min，平均 120～140 次/min；血压平均为 9.3/6.7kPa（70/50mmHg）。

4. 消化系统

足月儿消化道面积相对较大，有利于吸收。而胃呈水平位，贲门括约肌发育较差，幽门括约肌发育较好，易发生溢乳和呕吐。新生儿肠壁较薄，通透性高，有利于吸收母乳中的营养物质，也易使肠腔内毒素及消化不全产物通过肠壁进入血液循环，引起中毒症状和过敏现象。足月儿除胰淀粉酶不足外，其余消化酶均能满足生理需要。胎粪呈墨绿色，由肠黏膜脱落上皮细胞、羊水及消化液组成。出生后 12h 内开始排泄，3～4d 内排完，若超过 24h 还未见胎粪排出，应检查是否为肛门闭锁。足月儿肝葡糖醛酸转移酶的活力较低，是出现生理性黄疸及对某些药物解毒能力低下的原因之一。

5. 血液系统

由于胎儿期处于相对缺氧状态，故足月儿出生时血液中红细胞数和血红蛋白量较高，血红蛋白中胎儿血红蛋白（HbF）约占 70%，后渐被成人血红蛋白（HbA）替代。由于胎儿血红蛋白对氧有较强的亲和力，氧离曲线左移，不易将氧释放到组织，所以新生儿缺氧时发绀不明显。足月儿刚出生时白细胞数较高，第 3 天开始下降。足月儿血容量为 80～100mL/kg。

6. 泌尿系统

足月儿一般生后第 1 天排尿，如生后 48h 无尿，需要检查原因。新生儿肾小管稀释功能尚可，但肾小球滤过率低，浓缩功能较差，因此排出同样量的溶质需比成人多 2～3 倍的水。新生儿排磷功能较差，因此牛奶喂养儿易导致低钙血症。

7. 神经系统

新生儿脑相对较大，重 300～400g，占体重 10%～12%（成人仅 2%）。新生儿期间视觉、听觉、味觉、触觉、温觉发育良好，痛觉、嗅觉（除对母乳外）相对差些。足月儿出生时已具有原始的神经反射，如觅食反射、吸吮反射、握持反射、拥抱反射和交叉伸腿反射。由于锥体束发育不成熟，正常新生儿也可出现巴宾斯基征、凯尔尼格征、佛斯特征阳性。

8. 免疫系统

胎儿可从母体通过胎盘得到免疫球蛋白 IgG，因此不易感染一些传染病如麻疹；而免疫球蛋白 IgA 和 IgM 则不能通过胎盘传给新生儿，因此新生儿易患呼吸道、消化道感染和大肠埃希菌、葡萄球菌败血症。新生儿单核-吞噬细胞系统和白细胞的吞噬作用较弱，血清补体比成人低，白细胞对真菌的杀灭能力也较低，这是新生儿易患感染的另一种原因。人乳的初乳中含较高分泌型免疫球蛋白 IgA，应提倡母乳喂养，提高新生儿抵抗力。

9. 体温调节

新生儿体温调节功能差，皮下脂肪较薄，体表面积相对较大，容易散热，其产热主要依靠棕色脂肪的代谢。新生儿的环境温度要适宜。室温过高时足月儿能通过皮肤蒸发和出汗散热，但如体内水分不足，会导致血液浓缩而出现发热，称“脱水热”；室温过低时则可引起体温低下或寒冷损伤综合征。

10. 能量、水和电解质需要量

新生儿总的能量需要为：出生后第 1 天 209.2～313.8kJ/kg（50～75kcal/kg），以后增至每天 418.4～502.1kJ/kg（100～120kcal/kg）。其体液总量占体重的 65%～75%，每天液体需要量为：第 1 天为 60～80mL/kg，第 2 天为 80～100mL/kg，第 3 天及以后为 100～140mL/kg；钠、钾每天需要量各约 1～2mmol/kg。新生儿患病时易发生酸碱失衡，其碳酸氢盐的肾阈值低，肾处理酸负荷能力不足，故特别容易发生代谢性酸中毒，需及时纠正。

11. 常见几种特殊生理状态

（1）生理性体重下降　新生儿出生数天内，因丢失水分较多，出现体重下降，但一般不超过10%，生后10d左右，恢复到出生时体重。

（2）生理性黄疸　生理性黄疸于新生儿出生后2～3d出现，4～5d达高峰，2周内消退，除皮肤及巩膜黄染外无临床症状，肝功能正常，血中非结合胆红素增加。

（3）乳腺肿大　出生后第3～5天，男、女足月新生儿均可发生乳腺肿胀，如蚕豆到鸽蛋大小，系出生后母体雌激素影响中断所致。一般不需处理，切勿强行挤压，以免继发感染。生后2～3周内消退。

（4）口腔内改变　新生儿上腭中线和齿龈切缘上常有黄白色小斑点，分别俗称为“上皮珠”和“马牙”，系上皮细胞堆积或黏液分泌物积留所致，于生后数周至数月自行消失。其两颊部的脂肪垫，俗称“螳螂嘴”，对吸乳有利，不应挑割，以免发生感染。

（5）假月经　有些女婴生后5～7d阴道可见带血性分泌物，持续2～3d，称假月经。系因妊娠后期母亲雌激素进入胎儿体内，生后突然中断，而形成类似月经的出血，一般不必处理。

二、常见护理问题

1. 有窒息的危险

与溢奶和呕吐有关。

2. 有体温改变的危险

与体温调节功能不完善有关。

3. 有感染的危险

与新生儿免疫功能不足有关。

4. 有受伤的危险

与没有自我防卫能力有关。

三、护理措施

1. 新生儿室要求

有条件的医院应设立新生儿病区或在病区中设立新生儿病室，并应安置在阳光充足、空气流通的朝南区域。病室内最好备有空调和空气净化设备，保持室温在24～26℃、相对湿度在55%～65%。每张病床占地面积为2.5m²、床间距离为60cm以上。规模较大的病区应设入院观察室、危重监护室、足月儿室及早产儿室，另配1～2间空房间，供临时隔离或空气消毒时轮换使用，条件许可的还应设置血气分析等检查室。

2. 保持呼吸道通畅

（1）在新生儿娩出后开始呼吸前，应迅速清除口、鼻部的黏液及羊水，保持呼吸道通畅，以免引起吸入性肺炎。

（2）经常检查鼻孔是否通畅，清除鼻孔内的分泌物。

（3）保持新生儿适宜的体位，一般取右侧卧位，如仰卧时避免颈部前屈或过度后仰；给予俯卧位时，需专人看护，防止窒息。

（4）避免随意将物品阻挡新生儿口鼻腔或按压其胸部。

3. 维持体温稳定

新生儿体温调节功能尚不完善，因此应有足够的保暖措施，保暖方法有头戴帽、母体胸前怀抱、母亲“袋鼠”怀抱、热水袋、婴儿培养箱和远红外辐射床等。使用时因人而异，最好使婴儿处于“适中温度”的环境，“适中温度”系指能维持正常体液及皮肤温度最适宜的环境温度，在此温度下，身体耗氧量最少，蒸发散热量最少，新陈代谢最低。此外，值得引起注意的是接触婴儿的手、仪器、物品等均应预热，以免导致传导散热。

4. 预防感染

（1）建立消毒隔离制度和完善的清洗设施　要求人人严格遵守，入室更衣换鞋，接触新生儿前后勤洗手，避免交叉感染。每季度对工作人员做1次咽拭子培养，对带菌者及患感染性疾病者应暂时调离新生儿室。病室应该使用湿法进行日常清洁，安装空气净化器，并要定期进行全面清洁消毒，病室每月一次空气培养。

（2）脐部处理　一般在新生儿分娩后1～2min内结扎，遵守无菌操作，消毒处理后包扎脐残端。同时应每天检查脐部，保持脐带及周围皮肤干燥，一天两次用碘伏或75%的酒精消毒，直至脐残端脱落、脐凹干燥。如有感染可局部使用抗生素。

（3）皮肤护理　新生儿出生后，初步处理皮肤皱褶处的血迹，擦干皮肤后给予包裹。每天沐浴1次，达到清洁皮肤和促进血液循环的目的。同时检查皮肤黏膜完整性及有无肛旁脓肿等情况。

5. 供给营养

（1）喂养　正常足月儿提倡早哺乳，一般生后0.5h左右即可给予母乳喂哺，鼓励按需喂奶。确实无法母乳喂养者先试喂5%～10%葡萄糖水，如无消化道畸形及吸吮吞咽功能良好者可给予配方乳。人工喂养者，奶具专用并消毒，奶流速以能连续滴出为宜。

（2）磅体重　定时、定点，每次测定前均要调节磅秤零位点，确保测得体重的精确度，为了解营养状况提供可靠依据。

6. 确保新生儿安全

避免新生儿处于危险的环境，如高空台面，可能触及热源、电源及尖锐物品。工作人员的指甲要短而光滑。

7. 健康教育

（1）促进母婴感情建立　目前国内外均大力提倡母婴同室和母乳喂养。因此，如母婴的情况允许，婴儿出生后，应尽早（30min内）将新生儿安放在母亲身旁，进行皮肤接触，鼓励早吸吮，促进感情交流，以利于婴儿身心发育。

（2）宣传育儿保健常识　向家长介绍喂养、保暖、预防感染、预防接种等有关知识。

（3）新生儿筛查　护理人员应了解新生儿筛查的项目，如先天性甲状腺功能减退症、先天性肾上腺皮质增生症、苯丙酮尿症和半乳糖血症等，按要求进行筛查。

四、出院指导

1. 喂养

（1）提倡母乳喂养　母亲患有结核、肝炎等传染病时，不能再喂母乳；遇患重感冒、发热等暂停母乳喂养。有上述情况、无母乳或母乳不足时可选用专为婴儿配方的奶粉。

（2）人工喂养儿应注意几点

① 奶粉冲配法。应根据不同品牌奶粉的配比说明进行配置。奶粉不能冲得过浓或过稀，以免引起消化不良或营养不足。

② 奶量。一周内30～45mL/次，两周内45～60mL/次，半月以上75～100mL/次，每隔3h左右喂一次。个别婴儿奶量视消化功能和需要而定。

③ 喂奶前试奶的温度。将奶滴在手腕内侧，以感觉温而不烫即可。喂奶时奶液要充满奶头，不要使婴儿吸入空气而引起吐奶。最好抱起婴儿或托起婴儿头肩部，并将其头侧向一边喂奶。

④ 吃奶后应竖抱，轻拍背部，让其嗳气后方可放下，以免吐奶。

⑤ 奶粉现配现喂。

⑥ 配奶和喂奶前均须洗净双手，奶瓶和奶头至少每天煮沸消毒一次，每次用后，用开水冲洗并盖上干净纱布。

⑦ 天气炎热、孩子洗澡后、剧烈哭闹后、腹泻时须再适当喂些水，每次10mL左右。

（3）喂奶时须特别小心　若出现呛咳、憋气、面色发紫时应立即停喂，低头侧卧，拍背驱出气道内奶汁后急送医院。

（4）观察婴儿是否吃饱　吃奶后婴儿精神活泼，不哭，能安静入睡3～4h，体重增长每月在0.7kg以上，说明奶量足够；如常哭闹不安，伴吸吮动作，吃奶后仍哭闹，说明奶量不足，需加量。新生儿奶量每次加15mL左右。

2. 观察婴儿大便

（1）母乳喂养的小儿大便呈金黄色、糊状，每天3～4次。

（2）人工喂养儿大便为淡黄色，较干，有时可有白色小凝块，每天1～2次。

（3）泡沫样绿色大便、酸臭、婴儿腹部胀气，是由于糖太多，应减少糖的进量。

（4）大便干燥，有白色硬结块，臭味重，是因为蛋白质过多，没有完全消化，应减少奶量。

（5）绿色、黏液大便，量少、次数多，婴儿哭闹不安，可能奶量不足，应增加奶量。

（6）大便中粪与水分开、色黄、有不消化奶瓣、次数增多，为消化不良，可延长吃奶间隔时间、稀释奶液或口服助消化药，必要时去医院就医。

（7）大便次数多、水分多、似蛋花汤样或有黏液脓血、腥臭味，需立即去医院治疗。

3. 皮肤护理

（1）婴儿衣服宜用柔软棉质布制作，穿着宜宽松，衣服不用纽扣以免损伤皮肤，开襟衫带子不能扎得过紧，避免擦伤腋下皮肤；久藏箱子的衣服，要晒洗后再穿，因个别婴儿接触樟脑丸后会产生溶血。

（2）每天需洗脸、洗手、洗臀部，注意头颈、腋窝、肘弯、会阴部、手心、指缝等处的清洁。脐带脱落者夏天每天洗澡，冬季每周1～2次。洗澡前要提高室温至29～30℃，洗澡时动作轻柔、及时擦干，可在皮肤皱褶部位用爽身粉（将粉倒在手心里再均匀抹在婴儿身上，避免将粉吸入），并及时修剪指甲。对婴儿的皮肤、黏膜切勿针刺或艾灸，以免感染。

4. 脐部护理

脐带未脱落或脱落后脐窝仍潮湿者，每天用3%过氧化氢溶液洗净后，再用5%聚维酮碘溶液消毒两次，并保持局部清洁干燥，避免洗澡水和尿液污染脐部。如脐部有血或脓性分泌物，应去医院诊治。

5. 臀部护理

新生儿尽量不用纸尿裤，宜选用浅色、柔软、吸水性好的旧棉质尿布，并及时更换。每次便后用温水轻轻洗净臀部，用软毛巾吸干水分。轻度臀红时可给予呋锌油涂敷；若皮肤有破损，可在洗净臀部后涂红霉素软膏或爱疗素软膏，并采用臀部暴露疗法。

第二节 新生儿窒息与复苏

新生儿窒息是指生后1min内，无自主呼吸或未能建立规律呼吸而导致低氧血症和混合性酸中毒。凡能造成胎儿或新生儿缺氧的因素均可引起窒息。本病是引起新生儿伤残和死亡的重要原因之一，需要争分夺秒抢救。

一、临床特点

1. 胎动、胎心率改变

缺氧早期胎动增加，胎心率加快≥160次/min；晚期为胎动减少或消失，胎心率减慢（<100次/min）或消失。

2. 羊水呈黄绿或墨绿色

缺氧胎儿肛门括约肌松弛，排出胎粪污染羊水所致。

3. Apgar评分降低

0～3分为重度窒息，4～7分为轻度窒息，8～10分为正常。如出生1min评分8～10分，5min后复评降到7分及以下亦属窒息。窒息患儿5min再评分仍低于6分，神经系统损伤较大，预后较差（表4-1）。

表4-1 Apgar评分标准

体征	0分	1分	2分
心率	无	<100次/min	>100次/min
呼吸	无	浅慢，哭声弱	正常、哭声响
肌张力	松弛	四肢稍屈曲	四肢动作好
刺激反应	无反应	少有动作，皱眉	咳嗽、喷嚏、哭
皮肤颜色	青紫或苍白	躯干红，四肢青紫	全身红

4. 部分患儿复苏后可出现各系统受损及并发症

(1) 呼吸系统　羊水、胎粪吸入性肺炎，肺透明膜病，呼吸暂停。

(2) 神经系统　颅内出血、缺氧缺血性脑病。

(3) 血液系统　出血倾向及 DIC。

(4) 消化系统　应激性溃疡、坏死性小肠结肠炎、肝功能损害。

(5) 泌尿系统　尿少、蛋白尿及管型，重者可发生急性肾小管坏死，有血尿素氮及肌酐增高、高钾血症等。

(6) 循环系统　心肌受损、三尖瓣闭锁不全、心力衰竭、心源性休克或肺动脉高压。

(7) 代谢紊乱　低血钙、低血糖或高血糖、酸中毒。

5. 辅助检查

(1) 血气分析　动脉血氧分压降低、二氧化碳分压增高、pH 下降。

(2) 血生化　血糖升高或降低、血钙降低、高血钾、心肌酶谱增高、血肌酐及尿素氮增高。

(3) 心电图　可有心肌受损改变。

(4) 胸部 X 线检查　可有肺气肿、肺不张等。

(5) 头颅 B 超或 CT　缺氧缺血性脑病或颅内出血改变。

二、护理评估

1. 健康史

详细询问妊娠期孕母身体状况、产前的胎心和胎动及破膜时间、胎盘脐带情况、胎位、产程长短、羊水情况等。

2. 症状、体征

评估皮肤颜色、呼吸情况、心率、四肢肌张力及对刺激的反应；观察皮肤、指甲有无胎粪污染；评估有无各系统受损表现。

3. 社会-心理

了解家长对小儿治疗预后的担忧和焦虑，对后遗症康复护理知识与方法的了解程度。

4. 辅助检查

了解血气分析电解质检查结果，尤其注意酸中毒程度及新生儿窒息时二氧化碳分压情况；了解血生化检查值及胸部 X 线摄片、头颅 B 超或 CT 检查结果。

三、常见护理问题

1. 不能进行有氧呼吸

与肺动脉收缩、肺血管阻力增加、肺血流减少、羊水胎粪吸入、中枢神经系统受损有关。

2. 心排血量减少

与肺水肿、肺动脉收缩、液体转移到组织间隙、心肌受损有关。

3. 组织灌注改变

与低血容量、缺血有关。

4. 体温异常

与缺氧、体温调节中枢受损有关。

5. 有感染危险

与免疫功能低下、污染的羊水吸入有关。

6. 焦虑（家长）

与病情危重及担心预后有关。

四、护理措施

1. 早期预测

估计胎儿娩出后有窒息危险时应事先做好复苏准备。复苏必备物品：婴儿辐射保暖台（事先预热）、负压吸引器、吸引管（5Fr、6Fr、8Fr）、复苏皮囊及面罩、供氧系统、新生儿喉镜、气管插管（2.5mm、3mm、3.5mm、4mm）、胃管、脐静脉插管包、各种型号注射器、手套、胶布、听诊器、心电监护仪、氧饱和度监护仪等。复苏药品：1∶10000肾上腺素、生理盐水、10%葡萄糖、5%碳酸氢钠、注射用水、多巴胺等。

2. 正确复苏

熟练掌握复苏程序。新生儿娩出后立即对是否足月妊娠、羊水清否、有无呼吸及哭声、肌张力情况作快速评估，如果4个问题中有一个答案是“否”，则通常认为这个婴儿需要按顺序进行（1）（2）（3）（4）下列4种措施中的一种或多种。新生儿复苏过程中每隔30s评估一次，并根据呼吸、心率、肤色同步评估决定是否需要进行下一步措施。

（1）最初复苏步骤　新生儿出生后快速评估新生儿羊水情况、呼吸及哭声、肌张力、是否足月，如回答有“否”，立即将婴儿置于已预热好的辐射保暖台上或用预热的毯子裹住以减少热量散失。摆正体位，将头摆成“鼻吸位”（新生儿仰卧或侧卧，颈部轻度伸仰到吸气位置），为使新生儿保持正确体位，仰卧时可在其肩胛下垫一折叠的毛巾（垫高2～3cm）。迅速清理呼吸道，先吸口腔后吸鼻腔（因鼻腔较敏感，吸引鼻腔时比吸口腔时更容易受刺激而引发呼吸运动，易造成口腔咽部的黏液、羊水在清理之前被吸入肺内），过度用力吸引可能导致喉痉挛和迷走神经性的心动过缓并使自主呼吸出现延迟，因此应限制吸管插入的深度和吸引时间（<10s/次），吸引器的负压不超过100mmHg（13.3kPa）。用温热干毛巾快速擦干全身。重新摆正头部，使颈部轻微伸仰保持气道最佳开放状态。如患儿仍无呼吸，可拍打或弹足底2次或沿身体长轴快速摩擦腰背皮肤1～2次来促使呼吸出现。如出现正常呼吸、心率>100次/min、肤色红润做好观察。如出现正常心率、呼吸，但有中心性发绀则予常压吸氧。如这些努力无效则需要正压通气。

（2）正压通气　如经上述处理仍无规律呼吸建立，出现持续呼吸暂停或喘息或心率<100次/min或婴儿经100%浓度常压给氧仍持续中心性发绀，应进行正压通气。正压通气可使用气流充气式气囊、自动充气式气囊等设备。通气频率一般为40～60次/min（胸外按压时为30次/min）。最初的几次加压呼吸需要30～40cmH_2O（早产儿20～25cmH_2O），以后

第五章　新生儿科

维持在 20cmH_2O，如无法监测压力应该使用能使心率增加的最小压力。充分的人工呼吸应显示双肺扩张，可由胸廓起伏、呼吸音、心率及肤色来评价，如胸廓扩张不良可能与密闭不良、气道阻塞或压力不足有关，应重新调整面罩位置（面罩应正好封住口鼻）或纠正患儿头部位置或检查并清除气道分泌物或增大压力，必要时气管插管。在新生儿复苏过程中应用气管插管术有以下几个指征：需要气管内吸引胎粪；复苏囊面罩通气无效或需长时间使用；需要胸外按压；需要气管内给药。正压通气 30s 后如有自主呼吸，且心率＞100 次/min、肤色红润可停止正压通气。如自主呼吸不充分，或心率＜100 次/min，须继续正压人工呼吸。如心率＜60 次/min，继续正压人工呼吸并开始胸外按压。持续气囊面罩人工呼吸＞2min 可产生胃充盈，应常规插入 8Fr 胃管，用注射器抽气和在空气中敞开端口来缓解。

（3）胸外按压　100％氧充分正压通气 30s 后如心率＜60 次/min，开始胸外按压，并继续正压通气。胸外按压的部位位于胸骨下 1/3 处（两乳头连线下方，剑突之上）。按压深度为胸廓前后径的 1/3，产生可触及的脉搏为有效。按压有 2 种方法：双拇指重叠或并列按压，其余手指环抱胸廓支撑背部（双拇指-环抱术）；或以右手食、中指指尖放在胸骨上按压，另一手支撑背部（双指法）。因为双拇指-环抱术比双指法可产生更高的收缩期峰值和冠状动脉灌注压，所以建议采用前者。然而当需要进行脐插管术时，双指法也许更合适。胸外按压下压时间稍短于放松时间，这样的按压比率在理论上可以提供更多的血流，同时胸外按压与通气应该协调一致，避免同时施行。在放松时，胸壁应被完全扩张，但复苏者的拇指不应离开胸壁。胸外按压与通气应达到 3∶1，即每分钟 120 次动作中给予 90 次胸外按压和 30 次通气，约 1/2s 的时间完成每次动作，2s 完成一个循环（做 3 次胸外按压和 1 次正压通气）。30s 后再次评估心率，协调的胸外按压与通气应持续到自主心率＞60 次/min。如心率仍＜60 次/min，除继续胸外按压外，考虑使用肾上腺素。

（4）用药　在新生儿复苏时，很少需要用药。但如果 30s 100％氧正压通气和胸外按压后心率仍持续＜60 次/min，则需要使用肾上腺素。①1∶10000 肾上腺素 0.1～0.3mL/kg，过去的指南推荐通过气管插管给予初始剂量的肾上腺素，然而动物实验研究表明使用该推荐剂量插管内给药无效，插管内给予肾上腺素其剂量需较现在的推荐剂量高出很多，而高浓度、大剂量肾上腺素可导致新生儿高血压、心肌功能下降和神经功能受损。因此现在主张通过静脉给药。需要时 3～5min 重复 1 次（心率＞100 次/min 停止给药）。②扩容剂：当怀疑新生儿有失血或出现休克症状（皮肤苍白、低灌注、脉搏弱）和对复苏措施无明显反应时，应考虑使用扩容剂。等张晶体液较清蛋白好，推荐用生理盐水，剂量为 10mL/kg，静脉缓慢推入（5～10min），必要时可重复给予。当复苏早产儿时避免扩容剂输注太快，因为快速输注大量溶液可导致脑室内出血。③碳酸氢钠：分娩现场新生儿复苏时不推荐使用碳酸氢钠。在一般的心肺复苏过程中不鼓励使用碳酸氢钠，但在对其他治疗无反应时或严重代谢性酸中毒时可使用。剂量为 2mmol/kg，用 5％（0.6mmol/mL）碳酸氢钠溶液 3.3mL/kg，用等量 5％～10％葡萄糖溶液稀释后经脐静脉或外周静脉缓慢注射（＞5min）。注意碳酸氢钠片高渗透性和产生 CO_2 的特性可对心肌和大脑功能有害，应在建立充分的人工呼吸和血液灌注后应用。

3. 复苏后护理

（1）加强监护　复苏后的新生儿不应将其视同正常新生儿对待，而必须给予密切观察监护，监护内容有以下几种。

① 生命体征。包括呼吸、心率、血压、氧饱和度。呼吸是监护的重点，应密切观察呼吸的频率、节律的变化，注意有无呼吸困难。若复苏后患儿呼吸已正常 2d 后又加快者，常是继发肺炎的征兆。

② 重要脏器受损的表现。观察患儿反应是否灵敏，有无两眼凝视、四肢抖动、肌张力改变、颅内压增高等神经系统表现；记录出入液量尤其注意小便的次数、量及颜色，了解肾功能情况；注意观察有无腹胀、呕吐咖啡色物等应激性溃疡表现及腹胀、胃潴留、便血等坏死性小肠结肠炎表现等。

③ 皮肤颜色。如有发绀应仔细查找原因，及时处理。

④ 监测各种实验室检查结果。包括血气分析，血钾、血氯、血钠、血糖、血胆红素、肌酐、尿素氮值等。

（2）保证营养　维持血糖正常，严防低血糖造成神经系统损伤，如无并发症发生后 0.5h 可吸吮母亲乳头。重度窒息儿复苏恢复欠佳者，适当延迟开奶时间，并防止呕吐物吸入再次引起窒息，如果喂养不能保证营养者予静脉补液。

（3）预防感染　曾气管插管，疑有感染者用抗生素预防感染，加强新生儿口腔、皮肤、脐部护理，工作人员应严格执行无菌操作技术，接触患儿前洗手。

4. 维持合适体温

有缺氧缺血损伤的婴儿应避免体温过高。必要时应用人工低温疗法如适度的全身低温（34～34.5℃）或选择性脑部低温（34～35℃），但目前尚无足够的证据支持常规推荐使用。

5. 安慰家长

耐心细致地解答病情，取得家长的理解，减轻家长的恐惧心理，得到家长最佳的配合。

第三节　新生儿败血症

新生儿败血症是指病原体侵入新生儿血液，并在其中生长、繁殖、产生毒素而造成的全身性反应。新生儿败血症起病隐匿，常缺乏典型的临床表现，但进展迅速，是新生儿时期一种最严重、最易引起死亡的感染性疾病之一。常见病原体为细菌，也可为病毒、真菌或原虫等。

一、病因及发病机制

1. 易感因素

（1）母亲的病史　母亲妊娠及产时的感染史（如泌尿系统感染、绒毛膜羊膜炎等）；母亲产道特殊细菌的定植，如 B 族链球菌（GBS）等。

（2）产科因素　胎膜早破、产程延长、羊水浑浊或发臭，分娩环境不清洁或接生时消毒不严，产前、产时侵入性检查等。

(3) 胎儿或新生儿因素　多胎，宫内窘迫，早产儿、小于胎龄儿，长期动静脉置管，气管插管，外科手术，对新生儿的不良行为如挑“马牙”、挤乳房等，新生儿皮肤感染如脓疱疮、尿布性皮炎及脐部、肺部感染等也是常见病因。

2. 病原菌

病原菌因不同日龄、不同地区和年代而异。我国以葡萄球菌和大肠埃希菌为主。

二、诊断

1. 临床表现

新生儿败血症的早期临床表现常不典型，早产儿尤其如此。表现为进奶量减少或拒乳、溢乳、嗜睡或烦躁不安、哭声低、发热或体温不升，也可表现为体温正常、反应低下、面色苍白或灰暗、精神萎靡、体重不增等非特异性症状。一般状况：由于细菌毒素作用表现为精神食欲欠佳，哭声减弱、体温不稳定、体重不增等常出现较早，且进展较快、较重，不需很长时间即可进入不吃、不哭、不动、面色不好、精神萎靡、嗜睡。

(1) 全身表现

① 体温改变，可有发热或低体温。

② 少吃、少哭、少动、面色欠佳、四肢凉、体重不增或增长缓慢。

③ 黄疸。有时是唯一表现，严重时可发展为胆红素脑病。

④ 休克表现。四肢冰凉伴花斑样改变，股动脉搏动减弱，毛细血管充盈时间延长，血压下降，严重时可有弥散性血管内凝血（DIC）。

(2) 各系统表现

① 皮肤、黏膜。硬肿症，皮下坏疽，脓疱疮，脐周或其他部位蜂窝织炎，甲床感染，皮肤烧灼伤，瘀斑、瘀点，口腔黏膜有挑割伤。

② 消化系统。厌食、腹胀、呕吐、腹泻，严重时可出现中毒性肠麻痹或坏死性小肠结肠炎（NEC），后期可出现肝脾大。

③ 呼吸系统。气促，发绀，呼吸不规则或呼吸暂停。

④ 中枢神经系统。易合并化脓性脑膜炎，表现为嗜睡、激惹、惊厥、前囟张力及肌张力增高等。

⑤ 心血管系统。感染性心内膜炎，感染性休克。

⑥ 血液系统。可合并血小板减少，出血倾向。

⑦ 泌尿系统感染。

⑧ 其他。骨关节化脓性炎症、骨髓炎及深部脓肿等。

2. 实验室检查

(1) 细菌学检查

① 细菌培养。尽量在应用抗生素前，严格消毒后进行血培养采血，疑为肠源性感染者应同时做厌氧菌培养，有较长时间用青霉素类和头孢类抗生素者应做 L 形细菌培养。怀疑产前感染者，生后 1h 内取胃液及外耳道分泌物培养，或涂片革兰染色找多核细胞和胞内细菌，必要时可取清洁尿培养；脑脊液、感染的脐部分泌物、浆膜腔液及所有拔除的

导管头均应送培养。

② 病原菌抗原及 DNA 检测。用已知抗体测体液中未知的抗原，对 GBS 和大肠埃希菌 K 抗原可采用对流免疫电泳、乳胶凝集试验和酶联免疫吸附试验等方法，对已使用抗生素者更有诊断价值；采用 16SrRNA 基因的聚合酶链反应（PCR）分型、DNA 探针等分子生物学技术，以协助早期诊断。

（2）非特异性检查

① 白细胞计数。白细胞计数减少（$<5\times10^9$ 个/L），或白细胞计数增多（≤3 天者白细胞计数$>25\times10^9$ 个/L；>3 天者白细胞计数$>20\times10^9$ 个/L）。

② 白细胞分类。杆状核细胞/中性粒细胞（L/T）≥0.16。

③ C-反应蛋白（CRP）≥8μg/mL（外周血）。有条件者可作血清前降钙素（PCT）或白介素 6（IL-6）测定。

④ 血小板$\leqslant100\times10^9$ 个/L。

⑤ 微量血沉≥15mm/h。

3. 诊断标准

依据 2003 年中华医学会儿科学分会新生儿学组制定的新生儿败血症诊疗方案。

（1）确定诊断　具有临床表现并符合下列任一条。

① 血培养或无菌体腔内培养出致病菌。

② 如果血培养标本培养出机会致病菌，则必须与另次（份）血或无菌体腔内或导管头培养出同种细菌。

（2）临床诊断　具有临床表现且具备以下任一条。

① 非特异性检查≥2 条。

② 血标本病原菌抗原或 DNA 检测阳性。

三、治疗

1. 抗生素治疗

（1）一般原则

① 临床诊断败血症，在使用抗生素前收集各种标本，不需等待细菌学检查结果，即应及时使用抗生素。

② 根据病原菌可能来源初步判断病原菌种，病原菌未明确前可选择既针对革兰阳性（G^+）菌又针对革兰阴性（G^-）菌的抗生素，但应掌握不同地区、不同时期有不同优势致病菌及耐药谱，经验性地选用抗生素。

③ 一旦有药敏结果，应作相应调整，尽量选用一种针对性强的抗生素；如临床疗效好，虽药敏结果不敏感，亦可暂不换药。

④ 一般采用静脉注射，疗程 10～14 天。合并 GBS 及 G^- 菌所致化脓性脑膜炎者，疗程 14～21 天。

（2）主要针对 G^+ 菌的抗生素

① 青霉素与青霉素类。a. 链球菌属：首选青霉素 G。b. 葡萄球菌属（金黄色葡萄球菌和凝固酶阴性葡萄球菌）：耐酶青霉素如苯唑西林、氯唑西林。

② 第一、第二代头孢菌素。a. 第一代：头孢唑林对G^+和G^-部分作用，不易进入脑脊液；头孢拉定对G^+和G^-球菌作用好，但对G^-杆菌作用较弱。b. 第二代：头孢呋辛对G^+菌比第一代稍弱，对G^-菌更有效。

③ 万古霉素：二线抗G^+菌抗生素，主要针对耐甲氧西林葡萄球菌（MRS）。

（3）主要针对G^-菌的抗生素

① 三代头孢：对G^-最小MIC，极易进入血-脑屏障。不宜单用，因为对金黄色葡萄球菌、李斯特杆菌弱，肠球菌完全耐药。

② 氨基糖苷类：针对G^-菌，对葡萄球菌较好，但进入脑脊液差。因其易造成耳毒性、肾毒性，如有药敏试验的依据且有条件监测其血药浓度的单位慎用，并注意临床监护，但在我国基本不用。

③ 哌拉西林：对G^-菌及GBS敏感，易进入脑脊液。

④ 氨苄西林：虽广谱，但大肠埃希菌耐药率高。

⑤ 氨曲南：为单环β-内酰胺类抗生素，对G^-菌作用强，β-内酰胺酶稳定，不良反应少。

（4）其他

① 针对厌氧菌：甲硝唑。

② 其他广谱抗生素。a. 亚胺培南＋西司他丁：二、三线新型β-内酰胺类抗生素，对G^+和G^-需氧和厌氧菌有强大杀菌作用，对产超广谱β-内酰胺酶的细菌有较强的抗菌活性，不易通过血-脑屏障，可引起惊厥。b. 帕尼培南＋倍他米隆：为合成的第三代喹诺酮类抗菌药物，具有广谱抗菌活性，杀菌效果好。c. 头孢吡肟：第四代头孢菌素，对G^+和G^-均敏感，对β-内酰胺酶稳定，不易发生耐药。

2. 清除感染灶

（1）脐炎局部用3%过氧化氢、2%碘酒及75%酒精消毒，每天2～3次。

（2）口腔黏膜亦可用3%过氧化氢，每天2次。

3. 保持机体内、外环境的稳定

（1）注意保暖、热量供给及水、电解质平衡。

（2）纠正低氧、酸中毒。

4. 增强免疫功能及其他疗法

早产儿及严重感染者可用静脉滴注免疫球蛋白（IVIG）200～600mg/kg，每天1次，3～5天。

四、护理评估

1. 健康史

询问患儿有无宫内、产时和产后感染史，如母亲产前有无发热、胎膜早破、产程延长、羊水混浊发臭；是否为早产；患儿出生时有无复苏抢救史，是否接受过损伤性操作；近期有无皮肤黏膜破损，有无脐炎、脓疱疹等。

2. 症状、体征

注意体重增长情况。评估患儿的面色及肤色、反应、哭声、吃奶、体温情况；有无感染性病灶，特别是脐部和皮肤有无破损或化脓；有无腹胀、呼吸暂停、黄疸和肝脾大、硬肿、出血倾向及休克等；有无神经系统阳性体征。

3. 社会-心理

评估家长有无焦虑及家长对该病的认知程度、护理新生儿知识和技能的掌握程度、家庭的卫生习惯和居住环境等。

4. 辅助检查

注意白细胞总数、血小板值，有无中毒颗粒和核左移。了解血培养结果（但血培养阳性率低，约10%。阳性可确诊，阴性而症状和体征非常明显者仍不能排除败血症，尤其是在应用抗生素之后做血培养者）。了解CRP是否升高。

五、常见护理问题

（1）体温失调　体温升高或低于正常，与感染有关。

（2）皮肤黏膜完整性受损　与皮肤破损或化脓性感染有关。

（3）营养失调　低于机体需要量，与食欲缺乏、摄入量不足及疾病消耗增加有关。

（4）有血管损伤的可能　与败血症疗程长、需反复静脉穿刺有关。

（5）合作性问题　感染性休克、化脓性脑膜炎、骨髓炎等。

（6）知识缺乏　家长缺乏护理新生儿的知识和技能。

六、护理措施

1. 血培养采集

应在抗生素使用前抽血以提高血培养阳性率，抽血时严格无菌操作避免杂菌污染，取血量至少1mL，采血后即送细菌室培养。必要时同时做双部位采血，分别培养。

2. 保证有效静脉用药

（1）抗生素现配现用，遵医嘱准时分次使用，以维持抗生素有效血浓度。熟悉所用抗生素的药理作用、用法、不良反应及配伍禁忌。

（2）遵医嘱正确静脉输入免疫球蛋白：部分患儿输注免疫球蛋白1h内可出现头痛、哭闹、心率加快、恶心。因此最初0.5h以5mL/h速度输入，如无不良反应再加快速度。血管活性药物应尽可能使用上肢近心端静脉，以较快发挥效果。纠正酸中毒用碳酸氢钠一般稀释至1.4%，30～60min内输完。

（3）本病治疗疗程长且需每12h一次或每8h一次用药，加上部分抗生素如万古霉素等药物静脉刺激性强，因此静脉损伤大。应注意保护静脉，如采用外周静脉置管，应从远端到近端有计划地使用静脉，提高静脉穿刺成功率，尽量做到一针见血。肘部静脉暂时保留以备必要时中心静脉置管用。对于血培养持续阳性或并发化脓性脑膜炎、脓胸、骨髓炎等估计抗生素使用达2周以上者应及早行中心静脉置管。

3. 清除局部病灶

脐部感染时先用3%过氧化氢溶液清洗，再涂5%聚维酮碘溶液，必要时用抗生素溶液湿敷；脓疱疹可用无菌针头刺破后涂5%聚维酮碘溶液或抗生素软膏；鹅口疮在吃奶后或两餐奶间涂制霉菌素甘油；皮肤破损者局部涂5%聚维酮碘溶液，创面大者必要时给予保温箱暴露疗法。

4. 维持正常体温

提供中性环境温度。体温偏低或体温不升时，及时予加盖包被、热水袋或保温箱保温；体温过高时给予松解包被、洗温水澡、多喂水，新生儿一般不用药物降温以免体温过度下降。

5. 耐心喂养，保证营养供给

不能进食时可行鼻饲或通过静脉补充能量和水分，必要时输注鲜血或血浆。

6. 密切观察病情，发现异常及时处理

（1）症状体征的观察　监测体温，观察面色、精神反应、哭声、吃奶、黄疸情况。注意有无出血倾向如皮肤黏膜出血，重症出血时可口吐咖啡色液体，应及时吸引清除防止窒息，并给予吸氧和止血药物。注意有无腹胀、潴留、呕吐、黏液血便等坏死性小肠结肠炎表现，必要时禁食，腹胀明显者给予胃肠减压、肛管排气。注意观察有无迁徙性病灶。

（2）并发症的观察　如患儿出现持续发热、激惹、面色青灰、颈部抵抗、呕吐、前囟饱满、两眼凝视、呼吸暂停提示有化脓性脑膜炎可能；如患儿面色青灰、脉搏细速、毛细血管充盈时间延长、皮肤花纹、四肢厥冷、皮肤有出血点等应考虑感染性休克；黄疸突然加重伴拒食、嗜睡、肌张力减退提示胆红素脑病可能。出现以上情况应及早与医师联系，积极处理。

（3）观察药物疗效和不良反应　应用抗生素后如病情无改善、反复或恶化，应及时与医师联系，以便适当调整抗生素。头孢类抗生素可引起二重感染和凝血功能障碍。万古霉素可造成听力、肾脏损害，输液速度宜慢，保证输注 1h 以上，并监测尿常规，及时做听力检查。

接触患儿前洗手，保持患儿皮肤黏膜清洁、干燥、完整，做好脐部护理等，以防止院内继发感染。

七、出院指导

1. 出院后用药

新生儿败血症的抗菌治疗必须用足疗程。治愈出院者，出院后不必再用药，用药疗程未足而自动出院者，可遵医嘱口服抗生素直至用足疗程，具体用药种类、剂量与方法必须遵照医嘱。口服药物一般在新生儿两餐奶间服用，服药时将药物置于奶瓶中，用适量温开水溶化后套上奶嘴喂入，喂后再喂少许温开水，以冲尽奶瓶、奶嘴及口腔内的残余药液。

2. 脐炎护理

出院时新生儿如存在某些问题，应告知家长做相应处理。脓疱疹每天 2 次在脓疱部位涂擦聚维酮碘溶液少许，勿用手挤压脓疱；脐炎者先用 3%过氧化氢溶液清洗脐部，再涂 5%聚维酮碘溶液至脐部完全愈合，每天 2 次。

3. 家庭观察

需要引起警惕的异常症状有精神食欲欠佳、嗜睡、哭声减弱、体温改变、脐轮红肿、脐部有脓性渗液等。危险征兆有面色苍白或青灰、肢端厥冷、皮肤花斑等休克表现；并发

化脓性脑膜炎时主要症状有发热、拒乳、呕吐、烦躁、颈部抵抗、尖叫、双眼发直、抽搐等。出现以上情况请立即就诊。

4. 做好日常护理，预防感染

保持婴儿皮肤黏膜、臀部及脐部的清洁干燥。勿用不洁布等揩洗新生儿口腔，不能针刺、艾灸、挑割和擦伤婴儿的皮肤黏膜。勤换尿布，每次大便后洗净臀部，预防尿布疹。避免尿液污染未愈合的脐部，包裹脐带的敷料必须无菌。接触婴儿前洗手，护理时动作应轻柔。减少探视，避免患病者护理婴儿。根据气候变化及时添减衣被，避免过冷或过热。

第四节　新生儿肺炎

新生儿肺炎是一种常见病。按病因不同可分为吸入性肺炎和感染性肺炎两大类。

一、病因与发病机制

1. 吸入性肺炎

主要指胎儿或新生儿吸入羊水、胎粪、乳汁等引起的肺部炎症。胎儿在宫内或娩出时吸入羊水所致肺炎称羊水吸入性肺炎；吸入被胎粪污染的羊水引起的肺炎称胎粪吸入性肺炎；出生后因喂养不当、吞咽功能不全、反流或呕吐、食管闭锁和唇裂、腭裂等引起乳汁吸入而致肺炎称乳汁吸入性肺炎。其中以胎粪吸入性肺炎最为严重，病死率最高。

（1）羊水、胎粪吸入者　羊水、胎粪吸入者多有宫内窘迫和（或）产时的窒息史。

① 羊水吸入量少者可无症状或仅轻度呼吸困难，吸入量多者常在窒息复苏后出现呼吸窘迫、青紫，口腔流出液体或泡沫，肺部可闻及粗湿啰音。

② 胎粪吸入者症状常较重，分娩时可见羊水混胎粪，患儿皮肤、脐窝、指（趾）甲胎粪污染，口鼻腔、气管内吸入物中含胎粪。窒息复苏后很快出现呼吸急促、鼻翼扇动、三凹征、呼气呻吟及发绀甚至呼吸衰竭。双肺可闻及干湿性啰音。可并发肺不张、肺气肿、纵隔气肿或气胸、持续肺动脉高压、ARDS 等。

（2）乳汁吸入者　乳汁吸入者常有喂奶时或喂奶后呛咳，乳汁从口、鼻腔流出或涌出。症状与吸入程度有关。患儿可有咳嗽、喘憋、气促、发绀、肺部啰音等。严重者可导致窒息。

2. 感染性肺炎

感染性肺炎是指出生前、出生时或出生后感染细菌、病毒、原虫等微生物引起的肺炎。宫内和分娩过程中感染以大肠埃希菌、B 族链球菌、巨细胞病毒感染为主；生后感染以金黄色葡萄球菌、大肠埃希菌感染为主，近年来机会致病菌如克雷伯菌、表皮葡萄球菌、厌氧菌、真菌等亦可引起。新生儿感染性肺炎多数为产后感染性肺炎，可由上呼吸道炎症向下蔓延引起，也可为败血症并发。

宫内、产时感染发病早，产后感染发病较晚。

3. 症状与体征

主要有发绀、呻吟、口吐泡沫、呼吸急促、鼻翼扇动、点头样呼吸、三凹征、体温异常、反应差、吃奶差。早产儿可见呼吸暂停，日龄大的新生儿可有咳嗽。双肺可闻及干湿性啰音。严重者可出现呼吸衰竭、心力衰竭。金黄色葡萄球菌肺炎易并发气胸、脓胸、脓气胸，病情常较严重。

二、辅助检查

(1) 外周血象　白细胞总数细菌感染大多增高，病毒感染正常或降低。

(2) 宫内感染　脐血或出生早期血 IgM＞200mg/L。

(3) 血气分析和电解质测定　常有低氧血症或高碳酸血症，pH 降低，可伴有电解质紊乱。

(4) 病原学检查　采集深部气道分泌物或支气管肺泡灌洗液作细菌培养，必要时作病毒学及支原体、衣原体、解脲脲原体检测可呈阳性。

(5) 胸部 X 线摄片　产前感染者常以肺间质病变为主；产时 B 族链球菌感染，胸片与肺透明膜病相似，后期呈大片毛玻璃影；产后感染者多见两肺散在斑片状阴影，可伴大片融合或肺不张、肺气肿等。

三、护理评估

1. 健康史

询问母亲孕期尤其是孕后期有无感染病史如巨细胞病毒或弓形虫等感染；有无羊膜早破；询问羊水颜色、性质，有无宫内窘迫或产时窒息；了解 Apgar 评分；了解生后新生儿有无脐部或皮肤等感染病史及呼吸道感染性疾病接触史；有无长期住院、气管插管等医源性感染的因素。

2. 症状、体征

注意评估患儿是否反应差、发热或体温不升，注意呼吸频率、节律、深浅度，观察有无发绀、呻吟、口吐白沫、呼吸急促、吸气性三凹征、胸腹式呼吸、咳嗽、呼吸暂停等。

3. 社会-心理

新生儿肺炎多数预后良好，痊愈出院。少数胎粪吸入性肺炎、呼吸机肺炎等病情较重、病死率高或病程迁延者应注意评估家长有无焦虑与恐惧。

4. 辅助检查

了解痰、血化验，胸部 X 线片检查结果，尤其应注意了解血气分析结果，以指导氧疗。

四、常见护理问题

(1) 不能有效清理呼吸道　与炎症使呼吸道分泌物增多、咳嗽无力等有关。

(2) 气体交换功能受损　与吸入羊水、胎粪、奶汁及肺部炎症有关。

(3) 喂养困难　与呼吸困难、反应差、拒奶、呛奶等有关。

(4) 体温异常　与肺部感染有关。

（5）合作性问题　心力衰竭、气胸、脓胸或纵隔气肿。

五、护理措施

1. 保持呼吸道畅通，改善肺部血液循环、通气和换气功能

（1）胎头娩出后立即吸尽口、咽、鼻黏液，无呼吸及疑有分泌物堵塞气道者，立即进行气管插管，并通过气管内导管将黏液吸出，再吸氧或人工呼吸。

（2）室内空气宜新鲜，保持湿度在 60%左右。分泌物黏稠者可行雾化吸入，湿化气道分泌物，使之易排出。雾化液可用生理盐水，也可加入抗感染、平喘、化痰药物，雾化吸入每次不超过 15min，以免引起肺水肿。

（3）胸部物理疗法促进血液循环，利于肺部炎症吸收。①头高位或半卧位以利呼吸，肺不张者取健侧卧位。经常翻身、有条件多怀抱。②拍背：由下而上，由外周向肺门用弓状手掌拍击，使小气道分泌物松动易于进入大气道。③吸痰：吸痰负压 75～100mmHg，有下呼吸道分泌物黏稠，造成局部阻塞引起肺不张、肺气肿者可用纤维支气管镜术吸痰。④根据病情和胸片中病变的部位选用适当的体位引流，以利呼吸道分泌物或胎粪的清除。⑤病程迁延者可行胸部超短波或红外线理疗。

保持安静减少氧耗，避免剧烈哭闹，必要时遵医嘱使用镇静剂。

2. 合理用氧

轻、中度缺氧采用鼻导管给氧，氧流量为 0.5～1L/min 或面罩给氧，氧流量为 2～3L/min。重度缺氧可用头罩给氧，氧流量为 5～8L/min。并根据动脉血氧分压及时调节吸入氧浓度，使 PO_2 维持在 50～80mmHg 至青紫消失为止。如青紫无改善，PO_2 持续低于 50mmHg 或 PCO_2 持续高于 60mmHg，并发生呼吸衰竭时，可气管内插管进行机械通气。给氧浓度不宜过高，时间不宜太长，以免发生早产儿视网膜病、支气管肺发育不良等并发症。

3. 维持正常体温

置患儿于中性环境温度中。患新生儿肺炎时，体温可能升高也可能降低，应根据病情不同，采取相应方法维持正常体温。

4. 耐心喂养，保证营养供给

患儿易呛奶，能喂奶时应将头部抬高或抱起，并少量多餐耐心间歇喂奶，不宜过饱，以免影响呼吸和引起呕吐、吸入。呛奶严重或呼吸困难明显者可行鼻饲。进食少者根据不同日龄、体重、对液量的具体要求给予静脉补液，重症肺炎补液时适当控制输液速度避免诱发心力衰竭。

5. 密切观察病情，及时发现异常并积极处理

监测体温、心率、呼吸、血压、经皮氧饱和度、动脉血气，记录出入液量。并注意观察以下几点

（1）呼吸系统表现是否改善，如青紫、呼吸困难、咳嗽有无改善。

（2）全身症状是否好转，如反应、体温、进奶量等。

（3）观察有无并发症，如面色苍白或发绀加重、烦躁、短期内呼吸明显加快、心率加快、肝脏增大，提示并发心力衰竭，应配合做好给氧、镇静、强心、利尿等处理。如烦躁不安、突然呼吸困难伴青紫加重、一侧胸廓饱满及呼吸音降低可能合并气胸，应立即做好

胸腔穿刺或胸腔闭锁引流准备。如出现烦躁、前囟隆起、惊厥、昏迷，则可能并发中毒性脑病，遵医嘱做止痉、脱水等治疗。如腹胀明显，可能存在中毒性肠麻痹或低血钾，予禁食、胃肠减压、肛管排气，低血钾根据血钾报告补钾。

六、出院指导

1. 孩子出院后的环境

选择阳光充足、空气流通的朝南房间为佳。室温要求在 22～24℃，夏冬季可借助空调或取暖器调节。相对湿度 55%～65%为宜，气候干燥时可在室内放一盆水。保持室内空气新鲜，无层流或新风系统病室应定时通风，冬天可每天通风 2 次，每次 30min，避免对流风。

2. 用药

病愈出院后，一般不需要用药。如需服用药物要遵医嘱，不可随意增减。请勿在小儿哭闹时喂药，以免误吸入气管。

3. 喂养

喂养要有耐心，以少量多餐为宜。奶头孔大小要适宜。喂好后将小儿竖直，头伏于母亲肩上，轻拍其背以排出咽下的空气避免溢乳和呕吐，待打嗝后再取右侧卧位数分钟。容易吐奶的小儿可同时抬高肩背部，以促进胃排空减少吐奶的发生。当小儿发生呕吐时，迅速将小儿的头侧向一边，轻拍其背部，并及时清除口鼻腔内的奶汁防止奶汁吸入。

4. 日常护理

多怀抱小儿，如肺炎未愈出院或肺炎恢复期可在脊柱两侧由下而上、由外向内用弓状手掌拍其背部。经常检查鼻孔是否通畅，清除鼻孔内的分泌物。卧位一般取右侧卧位，如仰卧时要避免颈部前屈或过度后伸。洗澡时，要求室温 26～30℃、水温 38～40℃，关好门窗，动作轻快，及时擦干，注意保暖避免着凉。根据季节及气候及时增减衣服，防止过热或着凉，衣着以小儿的手足温暖而不出汗为宜。少去公共场所，减少探视，避免接触呼吸道感染者。

第五节　新生儿黄疸

新生儿黄疸又称高胆红素血症，是由于新生儿时期血清胆红素浓度升高而引起皮肤、巩膜等黄染的临床现象。分生理性黄疸及病理性黄疸两大类。严重者非结合胆红素进入脑部可引起胆红素脑病（核黄疸），危及生命或导致中枢神经系统永久性损害而留下智力落后、听力障碍等后遗症。

一、病因与发病机制

1. 生理性黄疸

主要由于新生儿肝葡糖醛酸转移酶活力不足引起。黄疸一般生后 2～3d 开始出现，4～

5d达高峰，10～14d消退，早产儿可延迟到3～4周。血清胆红素足月儿<221μmol/L（12.9mg/dL）、早产儿<256.5μmol/L（15mg/dL）。一般情况良好，以血中非结合胆红素升高为主。

2. 病理性黄疸

（1）一般特点

① 黄疸出现早，一般在生后24h内出现。

② 黄疸程度重，血清胆红素足月儿>221μmol/L（12.9mg/dL），早产儿>256.5μmol/L（15mg/dL）。

③ 黄疸进展快，血清胆红素每天上升>85μmol/L（5mg/dL）。

④ 黄疸持续时间长，足月儿超过2周或早产儿超过4周黄疸仍不退或退而复现。

⑤ 血清结合胆红素>26μmol/L（1.5mg/dL）。

⑥ 重者可引起胆红素脑病，又称核黄疸，是由于血中游离非结合胆红素通过血-脑屏障引起脑组织的病理性损害。胆红素脑病一般发生在生后2～7d，早产儿更易发生。临床分警告期、痉挛期、恢复期、后遗症期。警告期表现：嗜睡、吸吮力减弱、肌张力低下，持续12～24h。痉挛期表现：发热、两眼凝视、肌张力增高、抽搐、两手握拳、双臂伸直内旋、角弓反张，多数因呼吸衰竭或肺出血死亡，持续12～48h。恢复期表现：抽搐减少或消失，恢复吸吮能力，反应好转，此期约持续2周。后遗症期于生后2个月或更晚时出现，表现为手足徐动、眼球运动障碍、听力障碍、牙釉质发育不良、智力障碍等。

（2）不同病因引起病理性黄疸的特点

① 胆红素来源增多引起病理性黄疸，以非结合胆红素增高为主。

a. 新生儿溶血：Ⅰ. 同族免疫性溶血如新生儿ABO或Rh溶血病或其他血型不合溶血。ABO或Rh溶血症往往于生后24h内出现黄疸，并迅速加重，可有进行性贫血。ABO溶血病可呈轻中度贫血或无明显贫血；Rh溶血病贫血出现早且重，严重者死胎或出生时已有严重贫血、心力衰竭，部分患儿因抗体持续存在，可于生后3～6周发生晚期贫血。全身水肿，主要见于Rh溶血病；肝脾大，髓外造血活跃所致；低血糖，见于重症Rh溶血病大量溶血时造成还原型谷胱甘肽增高刺激胰岛素释放所致；重症者可有皮肤瘀点、瘀斑、肺出血等出血倾向；容易发生胆红素脑病。血型鉴定母婴Rh或ABO血型不合；血中有致敏红细胞及免疫性抗体，改良直接抗人球蛋白试验阳性，抗体释放试验阳性，游离抗体试验阳性。Ⅱ. 红细胞酶缺陷溶血如葡萄糖6-磷酸脱氢酶（G-6-PD）缺乏症，往往生理性黄疸持续不退或进行性加重、贫血、易发生胆红素脑病、高铁血红蛋白还原率下降。Ⅲ. 红细胞形态异常如遗传性球形或椭圆形、口形红细胞增多症等。球形红细胞增多症可早期出现溶血性贫血，外周血直径较小的球形红细胞增多，红细胞渗透脆性试验阳性，有家族史。Ⅳ. 血红蛋白病如地中海贫血，可引起胎儿水肿综合征、低色素小细胞性贫血、黄疸、肝脾大。

b. 体内出血：头颅血肿、颅内出血、内脏出血等逸至血管外红细胞寿命会缩短而出现黄疸，有相应部位出血的表现。

c. 红细胞增多症：常见于宫内缺氧、胎-胎输血、脐带结扎延迟等。一般在生后48h出现黄疸加深，患儿有多血貌或青紫，呼吸暂停，静脉血红细胞>6×10^{12}个/L，血红蛋白＞220g/L，血细胞比容＞65％。

d. 肠肝循环增加：Ⅰ. 开奶延迟，吃奶少，大便排出延迟、排出少或不排（如肠闭锁等消化道畸形）使胆红素重吸收增加而出现黄疸。以非结合胆红素升高为主；Ⅱ. 母乳性黄疸，见于母乳喂养儿，可能与母乳中β-葡糖醛酸苷酶活性高使胆红素重吸收增加有关。黄疸于生后3～8d出现，1～3周达高峰，6～12周消退，停喂母乳3～5d黄疸明显减轻或消退，如重新母乳喂养黄疸可稍加重，患儿一般情况良好。

e. 其他：维生素E缺乏、低锌血症可影响红细胞膜功能；孕母分娩前静脉滴注催产素（＞5 U）和不含电解质的葡萄糖溶液使胎儿处于低渗状态导致红细胞通透性及脆性增加而溶血，母亲有分娩前用药史。以非结合胆红素升高为主。

② 肝摄取结合胆红素减少：以非结合胆红素升高为主。

a. 葡糖醛酸转移酶受抑制：家族性、窒息、缺氧、低体温、低血糖、使用水合氯醛、婴儿时应用酚类清洁剂可抑制肝酶活力。患儿有血糖及体温异常、窒息、用药等相应病史，以非结合胆红素升高为主。

b. 先天性葡糖醛酸转移酶缺乏症（Crigler-Najjar综合征）：分两型。Crigler-Najjar Ⅰ型为葡糖醛酸转移酶完全缺乏、常染色体隐性遗传病，多于生后3d内出现明显黄疸，并持续终身，黄疸不能被光疗所控制，需换血再行光疗方能奏效，如不换血大多发生胆红素脑病，酶诱导剂无效。Crigler-Najjar Ⅱ型为葡糖醛酸转移酶部分缺乏、常染色体显性遗传病，酶诱导剂有效，个别发生胆红素脑病。

c. 家族性暂时性新生儿高胆红素血症（Lucey-Driscoll综合征）：为母孕中、后期血清中一种能通过胎盘到达胎儿体内的孕激素抑制了葡糖醛酸转移酶所致。有明显家族史，多于生后48h内出现严重黄疸，如不及时换血可发生胆红素脑病，生后2周内黄疸逐渐消退。

d. 先天性非溶血性黄疸（Gilbert综合征）：常染色体显性遗传病。肝细胞摄取胆红素功能障碍，也可伴有葡糖醛酸转移酶活性部分降低。一般黄疸轻，呈慢性或间歇性。

e. 酸中毒、低蛋白血症：影响非结合胆红素与清蛋白结合。血气分析pH降低或血清蛋白低。

f. 药物：磺胺类、水杨酸盐、维生素K_3、吲哚美辛、毛花苷C与胆红素竞争Y、Z蛋白结合位点；噻嗪类利尿剂可使胆红素与清蛋白分离等。患儿有用药史。

g. 其他：甲状腺功能减退、脑垂体功能低下、唐氏综合征等常伴血胆红素升高或生理性黄疸消退延迟。甲状腺功能减退表现为少哭、喂奶困难、吸吮无力、肌张力低、腹膨大、便秘、生理性黄疸持续不退，血清T_3、T_4降低，TSH增高。

③ 胆红素排泄障碍：引起结合胆红素增高或混合性高胆红素血症。

a. 肝细胞对胆红素的排泄障碍。Ⅰ. 新生儿肝炎综合征，如TORCH（T：弓形虫；R：风疹病毒；C：巨细胞病毒；H：单纯疱疹病毒；O：其他如乙肝病毒、梅毒螺旋体、EB病毒等）引起，以巨细胞病毒感染最常见。感染可经胎盘传给胎儿或在通过产道时被感染，常在生后1～3周或更晚时出现黄疸，粪便色浅或灰白，尿色深黄，可有畏食、呕吐、肝脏肿大、肝功能异常；血清巨细胞病毒、疱疹病毒、风疹病毒、弓形虫IgM抗体阳性；巨细胞病毒（CMV）感染者还可有CMV特异性结构蛋白PP65阳性、尿CMV-DNA阳性；梅毒患儿梅毒螺旋体间接血凝试验（TPHA）及快速血浆反应素试验（RPR）

阳性；Ⅱ．先天性代谢缺陷病，如半乳糖血症，患儿进食乳类后出现黄疸、呕吐、体重不增、白内障、低血糖和氨基酸尿，红细胞1-磷酸半乳糖尿苷转移酶活性低，血半乳糖升高；Ⅲ．先天性遗传性疾病如家族性进行性胆汁淤积、先天性非溶血性黄疸（结合胆红素增高型）等。以结合胆红素升高为主。家族性进行性胆汁淤积初为间歇性黄疸，常诱发于感染，以后转变为慢性进行性胆汁淤积、肝硬化。

b. 胆管胆红素的排泄障碍。Ⅰ．新生儿先天性胆道闭锁，生后1～3周出现黄疸并逐渐加重，大便生后不久即呈灰白色，皮肤呈深黄绿色，肝脏明显增大、质硬，大多于3～4个月后发展为胆汁性肝硬化，以结合胆红素增高为主，腹部B超检查可发现异常；Ⅱ．先天性胆总管囊肿，呈间歇性黄疸、腹部肿块、呕吐、无黄色大便，超声检查可确诊；Ⅲ．胆汁黏稠综合征，严重新生儿溶血症时大量溶血造成胆总管被黏液或浓缩胆汁所阻塞。皮肤呈深黄绿色，大便呈灰白色，尿色深黄，以结合胆红素升高为主；Ⅳ．肝和胆道肿瘤、胆道周围淋巴结病压迫胆总管引起黄疸，以结合胆红素升高为主。腹部B超或CT协助诊断。

④ 混合性：如新生儿败血症，感染的病原体或病原体产生毒素破坏红细胞及抑制肝酶活性引起黄疸。常表现为生理性黄疸持续不退或退而复现或进行性加重，有全身中毒症状，有时可见感染灶，早期以非结合胆红素升高为主或两者均高，晚期有的以结合胆红素升高为主，血培养可阳性，白细胞总数、C反应蛋白增高。

二、辅助检查

1. 血常规

溶血者红细胞和血红蛋白降低（早期新生儿小于145g/L），网织红细胞显著增高（大于6%），有核红细胞增高（大于10/100个白细胞）。

2. 血清总胆红素

血清总胆红素增高，结合和（或）非结合胆红素升高。

三、护理评估

1. 健康史

了解母亲妊娠史（胎次、有无不明原因的流产、早产及死胎、死产史和输血史，妊娠并发症，产前有无感染和羊膜早破）；有无黄疸家族史；患儿的兄、姐有无在新生儿期死亡或者明确有新生儿溶血病；询问父母血型、母婴用药史；了解患儿喂养方式（母乳或人工喂养）、喂养量和大小便颜色、量；了解患儿有无接触樟脑丸、萘；询问黄疸出现时间及动态变化。

2. 症状、体征

评估黄疸程度、范围；有无皮肤黏膜苍白、水肿、肝脾大；评估患儿有无心率快等心力衰竭表现及嗜睡、角弓反张、抽搐等胆红素脑病的表现；检查有无头颅血肿；注意有无脓疱疹、脐部红肿等感染灶；注意大小便颜色及大便次数、量。

3. 社会-心理

评估家长对黄疸病因、预后、治疗、护理的认知程度；了解家长心理状态。有无认识不足和焦虑。

4. 辅助检查

了解母子血型，血红蛋白、网织红细胞、血清胆红素值尤其是非结合胆红素是否升高，抗球蛋白试验、红细胞抗体释放试验等是否阳性。了解红细胞渗透脆性试验、肝功能检查是否异常。高铁血红蛋白还原率是否小于75%。了解血培养是否阳性，白细胞总数、C反应蛋白是否增高。了解血、宫内感染病原学及腹部B超等检查结果。

四、常见护理问题

(1) 合作性问题　胆红素脑病。

(2) 有体液不足的危险　与光照使失水增加有关。

(3) 皮肤完整性受损　与光照疗法引起结膜炎、皮疹、腹泻致尿布疹有关。

(4) 有感染的危险　与机体免疫功能低下有关。

(5) 知识缺乏　家长缺乏黄疸的护理知识。

五、护理措施

1. 密切观察病情

(1) 观察黄疸的进展和消退情况　监测胆红素值；观察皮肤黄染程度、范围及其变化；注意大小便色泽。

(2) 注意有无拒食、嗜睡、肌张力减退等胆红素脑病的早期表现。

(3) 观察贫血进展情况　严密监测患儿贫血的实验室检查结果。观察患儿面色、呼吸、心率、尿量、水肿、肝脏大小等情况，判断有无心力衰竭。

2. 减少胆红素产生，促进胆红素代谢，预防胆红素脑病

(1) 做好蓝光疗法和换血疗法准备工作与护理工作　具体见蓝光疗法和换血疗法。需做换血疗法者用无菌生理盐水持续湿敷脐带残端保持新鲜，防止脐血管干燥闭合，为脐动脉插管做准备。

(2) 遵医嘱给予血浆、清蛋白和肝酶诱导剂　非结合胆红素增高明显者遵医嘱尽早使用血浆、清蛋白以降低胆红素脑病的危险。清蛋白一般稀释至5%静脉输注。溶血症者遵医嘱正确输注丙种球蛋白以抑制溶血。

(3) 杜绝一切能加重黄疸、诱发胆红素脑病的因素　避免发生低温、低血糖、窒息、缺氧、酸中毒、感染，避免不恰当使用药物等。①做好保暖工作，监测体温，维持体温正常；②供给足够的热量和水分，如病情允许及早、足量喂养，不能进食者由静脉补充液体和热量，监测血糖，及时处理低血糖；③监测血气分析、电解质，缺氧时给予吸氧，及时纠正酸中毒；④避免使用影响胆红素代谢的药物如磺胺类、吲哚美辛等；⑤防止感染，加强皮肤、黏膜、脐带、臀部护理，接触患儿前洗手；⑥保持大便通畅，必要时开塞露灌肠，促进胆红素排泄；⑦避免快速输入高渗性药液，以免血-脑屏障暂时开放而使胆红素进入脑组织。

3. 减轻心脏负担，防止心力衰竭

(1) 保持患儿安静，减少不必要的刺激，各项治疗护理操作尽量集中进行。

(2) 清蛋白静脉输注4h左右，必要时在输注后遵医嘱预防性使用呋塞米以减轻心脏

负荷。

(3) 心力衰竭时输液速度5mL/(kg·h)左右。遵医嘱给予利尿剂和洋地黄类药物，并密切观察药物反应，防止中毒。

六、出院指导

1. 用药

出院时若黄疸程度较轻，日龄已大，可不必再服用退黄药物。出院时黄疸仍明显，可能需要服用苯巴比妥与尼可刹米联合制剂（酶诱导剂）3～6d。贫血者强调铁剂的补充。G-6-PD缺陷者，可因某些药物如维生素K_3、磺胺类、解热镇痛药及新生霉素等引起溶血性黄疸，乳母和小儿都应避免应用。肝炎综合征病程较长，一般需4～6个月，出院后常需要服用保肝药，如葡醛内酯、胆酸钠等，同时小儿要加强脂溶性维生素A、维生素D、维生素E、维生素K的补充。

2. 复查

疑有胆红素脑病或已确诊胆红素脑病，应加强神经系统方面的随访，以便尽早做康复治疗。新生儿溶血病的小儿，一般在生后2～3个月内每1～2周复查一次血红蛋白，若血红蛋白降至80g/L以下，应输血以纠正贫血。患肝炎综合征的小儿，应每隔1～2个月复查肝功能，直至完全康复。

3. 就诊

孩子出现下列情况如小儿黄疸持续时间较长，足月儿大于2周，早产儿大于4周，黄疸消退或减轻后又再出现或加重，更换尿布时发现大便颜色淡黄或发白甚至呈陶土色，尿色变深黄或呈茶色，或者皮肤出现瘀斑、瘀点、大便变黑等，家长要引起重视，及时就诊。

4. 喂养

母乳营养高、吸收快、无菌且含有多种免疫活性物质，即使是新生儿溶血病仍提倡母乳喂养，可按需喂养。若为G-6-PD缺陷者，乳母和小儿忌食蚕豆及其制品。母乳性黄疸，若黄疸较深可暂停或减少母乳喂养，改喂其他乳制品，2～4d后黄疸会减退，再喂母乳时黄疸再现，但较前为轻且会逐渐消退，所以不必因黄疸而放弃母乳喂养。

5. 促进孩子康复的措施

婴儿和产妇的房间应该空气清新，阳光充足。抱孩子适当户外活动，多晒太阳。保持大便通畅，如大便秘结及时用开塞露灌肠排出大便减少胆红素吸收。由于低温、低血糖会加重黄疸，应避免受寒和饥饿。

6. G-6-PD缺陷者衣服保管时勿放樟脑丸

溶血症患儿母亲如再次妊娠，需做好产前监测与处理。孕期监测抗体滴度，不断增高者，可采用反复血浆置换术。胎儿水肿，或胎儿Hb低于80g/L，而肺尚未成熟者，可行宫内输血；重症Rh阴性孕妇既往有死胎、流产史，再次妊娠中Rh抗体效价升高，羊水中胆红素增高，且羊水中磷脂酰胆碱/鞘磷脂值大于2，可提前分娩，减轻胎儿受累。胎儿娩出后及时送新生儿科诊治。

第六节　新生儿胎粪吸入综合征

胎粪吸入综合征（meconium aspiration syndrome，MAS）也称为胎粪吸入性肺炎，主要是胎儿在宫内或出生过程中吸入染有胎粪的羊水，发生气道阻塞、肺内炎症、新生儿缺氧缺血性脑病（HIE）、颅内出血和一系列全身症状，严重者发展成呼吸衰竭或死亡。多见于足月儿和过期产儿。病史中往往有胎儿窘迫、产程延长、胎盘功能不全、难产等。

一、病因与发病机制

1. 宫内窘迫

大量羊水、胎粪吸入可以在产程未发动时、产程启动和分娩阶段发生。一般认为MAS与胎儿宫内窘迫相关，当胎儿在宫内或分娩过程中发生窒息和急性或慢性低氧血症时，血流重新分布，肠道与皮肤血流量减少，致使肠壁缺血痉挛、肛门括约肌松弛而排出胎粪。活产儿中胎粪污染羊水的发生率为12%～21.9%。缺氧对胎儿呼吸中枢的刺激使呼吸运动由不规则而逐渐发生强有力的喘息，将胎粪吸入鼻咽及气管内；而胎儿娩出后的有氧呼吸，更使上呼吸道内的胎粪吸入肺内。过期产儿由于肠道神经系统成熟度和肠肽水平的提高，以及胎盘功能不良，发生MAS可能性比足月儿增加。

2. 胎儿的成熟情况

目前资料并不完全支持MAS与胎儿宫内窘迫的相关性，从胎儿心率变化、Apgar评分、胎儿头皮血pH值等指标与羊水胎粪污染并不呈现相关。但根据MAS随胎龄危险性增高看，提示宫内胎粪排出与胎儿副交感神经发育成熟及对于脐带受压迫后的反射性调节有关，而且胎粪排出也反映了胎儿消化道的发育成熟带来的自然现象。在胎儿受到刺激时(受挤压、脐带结、窒息、酸中毒等)，胎儿肛门括约肌松弛并排出胎粪入羊水中，同时反射性开始深呼吸，将污染的羊水及胎粪吸入气道和肺内。

3. 产程中胎儿窘迫

正常情况下，肺内分泌液保持肺液向羊膜囊流动，胎儿宫内呼吸运动的实际幅度非常小，即使出现少量胎粪进入羊水，并不会被大量吸入肺内。但在妊娠后期随羊水减少，产程发动开始刺激胎儿等因素，可能表现为胎儿出现窘迫的迹象而吸入肺内。

4. 气道阻塞和肺内炎症

气道内的黏稠胎粪造成机械性梗阻，引起阻塞性肺气肿和肺不张，导致肺泡通气-血流灌注平衡失调；小气道内的活瓣性阻塞更易导致气胸、间质性肺气肿或纵隔气肿，加重通气障碍，产生急性呼吸衰竭。胎粪内胆酸、胆盐、胆绿素、胰酶、肠酸等的刺激作用，以及随后的继发感染均可引起肺组织化学性、感染性炎症反应，产生低氧血症和酸中毒。

二、临床表现

患儿病情轻重差异很大，因缺氧损害的严重程度和胎粪污染羊水吸入的量及黏滞度而不同。吸入较少者出生时可无症状；大量吸入胎粪可致死胎或生后不久死亡。

1. 胎粪污染

胎粪污染羊水，若患儿在宫内暴露于胎粪污染的羊水时间介于4～6h，出生时全身皮肤、指（趾）甲和脐带被染成黄绿色或深绿色。

2. 呼吸窘迫

多数患儿常在生后数小时出现呼吸急促（呼吸频率>60次/min）、呼吸困难、发绀、鼻翼扇动、呻吟、三凹征。由于胎粪污染羊水的严重程度不一，呼吸窘迫的程度亦可轻重不一，一般病例常在出生后4h内出现。轻度者仅表现为暂时性呼吸困难，往往能自愈。较重者存在呼吸困难和青紫，但需吸入40%氧气即能维持正常的PO_2和PCO_2。严重者可在出生后数分钟内死亡或出生后数小时内出现严重的呼吸困难和青紫，一般氧疗无效，需要机械通气等综合治疗。一些患儿开始时可仅表现轻度呼吸窘迫，但是几小时后可因化学性肺炎而致病情恶化。

3. 气道阻塞至桶状胸

稠厚的胎粪污染的羊水吸入气道后，可致患儿气道阻塞或半阻塞。两肺先常有鼾音、粗湿啰音，以后出现中、细湿啰音。急性气道阻塞的临床表现为喘鸣状呼吸、青紫，必须立即做气管内吸引。气道半阻塞的患儿因气体潴留而致胸廓前后径增大呈桶状胸，呼吸浅促，呼吸音降低或湿啰音和喘鸣音。如临床症状突然恶化则应怀疑发生气胸，其发生率为20%～50%，当发生气胸时，可突然出现发绀和呼吸困难加重。

4. 持续肺动脉高压

部分患儿可并发持续肺动脉高压，因由卵圆孔允许血液从右心房流向左心房，除引起严重青紫外，还可出现心脏扩大、肝大等心力衰竭表现。

5. 其他

严重胎粪吸入和急性缺氧患儿常有意识障碍、颅压增高、惊厥等中枢神经系统症状，以及红细胞增多症、低血糖、低钙血症和肺出血等。

三、并发症

随梗阻程度不同而并发肺不张、肺气肿、纵隔气肿和气胸。缺氧酸中毒严重者可致颅内出血和肺出血。病程迁延者常有间质性肺炎及肺部纤维化。

1. 气漏和气胸

由于胎粪阻塞小气道导致气陷，使肺泡破裂，变成肺大泡，如果胸膜脏层破裂，可以出现气胸。如果气体沿肺泡间质小血管鞘漏出，可以造成纵隔气肿和心包积气。治疗上可以采用胸腔闭式引流治疗气胸，同时使用肌松剂等抑制患儿过强烈的自主呼吸活动。

2. 持续肺动脉高压

一般采用吸入一氧化氮治疗。

3. 颅内出血和肺出血

缺氧酸中毒严重者可致颅内出血和肺出血。

4. 肺部并发症

病程迁延者常有间质性肺炎及肺部纤维化。

四、辅助检查

1. 实验室检查

血气分析 pH 降低、PO_2 降低、PCO_2 增高。若颞动脉或右桡动脉血 PO_2 高于股动脉血 PO_2 1.9kPa（15mmHg）以上，表明动脉导管处有右至左分流。检查血常规、血糖、血钙、血生化，观察有无白细胞升高、低血糖、低血钙等，同时可进行气管内吸出物、血细菌培养等。

2. 胸部X线检查

MAS 患儿气管内有胎粪者，其中 50%胸部 X 线片有异常，气管内无胎粪者，仅 20%胸片异常。胸部X线片表现两肺X线透亮度增强伴有阶段性肺不张，或并发气胸、纵隔气肿者病情严重，预后差；而肺内仅有弥漫性浸润影但无肺不张者为吸入稀薄胎粪，很少需要呼吸机治疗。

3. 彩色多普勒超声检查

彩色多普勒超声检查可确定新生儿持续肺动脉高压的存在。

五、护理

1. 护理评估

（1）健康史　胎儿在宫内或分娩过程中胎头或脐带受压可刺激肠道副交感神经，引起胎儿排便（尤其是在缺氧时），肛门括约肌松弛使胎粪排出，而此时由于低氧血症又刺激胎儿呼吸中枢诱发胎儿呼吸，将含有胎粪的羊水吸入气道，造成机械性梗阻，引起肺气肿和肺不张，特别是在形成活瓣样栓塞时，气体只能进不能出使肺泡内压力升高，造成气胸或间质性肺气肿。胎粪中的胆汁刺激肺组织可引起化学性炎症反应，产生低氧血症和酸中毒。因此，胎粪吸入性肺炎最严重。

（2）身体状况　胎粪吸入的新生儿出生时大多有窒息史，在复苏或出生后出现呼吸急促（呼吸＞60 次/min）；呼吸困难；青紫；鼻翼扇动；“三凹征”，一般无咳嗽。口吐泡沫或从口腔内流出液体，新生儿皮肤、指甲、口腔黏膜呈黄绿色，缺氧严重者可出现神经系统症状，双目凝视、尖叫、惊厥；若并发气胸或纵隔气胸时，出现呼吸衰竭，病情迅速恶化甚至死亡。

（3）心理-社会状况　了解家长对本病病因及预防知识的掌握情况，家长对孩子患病是否存在焦虑、内疚、悲伤、愤怒、失望等反应。

2. 护理问题

（1）清理呼吸道无效　清理呼吸道无效与呼吸急促、呼吸道炎症分泌物排出受阻有关。

（2）气体交换受损　气体交换受损与肺部感染有关。

（3）体温调节无效　体温调节无效与感染后机体免疫反应有关。

（4）营养失调　营养失调与反应差、摄入困难、呛奶有关。

（5）潜在并发症　心力衰竭。

3. 护理目标

（1）保持呼吸道通畅，纠正缺氧使患儿呼吸平稳。

（2）使患儿体温维持在正常范围。

（3）不发生心力衰竭。

（4）使患儿获得足够的营养与水分，生长发育稳定。

4. 护理措施

（1）一般护理　环境适宜，病室必须光线充足，空气流通，避免对流；室内最好备有空调和空气净化设备，保持室温在22～24℃、相对湿度为55％～65％。

（2）病情观察　严密监测患儿生命体征，如患儿出现烦躁不安、心率加快、呼吸急促、肝脏在短时间内迅速增大时，提示可能合并心力衰竭，应立即吸氧，遵医嘱给予强心、利尿药物，控制补液量和补液速度；如患儿突然出现气促、呼吸困难、青紫加重时，有合并气胸或纵隔气肿的可能，应立即做好胸腔穿刺及胸腔闭式引流准备；严重窒息者应每隔2h监测血压1次，当有低血压、灌流不足及心搏出量不足表现时，可遵医嘱输入生理盐水；对严重窒息患儿尚需精确记录尿量，为防止脑水肿及肾衰竭，需限制液体。

（3）休息与体位　保持患儿安静，避免刺激，取侧卧位或头偏向一侧，呼吸困难者取半卧位。

（4）营养　禁食24～48h。遵医嘱给予1.4％碳酸氢钠洗胃，观察吸出物的性质、气味及量。开奶后应少量多次哺喂，避免过饱，以免呕吐误吸。

（5）用药护理　应用苯巴比妥肌内注射时，选择1mL注射器抽取药液，注意正确定位，并观察用药后效果。

（6）对症护理

① 及时有效地进行产房复苏：羊水被胎粪污染的产妇分娩时，新生儿无活力时，应立即用喉镜进行气管插管，并通过气管内导管进行吸引，以减少胎粪吸入气管和肺。

② 根据病情和血气分析结果选择给氧方式，如出现严重呼吸困难，经常规给氧无效则给予机械通气，并按机械通气护理常规护理。

③ 保持呼吸道通畅，及时清除呼吸道分泌物，先吸净口鼻腔污染的羊水和黏液，经口气管插管，吸出气管内污染的羊水，再通过气管插管从气管内注入37℃无菌生理盐水0.5～1mL，加压给氧30s，变换体位进行背部叩击震荡肺部，用吸引器吸出冲洗液，如此反复直至冲洗干净。如尚未清理呼吸道，尽量不予气道加压给氧，因胎粪吸入后先停留在大气道，如果先予正压通气，胎粪会进入小气道，引起气道阻塞及肺内化学性炎症，观察并记录分泌物的颜色、性质和量。合并肺部感染或肺不张者，进行肺部叩击和体位引流，以利于肺扩张及分泌物引流，叩击时要注意观察患儿的呼吸、心率的变化及皮肤颜色。遵医嘱雾化吸入后给予拍背吸痰。

④ 根据患儿的病情，每2～3h翻身1次。

⑤ 并发气胸时严禁拍背，行胸腔闭式引流者注意观察患儿的呼吸音、胸廓的运动、动脉血气等了解肺的扩张状况和呼吸状态，并注意引流切口周围有无皮下气肿的发生；观察引流管的固定状态是否良好，是否有效引流；观察引流液的量、性质。

六、健康教育

（1）向家长介绍本病发生的高危因素、治疗与预后。

（2）告知家长患儿病情，取得理解与配合。

（3）有神经系统后遗症者及早进行康复治疗，出院后1、3、6、9、12、18个月来医院复诊。

第七节 新生儿寒冷损伤综合征

新生儿寒冷损伤综合征指新生儿期由受寒、早产、感染、缺氧等多种原因引起的皮肤和皮下脂肪变硬及水肿的一种疾病，又称新生儿硬肿症，是我国北方地区新生儿较为常见的疾病，尤其是在冬季出生的早产儿、低体重出生儿发病最多。本病以皮肤冷、硬、肿，伴体温过低、多器官功能衰竭为特征。多在寒冷季节发病，夏季发病大多为严重感染、重度窒息引起。

一、病因与发病机制

发病机制可能与寒冷、早产、感染、缺氧等有关。

1. 新生儿体温调节

中枢发育不成熟、体表面积相对较大、皮下脂肪少、皮肤嫩薄等，导致新生儿易于散热，体温易偏低。新生儿皮下脂肪组织中饱和脂肪酸成分多、熔点高，体温低时易凝固。局部血液循环不良导致毛细血管通透性增高，而致皮下水肿。

2. 棕色脂肪含量少

新生儿在寒冷时主要靠棕色脂肪产热，如果由于寒冷时棕色脂肪消耗过多，则不能保持正常体温。而早产儿棕色脂肪含量更少，更易发病。在感染、窒息、缺氧时，不但增加了热量的消耗，并且使棕色脂肪产热受到抑制，致低体温而发生硬肿。

3. 新生儿血液中红细胞多

血红蛋白高，血液黏稠，而低体温、缺氧、酸中毒使血流更缓慢。血流缓慢、组织灌注不良及缺氧是肾衰竭并发弥散性血管内凝血（DIC）及肺出血的病理基础。

二、临床表现

本病多发生在寒冷季节，以早产儿及出生1周内的新生儿多见。初期表现为体温降低、反应差、哭声弱、吮乳差或拒乳等，病情加重时即发生硬肿和多器官功能损伤。

1. 低体温

体温常降至35℃及以下，重症常＜30℃，早期腋-肛温差为正值，病程长和重症者为负值，表示能量贮备耗竭。夏季由于重症感染致病者多无低体温，仅见皮肤僵硬，且无水肿，其发病机制可能为周围循环衰竭所致。

2. 硬肿

多发生在全身皮下脂肪积聚部位，皮肤紧贴皮下组织，不能移动，其特点为硬、亮、冷、肿、色暗红，压之轻度凹陷。硬肿发生顺序是：小腿→大腿外侧→整个下肢→臀部→面颊→上肢→全身。严重硬肿可使肢体僵硬，面部、胸腹硬肿可致呼吸困难、不哭及吮吸困难。硬肿范围计算：头颈部 20%，双上肢 18%，前胸及腹部 14%，背及腰骶部 14%，臀部 8%，双下肢 26%。

3. 多器官功能受损

早期常有心音低钝、心率变慢、微循环障碍表现。严重时可导致休克、心力衰竭、DIC、肺出血、急性肾衰竭等多器官功能衰竭。常并发肺炎、败血症。根据临床表现，病情可分为轻、中、重度，见表 5-1。

表 5-1　硬肿症分度

评分	体温/℃		硬肿范围/%	器官功能改变
	肛温	腋-肛温差		
0	≥35	负值	<30	无或轻度功能低下
1	<35	0 或正值	30～50	器官功能损害
4	<35 或 30	正值或负值	>50	功能衰竭

说明：① 总分为 0 者为轻度，1～3 分为中度，4 分以上为重度。

② 体温检测：肛温在直肠内距肛门约 3cm 处测，持续 4min 以上；腋温在上臂贴紧胸部测，持续 8～10min。腋-肛温差正值说明产热良好，负值提示产热衰竭。

③ 器官功能低下包括不哭、不吃、反应低下。功能损害表现有心率缓慢、心电图异常、血生化异常等。器官功能衰竭指休克、心力衰竭、肾衰竭、DIC、肺出血等。

三、实验室及其他检查

1. 血常规

以血小板减少为主，若并发感染时，白细胞增高，以中性粒细胞增高为主。

2. 血生化检查

低血糖 3，红细胞比容升高，凝血酶原时间延长。血气分析示低氧血症及代谢性酸中毒，PCO_2 降低，PO_2 升高。

3. 心电图

PR 间期延长，QT 间期延长，低电压，T 波低平、倒置，ST 段下降。

4. 胸部 X 线

肺部有炎症、淤血、水肿、出血改变。

四、治疗要点

本病西医治疗原则包括正确复温，合理供应热量和液体，积极去除病因，早期纠正脏器功能紊乱和加强监护。

1. 一般治疗

患儿居室宜温暖，耐心喂养，供给充分热量，使身体产热而复温。

2. 复温

体温稍低者（34～35℃），给予母怀取暖、电热毯包裹等方法，体温多能很快升至正常。对体温明显降低者（≤33℃）或产热衰竭（腋-肛温差为负值）予远红外辐射暖床或暖箱复温，温度高于皮肤温度1℃，复温速度0.5～1℃/h。待体温恢复正常，稳定后调至适中环境温度。

3. 控制感染

由于感染是诱因之一，根据并发感染性质选用敏感、肾毒性小的抗生素。

4. 热量和液体供应

明显心肾功能受损者，严格控制输液速度和输液量［60～80mL/（kg·d）］。产热、复温需要足够的能量，热量从50kcal/（kg·d）开始逐渐增为100～120kcal/（kg·d）。胃肠功能紊乱不宜进食者，予以部分或完全静脉营养。

5. 纠正器官功能紊乱

（1）循环障碍　有微循环障碍者或休克体征时在维持心功能前提下及时扩容、纠正酸中毒。心率低者首选多巴胺5～10μg/（kg·min）或（和）酚妥拉明每次0.3～0.5mg/kg，每4h 1次。

（2）DIC的治疗

① 肝素。疑有DIC者给肝素每次1mg/kg，加入10%葡萄糖5mL中，静脉注射，每6h 1次，第2天每8h 1次，第3天每12h 1次，至凝血酶原时间和凝血时间正常，或病情好转停药。一般用药3天左右。应用肝素1～2次立即输血25mL，必要时翌日再输血1次。

② 莨菪类药。山莨菪碱能解除血管痉挛，增加肾脏血流量，改善肾小球滤过功能，增加尿量，加速体内毒素排泄，调节酸碱平衡，还能减轻心脏前后负荷，从而改善心功能。有人在综合治疗基础上应用山莨菪碱每次2～3mg/kg加入10%葡萄糖80～100mL内静脉滴注，每天1次，用至硬肿完全消失为止。结果病死率32%。用药后可见体温上升时间平均为18.9h，硬肿完全消退时间为7天。另有人用东莨菪碱0.01～0.1mg/kg加入10%葡萄糖液中静脉滴注，重者酌加剂量，治疗新生儿硬肿症25例，治愈20例；对照组25例，治愈10例。

③ 多巴胺。机制是本品可增加肾血流灌注，促进利尿；也可扩张冠状动脉，增强心肌收缩力；此外还能改善循环障碍、促进胃肠功能恢复、阻断DIC和预防肺出血等作用。文献报道在综合治疗的基础上加用本品治疗42例，治愈28例，死亡14例，死亡率33%，与目前国内外的报道相比死亡率明显降低。方法：在纠正酸中毒、扩容后静脉滴注多巴胺，剂量每次1mg/kg（每1mg多巴胺加入10%葡萄糖10mL内），滴注速度每分钟5～8μg/kg，每天1～2次，连用2～7天。

④ 双嘧达莫。可降低血液黏滞度，加快血液流速，改善微循环，对早期DIC疗效显著。

强调早期应用，尤其是早产儿和双胎儿可防治DIC的发生和进展。剂量为每天1～2mg/kg，加入10%葡萄糖50mL中缓慢静脉滴注，待硬肿开始消退时停用，一般用药3～4天。

⑤ 其他。补充凝血物质。DIC消耗凝血因子，故应及时输入少量鲜血或血浆，每次5～10mL/kg。此外，应适量使用纤溶抑制药物，如6-氨基己酸，0.1g/kg；或对羧基苄胺每次8～12mg/kg。

(3) 急性肾衰竭　严格限制液量，尿少或无尿给予呋塞米每次1～2mg/kg。无效时加用多巴胺或氨茶碱静脉滴注。有高钾血症时给予胰岛素加葡萄糖静脉输注（每4g葡萄糖加1U胰岛素），同时控制钾的摄入。低钙血症时，补充葡萄糖酸钙。

(4) 肺出血　早期做气管内插管，进行正压呼吸（CPAP或IPPV）治疗，平均气道压（MAP）10.75～12.75cmH_2O。2～3天后病情好转，降低呼吸器参数并撤离。同时要积极治疗引起肺出血的原因。

(5) 其他　有出血倾向或已出血者选用维生素K_1、酚磺乙胺；有缺氧表现给予氧疗；维生素E除具有抗氧化作用外，可维持红细胞膜及其他细胞膜的稳定性，促进组织呼吸和氧化磷酸化过程，维生素E每次5mg，每天3次，口服。维生素C100～200mg/kg加入能量合剂中静脉滴注。

五、护理诊断

(1) 体温过低　与新生儿体温调节功能不足、寒冷、早产、感染和窒息等因素有关。

(2) 营养失调，低于机体需要量　与吸吮无力、热能摄入不足有关。

(3) 有感染的危险　与皮肤黏膜屏障功能低下有关。

(4) 皮肤完整性受损　与皮肤硬化、水肿、局部血液供应不良有关。

(5) 潜在并发症　肺出血、DIC。

(6) 知识缺乏（家长）　与患儿家长缺乏正确保暖及育儿知识有关。

六、护理目标

(1) 患儿体温在12～24h内恢复正常，皮肤完整性保持良好，硬肿逐渐消失。

(2) 患儿维持良好的营养状况，体重开始增长。

(3) 患儿住院期间没有发生交叉感染。

(4) 并发症被及时发现和处理。

(5) 家长了解疾病发展过程及体温、育儿知识，并能正确哺育和护理小儿。

七、护理措施

(1) 提供适宜的环境，调节室内温、湿度，使室温保持在24～26℃、湿度在55%～65%，注意观察暖箱内的温、湿度，根据病情变化及时调整。在转运新生儿时应有合适的保暖措施，吸入的氧必须加温、加湿，输入的液体也应加温至35℃左右。

(2) 能吸吮者尽量母乳或奶瓶喂养，不能吸吮者可用滴管或鼻饲喂养，吞咽功能恢复后选用小奶孔、软奶头的奶瓶试喂，无青紫、发憋则逐渐增加奶量。重症伴呕吐者可由静脉补充营养物与液体。热量开始时每天50kcal/kg，以后随病情及日龄增长，逐渐递增为每天100～120kcal/kg。

(3) 复温为新生儿硬肿症治疗之关键，必须遵循逐渐复温之原则，切忌升温过快。措施如下：

① 入院后先用体温计（可用水温表代替）正确测量肛温，做好记录。然后根据不同体温给予处理。

② 中度低体温（肛温30℃以上，肛-腋温差为零或正值）患儿可立即放入温度为30～32℃的环境中，通过减少散热使体温升高。根据患儿病情和体温恢复情况，把暖箱箱温调节在30～34℃，力争6～12h复温。

③ 重度低体温（肛温低于30℃，肛-腋温差为负值，说明无产热能力）患儿应在立即纠正代谢紊乱、恢复器官功能、静脉补充热量的同时采用外加温形式逐渐复温。先让患儿在比其肛温高1～2℃的暖箱内复温，然后每小时提高1～1.5℃箱温（不超过34℃），使患儿体温在12～24h恢复正常。

④ 复温过程中用体温计测肛温，每2h一次，体温正常6h后改为每4h一次，并做好记录。

⑤ 记录患儿生命体征、尿量、环境温湿度，并检测血气、血糖、电解质及肾功能。

⑥ 给氧：对有窒息史、感染合并缺氧及休克的患儿，应给氧。

(4) 有酸中毒者可给予5%碳酸氢钠3～5mL/kg稀释成等渗液后静脉滴注。

(5) 对有呼吸困难、发绀者，应及时给氧，并注意保持呼吸道通畅。

(6) 硬肿症皮肤血循环很差，应经常更换体位，以免局部受压时间过长而影响病变的恢复，甚至发生压疮。每2h翻身一次，动作要轻柔。

(7) 注意预防感染　硬肿症患儿的抵抗力很弱，一旦发生感染，预后很差。常见的感染有肺炎和败血症。要注意清洁护理，防止皮肤及黏膜的破损。做好口腔、皮肤、脐部、臀部的护理，各种注射严格无菌操作。接触患儿的毛巾、衣服、尿布等应柔软并经消毒处理。注意隔离，室内每天紫外线照射一次。为预防和控制感染，应及早选用抗生素。

(8) 皮下和肌内注射药物时，应避开硬肿处以利吸收。

(9) 当出现各种并发症时，分别做好有关护理。

(10) 病情观察与护理

① 密切观察患儿一般状态及生命体征的变化，此类患儿反应差、呼吸表浅、循环不良，如面色突然发青、发灰，是内出血的征兆，应立即报告医师进行处理。

② 观察皮肤的颜色、硬肿部位及程度、范围。硬肿严重者，注意皮肤黏膜及其他部位的出血倾向。如鼻腔溢出血性泡沫液体为肺出血，立即报告医师。

③ 静脉滴注葡萄糖时，滴速不宜过快；遵照医嘱应用糖皮质激素、肝素、抗生素、止血药治疗时，剂量应准确，并观察不良反应；应用肝素过程中需定时测定凝血时间。

④ 注意观察并发症的发生

a. 肺炎与败血症：如患儿治疗反应不佳，而出现呼吸浅促、发绀、呼吸暂停时应做胸部摄片。如病情加重、反应差、黄疸加深、皮肤有淤点时，应及时做血培养，因此类患儿易伴发肺炎或败血症。

b. 弥散性血管内凝血：对重症患儿要密切注意皮肤有无瘀点、瘀斑以及有无消化道或呼吸道出血症状。如有呕血或黑便时表明有胃肠道出血现象。如口鼻流血性泡沫样分泌物，肺内出现细湿啰音时，表明已有肺出血。此为弥散性血管内凝血之改变，要及时通知医师，积极进行抢救。

八、健康指导

（1）向家长说明保暖对患儿疾病恢复的重要性及保暖的方法，如使用热水袋的注意事项。

（2）向家长介绍保持空气新鲜、阳光充足、定期消毒及室内温湿度适宜的重要性：可预防感染。室内温度保持在24～26℃、湿度为55%～65%。

（3）教授母亲母乳喂养的方法（坐式、侧卧式、环抱式）及母乳喂养的优点。讲解母亲保证充足休息和加强营养的重要性。

（4）及时更换尿布，保持局部皮肤干燥、清洁，以免发生红臀；保持脐部干燥，以免尿布刺激引起脐部感染。

（5）说明严禁探视及讲究卫生的原因及重要性：患儿抵抗力低，严禁探视、讲究卫生可防止交叉感染。

（6）说明发生并发症的早期表现及对疾病预后影响，如肺炎、败血症、DIC的先兆症状。

第六章

儿 科

第一节 小儿胃炎

胃炎是由多种病因引起的胃黏膜炎症，根据病程分为急性和慢性两类，前者多为继发性，后者以原发性多见。近几年随着胃镜在儿科的普及应用，儿童胃炎的检出率明显增高。

一、急性胃炎

急性胃炎系由不同病因引起的胃黏膜急性炎症。病变严重者可累及黏膜下层与肌层，甚至深达浆膜层。临床上按病因及病理变化的不同，分为急性单纯性胃炎、急性糜烂性胃炎、急性腐蚀性胃炎及急性化脓性胃炎，其中临床上以急性单纯性胃炎最为常见，而由于抗生素广泛应用，急性化脓性胃炎已罕见。儿童中以单纯性与糜烂性多见。

1. 病因

（1）微生物感染或细菌感染　进食污染微生物和细菌毒素的食物后引起的急性胃炎中，多见沙门菌属、嗜盐杆菌及某些病毒等。细菌毒素以金黄色葡萄球菌为多见，偶为肉毒杆菌毒素。近年发现幽门螺杆菌也是引起急性胃炎的一种病原菌。

（2）化学因素

① 药物：水杨酸盐类药物如阿司匹林及吲哚美辛等。

② 误食强酸（如硫酸）及强碱（如氢氧化钠）引起胃壁腐蚀性损伤。

③ 误食毒蕈、砷、灭虫药及杀鼠剂等，均可刺激胃黏膜引起炎症。

（3）物理因素　进食过冷、过热的食品或粗糙食物均可损伤胃黏膜，引起炎症。

（4）应激状态　某些危重疾病如新生儿窒息、颅内出血、败血症、休克及大面积灼伤等使患儿处于严重的应激状态是导致急性糜烂性胃炎的主要原因。

2. 发病机制

（1）外源性病因可严重破坏胃黏液屏障，导致氢离子及胃蛋白酶的逆向弥散，引起胃黏膜损伤而发生糜烂、出血。

（2）应激状态使去甲肾上腺素和肾上腺素大量分泌，内脏血管收缩，胃血流量减少，缺血、缺氧进一步使黏膜上皮的线粒体功能降低，影响氧化磷酸化过程，使胃黏膜的糖原贮存减少。而胃黏膜缺血时，不能清除逆向弥散的氢离子；缺氧和去甲肾上腺素又使 HCO_3^- 分泌减少，前列腺素合成减少，削弱胃黏膜屏障功能，导致胃黏膜急性糜烂性炎症。

3. 临床表现及分型

（1）急性单纯性胃炎　起病较急，多在进食污染食物数小时后或 24h 发病，症状轻重不一，表现为腹部不适、疼痛，甚至剧烈的腹部绞痛。厌食、恶心、呕吐，若伴有肠炎，可有腹泻。若为药物或刺激性食物所致，症状则较轻，局限于上腹部，体格检查有上腹部或脐周压痛，肠鸣音可亢进。

（2）急性糜烂性胃炎　多在机体处在严重疾病应激状态下诱发，起病急骤，常以呕血或黑粪为突出症状，大量出血可引起晕厥或休克，伴重度贫血。

（3）急性腐蚀性胃炎　有误服强酸、强碱史，除口腔黏膜糜烂、水肿外，中上腹剧痛、绞窄感，恶心，呕吐，呕血和黑粪，并发胃功能紊乱，急性期过后可遗留贲门或幽门狭窄，出现呕吐等梗阻症状。

4. 实验室检查

感染因素引起者末梢血白细胞计数一般轻度增高，中性粒细胞比例增大。腹泻者，粪便常规检查有少量黏液及红、白细胞。

5. 影像学检查

（1）内镜检查　胃黏膜明显充血、水肿，黏膜表面覆盖厚的黏稠炎性渗出物，糜烂性胃炎则在上述病变上见到点、圆、片、线状或不规则形糜烂，中心为红色新鲜出血或棕红色陈旧性出血，伴白苔或黄苔，常为多发亦可为单个。做胃镜时应同时取胃黏膜做幽门螺杆菌检测。

（2）X 线检查　胃肠钡餐检查病变黏膜粗糙，局部压痛，但不能发现糜烂性病变，且不能用于急性或活动性出血患儿。

6. 诊断与鉴别诊断

急性胃炎无特征性临床表现，诊断主要依靠病史及内镜检查，以上腹痛为主要症状者应与下列疾病鉴别。

（1）急性胰腺炎　有突然发作的上腹部剧烈疼痛，放射至背部及腰部，血清淀粉酶升高，B 超或 CT 显示胰腺肿大，严重患儿腹腔穿刺可抽出血性液体且淀粉酶增高。

（2）胆道蛔虫病　骤然发生上腹部剧烈绞痛，可放射至左、右肩部及背部，发作时辗转不安，剑突下偏右压痛明显，可伴呕吐，有时吐出蛔虫，B 超见胆总管内有虫体异物。

7. 治疗

（1）单纯性胃炎　以对症治疗为主，去除病因，解痉止吐，口服黏膜保护剂，对细菌感染尤其伴有腹泻者可选用小檗碱、卡那霉素及氨苄西林等抗生素。有幽门螺杆菌者，则应做清除治疗。

（2）糜烂性胃炎　应控制出血，去除应激因素，可用 H_2 受体拮抗剂：西咪替丁 20～40mg/（kg・d），法莫替丁 0.4～0.8mg/（kg・d）或质子泵阻滞剂奥美拉唑 0.6～0.8mg/（kg・d），以及应用止血药如巴曲酶注射、凝血酶口服等。

（3）腐蚀性胃炎　应根据腐蚀剂性质给予相应中和药物，如口服镁乳氢氧化铝、牛奶和鸡蛋清等治疗强酸剂腐蚀。

二、慢性胃炎

慢性胃炎是指多种致病因素长期作用，引起胃黏膜炎症性改变。慢性胃炎分为慢性浅表性胃炎和慢性萎缩性胃炎两种。

1. 病因

慢性胃炎发病原因至今尚未明了，多数学者公认的病因包括幽门螺杆菌（Hp）感染、十二指肠-胃反流、药物作用、饮食习惯、免疫因素等。

2. 临床表现

与胃炎有关的症状有腹痛、腹胀、呃逆、反酸、恶心、呕吐、食欲缺乏、腹泻、无力、消瘦等。反复腹痛是最常见症状，年长儿多可指出上腹痛，多发生在餐后，幼儿和学龄前儿童多指脐周不适。慢性胃炎无明显特殊体征，部分患儿可表现为面色苍黄、舌苔厚腻、腹胀、上腹和脐周轻压痛。

3. 辅助检查

（1）实验室检查

① 胃酸：浅表性胃炎胃酸水平正常或偏低，萎缩性胃炎则明显降低，甚至缺酸。

② 胃蛋白酶原。

③ 内因子。

④ 胃泌素。

⑤ 前列腺素：慢性胃炎的黏膜内前列腺素含量降低。

⑥ Hp检测：包括^{13}C-尿素呼气试验、大便Hp抗原检测、血Hp抗体检测及胃镜下取胃黏膜行快速尿素酶试验、黏膜组织切片染色找Hp、Hp培养等。

（2）器械检查　包括上消化道钡剂检查、胃超声检查、胃电图检查、胃镜检查等，前3项可为慢性胃炎诊断提供参考。目前诊断胃炎最好的方法是胃镜检查与黏膜组织活检相结合。

4. 诊断标准

慢性胃炎诊断及分类主要根据胃镜下表现和病理组织学检查。

（1）胃镜诊断依据

① 黏膜斑：黏液增多牢固附着于黏膜，以水冲后，黏膜表面发红或糜烂、剥脱。

② 充血：与邻区比较，黏膜明显呈斑块状或弥散性变红区域。

③ 水肿：黏膜肿胀、稍苍白、反光强，胃小凹明显，黏膜脆弱，易出血。

④ 微小结节形成：又称胃窦小结节或淋巴细胞样小结节增生。胃壁平坦时，与周围黏膜相比，增生处胃黏膜呈微细或粗颗粒状或结节状。

⑤ 糜烂：局限或大片发生，伴有新鲜或陈旧出血点，当糜烂位于黏膜层时称平坦性糜烂；高于黏膜面时称隆起性糜烂，隆起呈小丘疹状或疣状，顶部有脐样凹陷。

⑥ 花斑：红白相间，以红为主。

⑦ 出血斑点：胃黏膜出现散在小点状或小片状新鲜或陈旧出血。

以上项①～⑤中符合 1 项即可诊断；符合⑥、⑦两项应结合病理诊断。此外，如发现幽门口收缩不良、反流增多、胆汁反流，常提示胃炎存在，应注意观察。

（2）病理组织学改变　上皮细胞变性，小凹上皮细胞增生，固有膜炎症细胞浸润、腺体萎缩。炎症细胞主要是淋巴细胞、浆细胞。

① 根据有无腺体萎缩，慢性胃炎诊断为慢性浅表性胃炎或慢性萎缩性胃炎。

② 根据炎症程度，慢性浅表性胃炎分为轻度、中度、重度。

轻度：炎症细胞浸润较轻，多限于黏膜的浅表 1/3，其他改变均不明显。

中度：病变程度介于轻、重度之间，炎症细胞累及黏膜全层浅表的 1/3～2/3。

重度：黏膜上皮变性明显，且有坏死、胃小凹扩张、变长变深，可伴肠腺化生，炎症细胞浸润较重。超过黏膜 2/3 可见固有层内淋巴滤泡形成。

③ 如固有层见中性粒细胞浸润，应注明“活动性”。

5. 鉴别诊断

在慢性胃炎可通过胃镜、B 超、24h pH 监测综合检查，排除肝、胆、胰疾病和消化性溃疡、反流性食管炎等；在胃炎发作期，应注意与胃穿孔或阑尾炎早期鉴别。

（1）消化性溃疡　消化性溃疡以上腹部规律性、周期性疼痛为主，而慢性胃炎疼痛很少有规律性并以消化不良为主，鉴别依靠胃镜检查。

（2）慢性胆道疾病　慢性胆囊炎、胆石症常有慢性右上腹痛、腹胀、嗳气等消化不良的症状，容易误诊为慢性胃炎。但该病胃肠镜检查无异常发现，胆囊 B 超可确诊。

6. 治疗

（1）一般治疗　慢性胃炎缺乏特殊疗法，以对症治疗为主，与 Hp 感染相关胃炎首先进行根除 Hp 治疗。

① 护理。养成良好的饮食习惯及生活规律，少吃生冷及刺激性食物。

② 营养管理。由护士对患儿的营养状况进行初始评估，记录在《住院患儿评估记录》中。总分≥3 分，有营养不良的风险，需在 24h 内通知营养科医师会诊。

③ 疼痛管理。由护士对患儿腹痛情况进行初始评估，疼痛评分在 4 分以上的，应在 1h 内报告医师，联系麻醉科医师会诊。

④ 心理治疗。部分患儿有躯体化症状，应鼓励患儿参加正常活动和上学，降低疼痛感觉阈。

（2）药物治疗

① 对症治疗。有餐后腹痛、腹胀、恶心、呕吐者，应用胃肠动力药。如多潘立酮，每次 0.3mg/kg，每天 3～4 次，餐前 15～30min 服用。腹痛明显者给予抗胆碱能药物，以缓解胃肠平滑肌痉挛。可用硫酸阿托品，每次 0.01mg/kg，皮下注射。

② 黏膜保护药。复方谷氨酰胺有抗感染、促进组织修复作用，有利于溃疡愈合，每次 30～40mg，每天 2～3 次。

③ 抗酸药。慢性胃炎伴反酸者可给予中和胃酸药，如氢氧化铝凝胶、磷酸铝凝胶、复方氢氧化铝片，于餐后 1h 服用。

④ 抑酸药。不作为治疗慢性胃炎常规用药，适用于慢性胃炎伴有溃疡病、严重反酸或出血者。a. H_2 受体拮抗药西咪替丁，每天 10～15mg/kg，分 2 次口服或睡前顿服；雷

尼替丁，每天4～6mg/kg，分2次服或睡前顿服。b. 质子泵抑制药。奥美拉唑，0.6～0.8mg/kg，口服，每天1次。

（3）对因治疗　避免进食对胃黏膜有强刺激的饮食和药品，如过硬、过冷、过酸、粗糙的食物，药物如非甾体类抗炎药和肾上腺皮质激素等。饮食定时、适当，选择易消化无刺激性食物；注意饮食卫生，防止暴饮暴食。积极治疗口、鼻、咽部慢性疾病。加强锻炼，提高身体素质。

三、护理评估

1. 临床症状评估与观察

（1）询问患儿病史及起病原因　有无暴饮暴食、食用不洁食物史、药物史及严重的应激状态。

（2）评估患儿有无上消化道出血　评估患儿神志、体温、脉搏、呼吸、血压变化，应注意来自非消化道的假性呕血，例如鼻、咽部出血，咽下后又吐出来，很类似消化道出血，但认真检查可以鉴别。

（3）评估患儿便血特点　便血是消化系统常见症状，小量出血只能靠大便潜血来确定，而大量出血可以引起严重的后果。依靠详细的病史和实验室检查，一般可以做出正确的判断。

2. 辅助检查评估

（1）实验室检查　胃酸、胃蛋白酶、促胃液素、前列腺素和幽门螺杆菌检查。

（2）上消化道钡餐造影　气钡双重对比造影可以看到黏膜异常。

（3）胃超声检查　对胃的蠕动状态进行观察。

（4）胃电图检查　检查胃动力状态。

3. 体格检查评估

（1）精神状态评估。

（2）疼痛评估（详见临床症状评估）。

四、护理问题

（1）疼痛　与胃黏膜水肿、充血、渗出等炎性改变有关。

（2）潜在并发症　上消化道大出血。

（3）焦虑　与疾病的威胁和陌生的环境有关。

（4）知识缺乏　与患儿家长缺乏正确的饮食知识以及与急性胃炎相关的护理知识有关。

五、护理目标

（1）患儿处于舒适状态，疼痛感减轻或消失。

（2）及早发现患儿意识改变并得到及时有效的处理；停止出血；恢复足够的血容量，血红蛋白、血细胞比容均在正常范围。

（3）患儿尽快适应环境，并可与周围患儿进行主动沟通或主诉恐惧感减轻或消失。

（4）患儿家属能够描述所患疾病治疗、护理方面的知识。

六、护理措施

（1）应密切观察病儿呕吐物及呕吐量的多少，以及血压、脉搏、呼吸的变化，呕吐频繁者应当禁食补液，并注意避免呕吐物呛入气管。

（2）观察腹痛情况时要注意与急性阑尾炎、胆道蛔虫病、腹型过敏性紫癜的区别。胃炎疼痛特点：疼痛经常出现于进食过程中或餐后，多位于上腹部或脐周，多数病儿的疼痛较轻，表现为隐痛或钝痛，少数为剧痛。呕吐症状多出现于餐后。

（3）有呕血、黑便者，要注意观察出血情况，如出现皮肤湿冷、脉搏微弱、血压下降、呼吸急促以及焦虑、恐惧等失血性休克表现时，提示出血量增多，应积极抢救，输液扩充血容量，同时需要禁食。

（4）保证病儿充足的睡眠和休息，消除恐惧与紧张不安的情绪，合理安排生活与学习。

（5）辅导家长培养患儿良好的饮食卫生习惯，进食前后应稍事休息，避免仓促进餐，应细嚼慢咽，勿暴饮暴食。忌食用油炸、熏烤及辛辣、冷冻等有刺激性的食物和油腻厚味食物。家中有明确的幽门螺杆菌感染者，应实行分餐制。如因其他疾病需服用对胃有刺激的药物时，必须严格遵照医嘱，按规定服药。

第二节　急性上呼吸道感染

一、病因

1. 病原体

各种病原均可引起，但90%以上为病毒感染引起，主要有鼻病毒、呼吸道合胞病毒、流感病毒、腺病毒等。病毒感染后可继发细菌感染，主要为溶血性链球菌，其次是肺炎链球菌。

2. 诱发因素

营养不良、维生素D缺乏性佝偻病、先天性心脏病、原发性和继发性免疫缺陷病患儿，更容易发生上呼吸道感染。受凉是重要诱发因素。

二、临床表现

1. 一般类型上感

（1）局部症状　主要表现为鼻塞、流涕、打喷嚏、干咳、咽部不适、咽痛等，多于3～4天内自然痊愈。

（2）全身症状　主要表现为发热、头痛、烦躁不安、乏力、全身不适等，部分患儿有食欲缺乏、呕吐、腹泻、脐周阵发性疼痛等消化道症状。

年长儿主要以呼吸道局部症状为主，全身症状较轻，可仅有轻度发热；婴幼儿起病急，局部症状不明显但全身症状重，多有发热，体温可高达39～40℃，热程2～3天至1周，可因高热引起惊厥。

体检可发现咽部充血，扁桃体肿大，颌下淋巴结肿大，肺部听诊多正常。肠道病毒感染可有不同形态的皮疹。

2. 两种特殊类型上感

(1) 疱疹性咽峡炎　由柯萨奇A组病毒感染引起，好发于夏秋季。起病急、高热、咽痛、流涎、厌食、呕吐等。体检可见咽部充血，在腭咽弓、软腭、腭垂的黏膜上可见有直径2～4mm大小灰白色疱疹，周围有红晕，疱疹破溃后形成小溃疡。病程1周左右。

(2) 咽结合膜炎　由腺病毒感染引起，好发于春夏季，散发或有小流行。以发热、咽炎、结膜炎并存为特征。主要表现为高热、咽痛、眼部刺痛。体检咽部充血；一侧或双侧结膜炎；颈及耳后淋巴结肿大。病程1～2周。

3. 并发症

以婴幼儿多见，可引起中耳炎、鼻窦炎、咽后壁脓肿、颈淋巴结炎、喉炎、支气管炎及肺炎等。年长儿若因链球菌感染，可引起急性肾炎、风湿热等。

三、辅助检查

病毒感染者白细胞计数正常或偏低，中性粒细胞减少，淋巴细胞计数相对较高。细菌感染者，白细胞及中性粒细胞可增高。

四、治疗原则

1. 一般治疗

多休息、多饮水，保持良好的周围环境，注意呼吸道隔离，预防并发症出现。

2. 抗感染抗病毒

常选用利巴韦林（病毒唑）等，部分中药制剂有一定抗病毒作用。如继发细菌感染，可选用青霉素类、头孢菌素类、大环内酯类等。若为链球菌感染或既往有肾炎或风湿热史者，青霉素疗程为10～14天。

3. 对症治疗

发热者（一般腋温超过38.5℃）可口服对乙酰氨基酚或布洛芬降温，也可采取物理降温方式。高热惊厥者，可给予镇静、止惊药。

五、评估要点

(1) 发热　多为不规则热，持续时间不等。

(2) 全身症状　头痛、畏寒、乏力、食欲缺乏；常伴有呕吐、腹痛、腹泻、烦躁不安，甚至高热惊厥。

(3) 局部症状　主要是鼻咽部症状如鼻塞、流涕、喷嚏、流泪、咽部不适、发痒、咽痛，亦可伴有声音嘶哑。

六、护理问题

（1）体温过高　与上呼吸道感染有关。

（2）舒适的改变　与咽痛、鼻塞等有关。

（3）活动无耐力　与全身症状有关。

七、护理措施

1. 一般护理

注意休息，减少活动。做好呼吸道隔离，保持室内空气新鲜，但应避免空气对流。

（1）发热护理　发热期绝对卧床休息，保持皮肤清洁，每 4h 测量体温一次并准确记录，如为超高热或高热惊厥史者须 1～2h 测量一次，退热处置 1h 后复测体温，并随时注意有无新的症状和体征出现，以防惊厥发生和体温骤降。

（2）促进舒适　保持室温 18～20℃、湿度 50%～60%，以减少空气对呼吸道黏膜的刺激，保持口腔鼻孔周围的清洁，及时清除鼻腔及咽喉部分泌物，以免影响呼吸。

（3）保证充足的营养和水分　给予富含营养、易消化的饮食，有呼吸困难者，应少食多餐，并供给充足水分。

2. 观察病情

（1）密切观察病情变化，注意体温、脉搏、呼吸、精神状态及咳嗽的性质。

（2）观察有无皮疹、恶心、呕吐、烦躁等，以早期发现某些传染病的前驱症状，及时进行隔离。

（3）观察咽部充血、水肿、化脓情况，在疑有咽后壁脓肿时，应及时报告医师，同时应警惕脓肿破溃后脓液流入气管引起窒息。

（4）对有可能发生惊厥的患儿应加强巡视，密切注意病情变化，床边放置床栏，以防患儿坠床，备好急救物品和药品。

3. 用药护理

（1）应用解热剂后应注意多饮水，以防止大量出汗引起虚脱。

（2）高热惊厥患儿给予镇静剂时，应观察止惊的效果及药物的不良反应。

（3）使用抗生素时，应注意有无变态反应的发生。

八、健康指导

（1）小儿的居室应宽敞、整洁、舒适、采光好，经常开窗通风，保持室内空气新鲜。

（2）指导家长合理喂养小儿，加强营养，及时添加辅食，保证摄入足量的蛋白质及维生素，保证营养均衡，纠正偏食。

（3）鼓励患儿多进行户外活动，多晒太阳，预防佝偻病的发生。加强锻炼，增强体质，提高呼吸系统的抵抗力与适应环境的能力。

（4）在呼吸道感染的高发季节，家长不宜带小儿去公共场所。

（5）在气候骤变时，应及时为小儿增减衣服，既要注意保暖，避免着凉。

第三节　肺炎

肺炎系指不同病原体或其他因素所致肺部炎症，以发热、咳嗽、气促、呼吸困难和肺部固定湿啰音为共同临床表现。该病是儿科常见疾病中能威胁生命的疾病之一。据联合国儿童基金会统计，全世界每年约有350万5岁以下儿童死于肺炎，占5岁以下儿童总死亡率的28%；因此积极采取措施，降低小儿肺炎的死亡率，是21世纪世界儿童生存、保护和发展纲要规定的重要任务。

目前，小儿肺炎的分类尚未统一，常用方法有四种，各种肺炎可单独存在，也可两种同时存在。①按病理分类：可分为支气管肺炎、大叶性肺炎、间质性肺炎等。②按病因分类：感染性肺炎，如病毒性肺炎、细菌性肺炎、支原体肺炎、衣原体肺炎、真菌性肺炎、原虫性肺炎；非感染性肺炎，如吸入性肺炎、坠积性肺炎等。③按病程分类：急性肺炎（病程<1个月）、迁延性肺炎（病程1～3个月）、慢性肺炎（病程>3个月）。④按病情分类：轻症肺炎（主要为呼吸系统表现）、重症肺炎（除呼吸系统受累外，其他系统也受累，且全身中毒症状明显）。

临床上若病因明确，则按病因分类，否则按病理分类。

一、病因与发病机制

引起肺炎的主要病原体为病毒和细菌，病毒中最常见的为呼吸道合胞病毒，其次为腺病毒、流感病毒等；细菌中以肺炎链球菌多见，其他有葡萄球菌、链球菌、革兰阴性杆菌等。低出生体重、营养不良、维生素D缺乏性佝偻病、先天性心脏病等患儿易患本病，且病情严重，容易迁延不愈，病死率也较高。

病原体多由呼吸道入侵，也可经血行入肺，引起支气管、肺泡、肺间质炎症，支气管因黏膜水肿而管腔变窄，肺泡壁因充血水肿而增厚，肺泡腔内充满炎症渗出物，影响了通气和气体交换；同时由于小儿呼吸系统的特点，当炎症进一步加重时，可使支气管管腔更加狭窄甚至阻塞，造成通气和换气功能障碍，导致低氧血症及高碳酸血症。为代偿缺氧，患儿呼吸与心率加快，出现鼻翼扇动和三凹征，严重时可产生呼吸衰竭。由于病原体作用，重症常伴有毒血症，引起不同程度的感染中毒症状。缺氧、二氧化碳潴留及毒血症可导致循环系统、消化系统、神经系统的一系列症状以及水、电解质和酸碱平衡紊乱。

1. 循环系统

缺氧使肺小动脉反射性收缩，肺循环压力增高，形成肺动脉高压；同时病原体和毒素侵袭心肌，引起中毒性心肌炎。肺动脉高压和中毒性心肌炎均可诱发心力衰竭。重症患儿常出现微循环障碍、休克甚至弥散性血管内凝血。

2. 中枢神经系统

缺氧和高碳酸血症使脑血管扩张、血流减慢，血管通透性增加，致使颅内压增高。严重缺氧和脑供氧不足使脑细胞无氧代谢增加，造成乳酸堆积、ATP 生成减少和 Na^+-K^+ 泵转运功能障碍，引起脑细胞内水、钠潴留，形成脑水肿。病原体毒素作用亦可引起脑水肿。

3. 消化系统

低氧血症和毒血症可引起胃黏膜糜烂、出血、上皮细胞坏死脱落等应激性反应，导致黏膜屏障功能破坏，使胃肠功能紊乱，严重者可引起中毒性肠麻痹和消化道出血。

4. 水、电解质和酸碱平衡紊乱

重症肺炎可出现混合性酸中毒，因为严重缺氧时体内需氧代谢障碍、酸性代谢产物增加，常可引起代谢性酸中毒；而 CO_2 潴留、H_2CO_3 增加又可导致呼吸性酸中毒。缺氧和 CO_2 潴留还可导致肾小动脉痉挛而引起水钠潴留，重症者可造成稀释性低钠血症。

二、临床表现

1. 支气管肺炎

支气管肺炎为小儿最常见的肺炎。多见于 3 岁以下婴幼儿。

（1）轻症　以呼吸系统症状为主，大多起病较急。主要表现为发热、咳嗽和气促。

① 发热。热型不定，多为不规则热，新生儿或重度营养不良儿可不发热，甚至体温不升。

② 咳嗽。较频，早期为刺激性干咳，以后有痰，新生儿则表现为口吐白沫。

③ 气促。多发生在发热、咳嗽之后，呼吸频率加快，每分钟可达 40～80 次，可有鼻翼扇动、点头呼吸、三凹征、唇周发绀。肺部可听到较固定的中、细湿啰音，病灶较大者可出现肺实变体征。

（2）重症　重症肺炎常有全身中毒症状及循环、神经、消化系统受累的临床表现。

① 循环系统。常见心肌炎、心力衰竭及微循环障碍。心肌炎表现为面色苍白、心动过速、心音低钝、心律不齐，心电图显示 ST 段下移和 T 波低平、倒置；心力衰竭表现为呼吸突然加快，＞60 次/min；极度烦躁不安，明显发绀，面色发灰；心率增快，＞180 次/min，心音低钝有奔马率；颈静脉怒张，肝脏迅速增大，尿少或无尿，颜面或下肢水肿等。

② 神经系统。表现为烦躁或嗜睡，脑水肿时出现意识障碍、反复惊厥、前囟膨隆、脑膜刺激征等。

③ 消化系统。常有食欲缺乏、腹胀、呕吐、腹泻等；重症可引起中毒性肠麻痹和消化道出血，表现为严重腹胀、肠鸣音消失、便血等。

若延误诊断或病原体致病力强，可引起脓胸、脓气胸、肺大泡等并发症，多表现为体温持续不退，或退而复升，中毒症状或呼吸困难突然加重。

2. 几种不同病原体所致肺炎的特点

（1）呼吸道合胞病毒性肺炎　由呼吸道合胞病毒感染所致，多见于 2 岁以内婴幼儿，尤以 2～6 个月婴儿多见。常于上呼吸道感染后 2～3 天出现干咳、低～中度发热，喘憋为突出表现，2～3 天后病情逐渐加重，出现呼吸困难和缺氧症状。肺部听诊可闻及多量哮鸣音、呼气性喘鸣，肺基底部可听到细湿啰音。喘憋严重时可合并心力衰竭、呼吸衰竭。

临床上有两种类型。

① 毛细支气管炎。有上述临床表现，但中毒症状不严重，当毛细支气管接近完全阻塞时，呼吸音可明显降低，胸部X线常显示不同程度的梗阻性肺气肿和支气管周围炎，有时可见小点片状阴影或肺不张。

② 间质性肺炎。全身中毒症状较重，呼吸困难明显，肺部体征出现较早，胸部X线呈线条状或单条状阴影增深，或互相交叉呈网状阴影，多伴有小点状致密阴影。

（2）腺病毒性肺炎　为腺病毒引起，在我国以3、7两型为主，11、12型次之。本病多见于6个月～2岁的婴幼儿。起病急骤，呈稽留高热，全身中毒症状明显，咳嗽较剧，可出现喘憋、呼吸困难、发绀等。肺部体征出现较晚，常在发热4～5天后出现湿啰音，以后病变融合而呈现肺实变体征。少数患儿可并发渗出性胸膜炎。胸部X线改变的出现较肺部体征为早，可见大小不等的片状阴影或融合成大病灶，并多见肺气肿，病灶吸收较缓慢，需数周至数月。

（3）葡萄球菌肺炎　包括金黄色葡萄球菌及白色葡萄球菌所致肺炎。多见于新生儿及婴幼儿。临床起病急，病情重，进展迅速；多呈弛张高热，婴儿可呈稽留热；中毒症状明显，面色苍白、咳嗽、呻吟、呼吸困难，皮肤常见一过性猩红热样或荨麻疹样皮疹，有时可找到化脓灶，如疖肿等。肺部体征出现较早，双肺可闻及中、细湿啰音，易并发脓胸、脓气胸等，可合并循环、神经及胃肠功能障碍。胸部X线常见浸润阴影，易变性是其特征。

（4）流感嗜血杆菌肺炎　由流感嗜血杆菌引起。近年来，由于广泛使用广谱抗生素和免疫抑制剂，加上院内感染等因素，流感嗜血杆菌感染有上升趋势，多见于＜4岁的小儿，常并发于流感病毒或葡萄球菌感染者。临床起病较缓，病情较重，全身中毒症状明显，有发热、痉挛性咳嗽、呼吸困难、鼻翼扇动、三凹征、发绀等，体检肺部有湿啰音或肺实变体征。易并发脓胸、脑膜炎、败血症、心包炎、中耳炎等。胸部X线表现多种多样。

（5）肺炎支原体肺炎　由肺炎支原体引起，多见于年长儿，婴幼儿发病率也较高。以刺激性咳嗽为突出表现，有的酷似百日咳样咳嗽，咯出黏稠痰，甚至带血丝；常有发热，热程1～3周。年长儿可伴有咽痛、胸闷、胸痛等症状，肺部体征不明显，常仅有呼吸音粗糙，少数闻及干湿啰音。婴幼儿起病急，呼吸困难、喘憋和双肺哮鸣音较突出。部分患儿出现全身多系统的临床表现，如心肌炎、心包炎、溶血性贫血、脑膜炎等。胸部X线检查可分为4种改变：①肺门阴影增浓；②支气管肺炎改变；③间质性肺炎改变；④均一的实变影。

（6）衣原体肺炎　沙眼衣原体肺炎多见于6个月以下的婴儿，可于产时或产后感染，起病缓，先有鼻塞、流涕，后出现气促、频繁咳嗽，有的酷似百日咳样阵咳，但无回声，偶有呼吸暂停或呼气喘鸣，一般无发热。可同时患有结膜炎或有结膜炎病史。胸部X线呈弥漫性间质性改变和过度充气。肺炎衣原体肺炎多见于5岁以上小儿，发病隐匿，体温不高，咳嗽逐渐加重，两肺可闻及干湿啰音。X线显示单侧肺下叶浸润，少数呈广泛单侧或双侧浸润。

三、治疗要点

采取综合措施，积极控制感染，改善肺的通气功能，防止并发症。

1. 控制感染

根据不同病原体选用敏感抗生素积极控制感染，使用原则为早期、联合、足量、足疗程，重症宜静脉给药。

WHO推荐的4种1线抗生素为复方磺胺甲基异噁唑、青霉素、氨苄西林、阿莫西林，其中青霉素为首选药，复方磺胺甲基异噁唑不能用于新生儿。怀疑有金葡菌肺炎者，推荐用氨苄西林、氯霉素、苯唑西林或氯唑西林和庆大霉素。大环内酯类抗生素如红霉素、交沙霉素、罗红霉素、阿奇霉素等对支原体肺炎、衣原体肺炎等均有效。除阿奇霉素外，用药时间应持续至体温正常后5～7天，临床症状基本消失后3天。支原体肺炎至少用药2～3周。应用阿奇霉素3～5天一疗程，根据病情可再重复一疗程，以免复发。葡萄球菌肺炎比较顽固。疗程宜长，一般于体温正常后继续用药2周，总疗程6周。

病毒感染尚无特效药物，可用利巴韦林、干扰素、聚肌胞、乳清液等，中药治疗有一定疗效。

2. 对症治疗

止咳、止喘、保持呼吸道通畅；纠正低氧血症、水电解质与酸碱平衡紊乱；对于中毒性肠麻痹者，应禁食、胃肠减压，皮下注射新斯的明。对有心力衰竭、感染性休克、脑水肿、呼吸衰竭者，采取相应的治疗措施。

3. 肾上腺皮质激素的应用

若中毒症状明显，或严重喘憋，或伴有脑水肿、中毒性脑病、感染性休克、呼吸衰竭等以及胸膜有渗出者，可应用肾上腺皮质激素，常用地塞米松，每天2～3次，每次2～5mg，疗程3～5天。

4. 防治并发症

对并发脓胸、脓气胸者及时抽脓、抽气；对年龄小、中毒症状明显、脓液黏稠经反复穿刺抽脓不畅者，以及有张力气胸者进行胸腔闭式引流。

四、护理措施

1. 改善呼吸功能

(1) 保持病室环境舒适，空气流通，温湿度适宜，尽量使患儿安静，以减少氧的消耗。不同病原体肺炎患儿应分室居住，以防交叉感染。

(2) 置患儿于有利于肺扩张的体位并经常更换，或抱起患儿，以减少肺部淤血和防止肺不张。

(3) 给氧。凡有低氧血症，有呼吸困难、喘憋、口唇发绀、面色灰白等情况立即给氧。婴幼儿可用面罩法给氧，年长儿可用鼻导管法。若出现呼吸衰竭，则使用人工呼吸器。

(4) 正确留取标本，以指导临床用药；遵医嘱使用抗生素治疗，以消除肺部炎症，促进气体交换；注意观察治疗效果。

2. 保持呼吸道通畅

(1) 及时清除患儿口鼻分泌物，经常协助患儿转换体位，同时轻拍背部，边拍边鼓励患儿咳嗽，以促使肺泡及呼吸道的分泌物借助重力和震动易于排出；病情许可的情况下可进行体位引流。

(2) 给予超声雾化吸入，以稀释痰液，利于咳出；必要时予以吸痰。

(3) 遵医嘱给予祛痰剂如复方甘草合剂等；对严重喘憋者遵医嘱给予支气管解痉剂。

(4) 给予易消化、营养丰富的流质、半流质饮食，少食多餐，避免过饱影响呼吸；哺喂时应耐心，防止呛咳引起窒息；重症不能进食者，给予静脉营养。保证液体的摄入量，以湿润呼吸道黏膜，防止分泌物干结，利于痰液排出；同时可以防止发热导致的脱水。

3. 加强体温监测

观察体温变化并警惕高热惊厥的发生。对高热者给予降温措施。保持口腔及皮肤清洁。

4. 密切观察病情

(1) 如患儿出现烦躁不安、面色苍白、气喘加剧、心率加速（160～180 次/min）、肝脏在短时间内急剧增大等心力衰竭的表现，及时报告医师，给予氧气吸入并减慢输液速度，遵医嘱给予强心、利尿药物，以增强心肌收缩力、减慢心率、增加心搏出量、减轻体内水钠潴留，从而减轻心脏负荷。

(2) 若患儿出现烦躁或嗜睡、惊厥、昏迷、呼吸不规则等，提示颅内压增高，立即报告医师并共同抢救。

(3) 患儿腹胀明显伴低钾血症时，及时补钾；若有中毒性肠麻痹，应禁食、予以胃肠减压，遵医嘱皮下注射新斯的明，以促进肠蠕动、消除腹胀、缓解呼吸困难。

(4) 如患儿病情突然加重，出现剧烈咳嗽、烦躁不安、呼吸困难、胸痛、面色发绀、患侧呼吸运动受限等，提示并发了脓胸或脓气胸，应及时配合进行胸穿或胸腔闭式引流。

五、健康教育

向患儿家长讲解疾病的有关知识和护理要点，指导家长合理喂养，加强体格锻炼，以改善小儿呼吸功能；对易患呼吸道感染的患儿，在寒冷季节或气候骤变外出时，应注意保暖，避免着凉；定期健康检查，按时预防接种。对年长儿说明住院和注射等对疾病痊愈的重要性，鼓励患儿克服暂时的痛苦，与医护人员合作；教育患儿咳嗽时用手帕或纸捂嘴，不随地吐痰，防止病原菌污染空气而传染给他人。

第四节 先天性心脏病

先天性心脏病是心脏、大血管在胚胎早期发育异常或发育障碍所引起的心血管解剖结构异常的一组先天性畸形疾病。

先天性心脏病的发病率占存活婴儿的 0.4%～0.8%，未经治疗者，约 34%可在生后 1 个月内死亡。由于复合畸形或病情严重者常在生后早期夭折，各年龄阶段所见的先天性心脏病病种有所不同。据国内外资料统计，先天性心脏病死于新生儿期以大动脉转位为最多，其次是左心发育不良综合征及导管前型主动脉缩窄。各类先天性心脏病的发病情况以室间隔缺损最多见，再次为动脉导管未闭、法洛四联症和房间隔缺损等。

近年来，先天性心脏病的诊治研究取得很大进展。分子基因学和组织胚胎工程的研究为我们开启了一扇新的大门，利用基因检测对先天性心脏病进行遗传预测或早期诊断在未来将成为可能；胚胎发育和组织工程学的研究也为先天性心脏病的自愈和同种组织瓣的移植等提供了启发性意义。心导管术、选择性心血管造影术的发展使心脏血管畸形诊断及血流动力学的检测更加完善。无创检查如超声心动图、磁共振及多层螺旋 CT 等影像技术的进步为先天性心脏病提供了更为便利、精确的诊断，减少了不必要的创伤。通过心导管关闭动脉导管、房间隔缺损及室间隔缺损，应用球囊导管扩张狭窄的瓣膜及血管等技术为先天性心脏病的治疗开辟了新的途径；而体外循环、深低温下心内直视手术的发展及带瓣管道的使用使得大多数常见的先天性心脏病根治术疗效大大提高，对某些复杂心脏畸形也能在婴幼儿期甚至新生儿期进行手术，尤其是内外科镶嵌治疗的开展将打破过去心内科和胸外科相对孤立的格局，在先天性心脏病的治疗上具有重要的里程碑意义。

一、病因

近年来，随着遗传学、胚胎学、生物学、传染病学和代谢性疾病的研究深入，人们对先天性心脏病的发病原因也有了较多的认识。但迄今为止多数先天性心脏病的病因尚不明了。目前认为，先天性心脏病的发生与遗传及环境因素影响有关。

1. 遗传因素

由单基因和染色体异常导致的各类先天性心脏病约占总数的 15%，确定多种先天性心脏病的遗传学基础的研究正迅猛发展。已明确 21-三体综合征的患儿有近 40%合并心血管畸形，并以房室间隔缺损或房室通道型室间隔缺损最多见；13-三体综合征和 18-三体综合征多合并室间隔缺损、房间隔缺损和动脉导管未闭畸形；先天性圆锥动脉干畸形的一个特异性遗传学病因是染色体 22q11 区的缺失。估计 4000 个活产儿中有 1 个发生 22ql1 区的缺失，与其有关的心脏缺陷最常见于 DiGeorge 综合征，特异的心脏异常有肺动脉闭锁、法洛四联症、永存动脉干、右心室双出口等。

2. 环境因素

环境因素主要是宫内感染，特别是母孕早期易患病毒感染（如风疹、腮腺炎、流行性感冒、柯萨奇病毒感染等）。其他如放射线的接触、服用药物史（抗癌药、抗癫痫药等）、代谢紊乱性疾病（如糖尿病）以及妊娠早期酗酒、吸毒等。绝大多数先天性心脏病患者的病因可能是多因素的。

虽然引起先天性心脏病的病因尚未完全明确，但加强对孕妇的保健，特别是在妊娠早期积极预防病毒感染及避免上述一切不利因素，对预防先天性心脏病是有积极意义的。

二、分类

临床可根据有无持续性发绀分为无发绀型和发绀型两大类，再结合病理解剖与肺血流量情况可将先天性心脏病分类如下。

1. 左向右分流型（无发绀型）

在左、右心腔或主、肺动脉间有异常通道，左侧压力高于右侧，左侧动脉血通过异常通道进入右侧静脉血中，引起左向右分流，以房间隔缺损、室间隔缺损、动脉导管未闭最多见。

2. 右向左分流型（发绀型）

右心腔或肺动脉内压力异常增高，血流通过异常通道流入左心腔或主动脉，以法洛四联症、大动脉转位最多见。

3. 无分流型

左、右两侧无分流，无发绀，以肺动脉狭窄、主动脉缩窄多见。

三、诊断

1. 首先应先考虑有无心脏病

临床上出现发绀、充血性心力衰竭及粗糙响亮Ⅲ级以上心脏杂音伴震颤等表现均高度提示心脏疾病的存在。发绀出现在新生儿期尤应注意与呼吸道、中枢神经系统疾病及血红蛋白异常引起的发绀相鉴别。前两种发绀的发生多因肺部换气不足所致，故吸入 100%氧气后发绀可减轻。血红蛋白异常如高铁血红蛋白血症则可通过分光光度比色检查或静脉注射亚甲蓝后发绀缓解而确诊。

2. 应与后天性心脏病鉴别

下列几种情况提示先天性心脏病的可能。

(1) 自幼有反复呼吸道感染，活动后气促史及生长发育落后。出生后或婴儿期即已出现响亮的心脏杂音。

(2) 体格检查中发现持续发绀伴杵状指（趾）。心脏杂音以胸骨旁左缘最响，肺动脉第二音亢进、减弱或分裂。

(3) 心电图示心室肥大及有收缩期或舒张期负荷过重征象等。

(4) X 线显示肺充血或肺缺血、主动脉结扩张或缩小、肺动脉段凸出或凹陷等。

3. 顺序分段诊断方法

在明确有先天性心脏病后，参照 VanPraagh 提出的顺序分段诊断方法可对先天性心脏病进行诊断。完整的先天性心脏病顺序分段诊断包括心房、心室、大动脉 3 个节段的位置异常的判断，房室间、心室大动脉间两个连接异常的判断，以及心脏位置与合并畸形的诊断等。

(1) 心房位置判断　绝大部分正常人的右侧胸、腹腔器官在右侧，左侧器官在左侧。解剖右心房在右侧，解剖左心房在左侧，称为心房正常位（situs solitus，“S”）。部分（1/8000～1/6000）人的内脏器官呈镜像反位，解剖右心房及肝脏等右侧的器官在左侧，解剖左心房及胃等左侧器官在右侧，称为心房反位（situs inversis，“I”）。先天性心脏病患者中，有 2%～4%患者的胸腔、腹腔器官呈对称分布，此时两侧心房的形态特点相似，称为心房不定位（situsambiguus，“A”）。若与解剖右心房相似，称为右心房对称位，与解剖左心房相似称为左心房对称位。内脏器官呈对称分布的也称为内脏异位症。右心房对称位多伴无脾综合征，左心房对称位多伴多脾综合征。

一般情况下，胸腹腔脏器位置与心房位置有较高的一致性，可以根据 X 线胸片上肝脏及胃泡位置确定心房位置正常或反位，如肝脏及胃泡在正常位置提示心房正位，反之亦然。内脏异位时大多数肝脏居于中间呈水平位，少数仍可呈正常位置或反位。增高电压（100～400 kV）的 X 线胸片可显示支气管形态，右侧支气管的特点为自隆突至第一分支间的距离短，与经隆突的中轴线夹角小；而左侧支气管自隆突至第一分支间距离长，与经隆突中轴线的夹角大。一般认为，根据支气管形态诊断心房位置较依据腹腔脏器位置推测可靠。窦房结位于上腔静脉与右心房连接处。P波除极向量有助于确定右心房的位置。心电图检查对心房反位诊断有价值，但不能肯定心房对称位的诊断。二维超声心动图检查可显示腹腔大血管位置及连接关系，间接判断心房位置。

（2）心室位置判断　正常心脏的解剖右心室位于解剖左心室的右侧，以心室右袢（D-loop）表示。如果心室反位，即左心室位于右侧、右心室位于左侧、则为心室左袢（L-loop）。

（3）大血管位置判断　主动脉与肺动脉在瓣膜及动脉干水平的相互位置关系与心室大动脉的连接关系并没有必然的联系，不能互相准确地推测。主动脉在肺动脉的右后方为正常位，主动脉在肺动脉的左后方为反位，其他尚有主动脉在肺动脉右侧（D）、左侧（L）、前方（A）等。主动脉干与肺动脉干的走行关系可为平行或螺旋状。不论右位或左位主动脉弓，弓的位置均在左、右肺动脉之上。

（4）房室连接诊断　当心房及心室的解剖性质及位置确定后，房室的连接关系即可确定。根据心房位置及心室袢类型相应确定房室连接一致和不一致。心房正常位、心室右袢者为房室连接一致，心房正常位、心室左袢者为房室连接不一致。

（5）心室大动脉连接诊断　心室大动脉连接有4种类型。①连接一致：主动脉与左心室连接，肺动脉与右心室连接。②连接不一致：主动脉与右心室连接，肺动脉与左心室连接。③双流出道：主动脉、肺动脉均与同一心室腔连接。④单流出道：可为共同动脉干，或一侧心室大动脉连接缺如（主动脉或肺动脉闭锁）。

（6）心脏位置　心脏在胸腔中的位置与心脏发育有关，特别是在心脏畸形时需要描述心脏位置和心尖指向。心脏的主要部分在左侧胸腔，心尖指向左侧称为左位心；心脏主要部分位于右侧胸腔，心尖指向右侧，称为右位心。内脏、心房位置正常而呈右位心的也称孤立性右位心，心房反位而呈左位心的也称为孤立性左位心。心脏位于胸腔中部，心尖指向中线时称为中位心，很多复杂型先天性心脏病可呈中位心。

（7）合并心脏血管畸形　在绝大部分病例中，因为心脏、心房位置正常，房室连接及心室大动脉连接均正常，合并心脏血管的缺损和畸形为其主要的诊断内容。

（8）先天性心脏病分段诊断方法及命名　Van Praagh分段诊断方法及命名中将心房、心室、大动脉（瓣膜水平）位置3段分别以字母表示，例如正常心脏可以为（S、D、S）即心房位置正常（S）、右心室袢心室（D）、大动脉位置正常（S）、主动脉位于肺动脉右后方。镜像右位心时则为（I、L、I）即心房反位（I）、左心室袢心室（L）、大动脉反位（I）、主动脉位于肺动脉左后方，以上各段连接均正常。心房位置正常、右心室袢心室、主动脉位于肺动脉右前与右心室连接的大动脉转位，为完全型大动脉转位（S、D、D）。

分段诊断概念对推动和提高先天性心脏病诊断和治疗水平发挥了非常重要的作用。分段诊断方法不仅对复杂型先天性心脏病的诊断是必要的，也应该作为所有先天性心脏病诊断的基础。

四、并发症

1. 心力衰竭

心力衰竭多见于婴儿伴有大量左向右分流、肺静脉梗阻、左心室或右心室流出道梗阻性病变等。左向右分流导致肺循环血量增多，肺充血、肺间质液增多，尚易并发肺部感染如肺炎等。心力衰竭的发生率取决于分流量的多少及上述病变的严重程度。

2. 感染性心内膜炎

感染性心内膜炎最常见于室间隔缺损、主动脉瓣狭窄、动脉导管未闭及法洛四联症等，多因各种畸形引起血流改变，高速冲击心血管内膜，病原菌易在该处停留、繁殖而致病。病原菌多数为草绿色链球菌及葡萄球菌，其他尚有革兰阴性细菌、白念珠菌等。

3. 脑栓塞

脑栓塞在先天性心脏病中的发生率约为 2%，常见于发绀型先天性心脏病（如法洛四联症、完全性大动脉转位等），多见于婴儿病例。严重缺氧引起代偿性红细胞增多，致使血液黏稠度增高。此外，相对性贫血时，小红细胞的可变形性差也可增加血液黏稠度，易发生栓塞。因腹泻或过度出汗导致脱水时易促使栓塞发生。部分患儿可有后遗症，如偏瘫、癫痫及智能落后等。

4. 脑脓肿

脑脓肿发生率约为 5%，绝大多数发生于发绀型先天性心脏病（如法洛四联症等）。与肺栓塞不同，本病多见于 2 岁以上小儿。脑脓肿可由邻近感染灶（中耳炎、鼻窦炎、面部蜂窝织炎）蔓延引起，也可由血行感染引起。因存在右向左分流，细菌可不通过肺血管床的过滤及吞噬而直接进入大脑。血液黏稠度增高和缺氧可导致组织微小梗死、软化，有利于细菌繁殖、化脓。

5. 咯血

咯血可见于严重的器质性肺动脉高压及因肺缺血导致侧支循环增生的患儿。

五、治疗

1. 一般治疗

建立合理的生活制度，并根据具体情况适当参加体力活动以增强体质，按时接受预防接种，注意皮肤及口腔卫生。发绀者应保证足够饮水量。接受扁桃体摘除术、拔牙及其他手术者，手术前后应用足量抗生素，以防止感染性心内膜炎的发生。

2. 并发症的处理

合并肺炎及感染性心内膜炎时宜及早做出诊断，积极控制感染；发生心力衰竭时要及时处理。左向右分流型先天性心脏病常合并慢性心力衰竭，需较长时间应用抗心力衰竭药物治疗。

3. 控制动脉导管的药物治疗

(1) 吲哚美辛（前列腺素合成酶抑制剂） 可促进早产儿动脉导管关闭。早产儿伴动脉导管未闭合并心力衰竭经洋地黄、利尿剂治疗无效时可试用此药。

(2) 前列腺素 E_1 及 E_2 具有扩张动脉导管的作用，新生儿重症发绀型先天性心脏病不少均依赖动脉导管的开放以维持生命，出生后导管一旦关闭即告死亡。滴注此药后使肺循环或体循环血量增加，改善低氧血症与酸中毒，使病情好转，争取在最适宜条件下进行矫治手术。适用于肺动脉闭锁、法洛四联症伴严重型肺动脉狭窄、左心发育不良综合征、导管前型主动脉缩窄等。

4. 介入性心导管治疗

介入性心导管治疗是近年来发展的先天性心脏病非开胸矫治方法。应用特别的球囊导管可扩张治疗肺动脉瓣狭窄、主动脉瓣狭窄及主动脉缩窄等。特制的带有金属支架的封堵器经心导管送至心腔可关闭继发孔型房间隔缺损及室间隔缺损，至动脉导管处可堵闭动脉导管。用球囊导管经卵圆孔至左心房，然后回拉撕裂房间隔组织使之形成或扩大缺损的经导管房间隔造口术，可增加心房水平的分流，为完全性大动脉转位重要的姑息疗法。

5. 外科手术治疗

近年来，可手术治疗的先天性心脏病病种范围不断扩大，治疗效果也有显著进步。根据心血管畸形的类型及严重程度，采取不同的手术矫治方法达到根治或姑息治疗的目的。根治性手术包括缺损修补、动脉导管结扎、梗阻（狭窄）解除等。大部分手术均纠正解剖畸形（如 Switch 术和 Rastelli 术），少数手术则使循环生理恢复正常（如 Mustard 及 Senning 手术）。重度发绀型先天性心脏病伴有肺动脉严重狭窄者难以进行根治手术，可行 Glenn 术和 Fontan 术等姑息手术。心内直视手术均需在体外循环下进行。

六、护理评估

1. 健康史

先天性心脏病的病因研究近年来有了重大进展。

（1）内在因素　主要与遗传有关，可为染色体异常或多基因突变引起。同一家庭中可有数人同患某一种先天性心脏病也说明其与遗传因素有关。

（2）外在因素　主要是宫内感染，特别是孕母在妊娠 2～8 周时感染风疹病毒、流行性感冒病毒、流行性腮腺炎病毒和柯萨奇病毒等是导致胎儿发生心血管畸形的重要因素。其他如孕妇接触过量放射线和服用某些药物（抗癌药、甲苯磺丁脲、抗癫痫药物等），孕妇患代谢紊乱性疾病（糖尿病、高钙血症等或能造成宫内缺氧的慢性疾病），妊娠早期吸食毒品、酗酒等，均可能与发病有关。

2. 身体状况

不同类型的先天性心脏病临床表现各不相同。

（1）室间隔缺损　室间隔缺损是先天性心脏病中最常见的类型，在我国几乎占小儿先天性心脏病的一半。临床表现取决于缺损的大小和心室间压差。小型缺损可无明显症状，仅活动后稍感疲乏，生长发育一般不受影响。缺损较大时体循环血量减少，影响生长发育，在新生儿后期及婴儿期即可出现症状，如喂养困难、吸吮时气急、体重不增，患儿多消瘦、乏力、多汗；因肺循环充血易患肺部感染和心力衰竭；有时因扩张的肺动脉压迫喉返神经，引起声音嘶哑。

体检心界增大，心尖冲动弥散，胸骨左缘第 3、4 肋间可闻及Ⅲ～Ⅳ级响亮粗糙的全收缩期杂音，向四周广泛传导，并可在杂音最响处触及收缩期震颤，肺动脉瓣第二音增强。缺损很大且伴有肺动脉高压者（多见于儿童或青少年期），右心室压力也显著升高，此时右心室肥大较显著，左向右分流减少，当出现右向左分流时，患儿呈持续青紫，并逐渐加重，即艾森门格综合征，此时心脏杂音较轻而肺动脉第二音显著亢进。

室间隔缺损易并发支气管炎、支气管肺炎、充血性心力衰竭、肺水肿和感染性心内膜炎。

（2）房间隔缺损　房间隔缺损占先天性心脏病发病总数的 5%～10%，女性较多见。由于小儿时期症状多较轻，不少患儿到成年时才被发现。

房间隔缺损的症状因缺损大小而有区别。轻者可以全无症状，仅在体检时发现心脏杂音。分流量大的因体循环血量不足而影响生长发育，患儿体格较小、消瘦、面色苍白、乏力、多汗和活动后气促，并因肺循环充血而易反复呼吸道感染。当哭闹、患肺炎或心力衰竭时，右心房压力可超过左心房，出现暂时性右向左分流而呈现青紫。

体检时可见心前区隆起，心尖冲动弥散，心浊音界扩大，大多数病例于胸骨左缘第2～3肋间可闻及喷射性收缩期杂音，肺动脉瓣区第二音亢进和固定分裂（分裂不受呼吸影响）。左向右分流量较大时，可在胸骨左缘下方听到舒张期杂音。

房间隔缺损易并发支气管炎、支气管肺炎，重者可并发充血性心力衰竭。

(3) 动脉导管未闭　动脉导管未闭亦为小儿先天性心脏病常见的类型之一，占先天性心脏病发病总数的15%～20%，女性较多见。临床症状决定于动脉导管的粗细。导管口径较细者，临床可无症状，仅在体检时偶然发现心脏杂音；导管粗大者分流量大，出现气急、咳嗽、乏力、多汗、心悸等，偶尔扩大的肺动脉压迫喉返神经而引起声音嘶哑。

体检患儿多消瘦，可有轻度胸廓畸形，于胸骨左缘第2肋间闻及粗糙响亮的连续性机器样杂音，占据整个收缩期和舒张期，于收缩期末最响，杂音向左锁骨下，颈部和背部传导，最响处可扪及震颤，以收缩期明显，肺动脉瓣区第二音增强，但多数被杂音淹没而不易识别。婴幼儿期因肺动脉压力较高，主、肺动脉压力差在舒张期不显著，因而往往仅听到收缩期杂音。此外，合并肺动脉高压或心力衰竭时，多仅有收缩期杂音。由于动脉舒张压降低，脉压增宽，可出现周围血管体征，如轻压指甲床可见毛细血管搏动、水冲脉等，脉压显著增宽时，可闻股动脉枪击声，有显著肺动脉高压者，出现下半身青紫和杵状趾。动脉导管未闭的常见并发症为支气管肺炎、感染性心内膜炎，分流量大者早期并发充血性心力衰竭。

(4) 法洛四联症　法洛四联症是存活婴儿中最常见的青紫型先天性心脏病，其发病率占各类先天性心脏病的10%～15%。法洛四联症由以下四种畸形组成：①肺动脉狭窄；②室间隔缺损；③主动脉骑跨；④右心室肥厚。以上四种畸形中以肺动脉狭窄最重要，对患儿的病理生理和临床表现有重要影响。

法洛四联症临床症状的严重程度与肺动脉狭窄程度成正比，主要表现为青紫，大多数患儿于生后或1岁内出现发绀，多见于毛细血管丰富的浅表部位，如唇、指（趾）甲床、球结合膜等。因血氧含量下降，活动耐力差，稍一活动如啼哭、情绪激动、体力劳动、寒冷等，即可出现气急及青紫加重。患儿多有蹲踞症状，每于行走、游戏时，常主动蹲下片刻；蹲踞时下肢屈曲，使静脉回心血量减少，减轻了心脏负荷，同时下肢动脉受压，体循环阻力增加，使右向左分流量减少，从而缺氧症状暂时得以缓解；不会行走的小婴儿，常喜欢大人抱起，双下肢呈屈曲状。由于患儿长期缺氧，致使指（趾）端毛细血管扩张增生，局部软组织和骨组织也增生肥大，表现为指（趾）端膨大如鼓槌状。年长儿常诉头痛、头昏，与脑缺氧有关；婴儿有时在吃奶或哭闹后出现阵发性呼吸困难，严重者可引起突然昏厥、抽搐，甚至死亡。此外，由于长期缺氧，红细胞代偿性增加，血液黏稠度高，血流缓慢，易引起脑血栓。若为细菌性血栓，则易形成脑脓肿。患儿体格发育多落后，重者智能发育也落后。心前区可稍隆起，胸骨左缘第2～4肋间可闻及Ⅱ～Ⅲ级粗糙喷射性收缩期杂音，其响度取决于肺动脉狭窄程度。肺动脉第二音减弱或消失。发绀持续6个月以上出现杵状指（趾）。法洛四联症常见并发症为脑血栓、脑脓肿及感染性心内膜炎。

(5) 肺动脉瓣狭窄　按狭窄部位的不同，可分为肺动脉瓣狭窄、漏斗部狭窄和肺动脉分支狭窄，其中以肺动脉瓣狭窄最常见。其发病率占先天性心脏病总数的10%～20%。患儿早期可无症状。狭窄程度越重，症状也越明显，主要有劳累后气急、乏力、心悸。少数发生水肿、昏厥，甚至心力衰竭。患儿在出现心力衰竭前发育尚可。体检可见心前区隆起，左侧胸骨旁可触及右室的抬举搏动，肺动脉瓣区可扪及收缩期震颤，胸骨左缘上部可闻及响亮的喷射性收缩期杂音，向周围传导。大多数患儿肺动脉第二音有不同程度的减轻。如右心室代偿失调而扩大，则于三尖瓣区可闻及收缩期吹风样杂音，同时可有颈静脉怒张、肝大、下肢水肿等右心衰竭表现。

3. 心理、社会资料

心脏畸形小儿的娩出，带给双亲的是无限的忧虑和日益沉重的压力，由于对疾病知识的缺乏，伴随着小儿喂养困难、发育迟缓、活动受限、体弱多病，以及检查和治疗复杂、手术费用的高昂、风险较大、预后难以预测等，家长往往表现出紧张、焦虑、恐惧、悲观的心理。随着年龄的增长，患儿因生长发育落后，不能按时入托、入学，正常活动、游戏、学习受到不同程度的限制和影响，会出现抑郁、焦虑、自卑、恐惧等心理。个别家长的弃婴行为，会影响患儿的身心发育，引起诸多社会问题。

七、护理诊断及合作性问题

(1) 活动无耐力　与先天性心脏病体循环血量减少或血氧饱和度下降有关。

(2) 营养失调（低于机体需要量）　与喂养困难、食欲低下有关。

(3) 生长发育改变　与体循环血量减少或血氧下降影响生长发育有关。

(4) 潜在并发症　包括呼吸道感染、感染性心内膜炎、心力衰竭、昏厥、脑血栓等。

(5) 焦虑或恐惧　与疾病的威胁和对手术的担忧有关。

(6) 知识缺乏　与患儿家长缺乏疾病的有关护理、治疗和预防知识有关。

八、护理目标

(1) 患儿能进行适当的活动，学会掌握活动量，无心悸、气促等表现。

(2) 患儿获得充足的营养和能量，满足生长发育的需要。

(3) 患儿生长发育状况改善。

(4) 患儿家长熟悉本病的知识，获得心理支持，焦虑或恐惧减轻。

(5) 家长能说出先天性心脏病患儿的家庭护理要点和预防，更好地配合诊治工作。

九、护理措施

1. 活动无耐力的护理

根据不同类型的先天性心脏病，制订合理的生活制度。

(1) 保持环境安静，限制活动　重症应卧床休息，减少耗氧，每天测脉搏或心率2～4次。应多拥抱患儿，减少哭闹，保持患儿舒适，减少不良刺激。护理操作集中进行，避免引起情绪激动和烦躁。

(2) 患儿要动静适度，减轻心脏负担　①除重症患儿需要卧床休息外，应在医护人员或家长监护下进行适当的活动；②游戏能使患儿生活趋于正常，减少烦躁不安；③休息和活动相互交替配合可以减少过多的能量消耗，又能增强对活动的耐受力；④在医护人员的监护指导下，进行中等强度的运动锻炼是安全的，而且对心脏病患儿的血流动力学会产生积极影响。在活动和游戏期间，护士应注意对患儿耐受程度的评估，方法是活动前先测量生命体征，包括脉搏（速率、节律）、血压、呼吸（速率、节律、费力程度），活动后即刻测量生命体征，患儿休息 3min 后再测生命体征，若血压、呼吸恢复至活动前水平，脉率增快每分钟不超过 6 次，则说明活动适度，若患儿出现苍白、精神恍惚、发绀、眩晕、胸闷、心悸等症状时，要及时记录其程度，立即停止活动，卧床休息，抬高床头，并通知医师。

（3）法洛四联症患儿在游戏或走路时，常出现蹲踞现象，是机体耐受力低的表现，是患儿为缓解缺氧所采取的一种被动体位和自体保护性动作。当患儿蹲踞时，不要强行拉起，应让患儿自然蹲踞和起立，可劝其休息。

2. 供给充足的营养和能量

由于心排出量减少、胃肠黏膜瘀血，组织缺氧，消化功能降低，致使患儿食欲低下。小婴儿因活动无耐力，气促影响吸吮动作，使吮乳速度减慢并易呕吐，造成喂养困难、摄入减少。因此，喂乳前最好先吸氧，斜抱位间歇喂乳，每次喂乳时间适当延长，耐心喂哺，必要时可将乳瓶乳头上的孔加大，以减少吸吮阻力，或用滴管滴入，避免呛咳和呼吸困难。应供给婴儿和年长儿高蛋白、高维生素、易消化的食物，要少量多餐，勿进食过饱。婴儿每天进食的能量应保证 418kJ/kg，年长儿每天应保证 293～335kJ/kg；应调剂食谱，注意食物的色、香、味，鼓励患儿进食，保证营养需要，以增强体质。心力衰竭时有水、钠潴留者，应根据病情采用无盐或低盐饮食。

3. 加强护理，促进生长发育

为患儿提供良好的生活环境，空气新鲜，温度维持在 18～20℃，湿度 55％～65％，新生儿应注意保暖，儿童穿着衣服冷暖要适中。制订相应的饮食和生活制度，监测体温、脉搏、呼吸、血压、心律、心脏杂音的变化，保持情绪稳定，促进生长发育。

4. 注意观察病情，防止发生并发症

（1）预防感染　先天性心脏病患儿，除严重心力衰竭者，均需按时接受预防接种，预防各种传染病；应避免到公共场所、人群集中的地方，以免交叉感染；应与感染患儿分室居住，避免接触感染患儿；按气温改变随时增减衣物，避免着凉，预防感冒，防止肺部感染；在接受小手术（如拔牙、扁桃体切除术）时，术前、术后均应按医嘱给足量抗生素，严格执行无菌技术操作；仔细观察患儿口腔黏膜有无充血和破损，每天进行 2 次口腔护理。一旦发生感染应积极应用抗生素治疗，发生感染性心内膜炎时应选用有杀菌作用的抗生素，疗程 4～6 周。

（2）预防充血性心力衰竭　患儿饮食少量多餐，适当限制盐的摄入，给予适量的蔬菜类粗纤维食品，以保持大便通畅，必要时可给予开塞露通便，以免加重心脏负担；严格控制输液速度和量；密切观察病情，如有无面色苍白、烦躁不安、呼吸困难、端坐呼吸、吐泡沫样痰、水肿、肝大等心力衰竭的表现，一旦出现上述表现，立即置患儿于半卧位，给予吸氧，及时与医师取得联系，并按心力衰竭护理。

（3）预防脑血栓　法洛四联症患儿血液黏稠度高，夏天、发热、出汗、吐泻时，体液量减少，加重血液浓缩，易形成血栓，尤其是脑血栓，因此要注意供给充足的液体，必要时可静脉输液。

(4) 预防昏厥和抽搐的发生　法洛四联症患儿因活动、哭闹、便秘等可引起缺氧发作，出现阵发性呼吸困难，甚至昏厥、抽搐，应限制患儿活动量，重症卧床休息，间歇吸氧，一旦缺氧发作，应将患儿置于胸膝卧位，给予吸氧，并与医师合作，给予吗啡及普萘洛尔抢救治疗。

(5) 用药护理　洋地黄类药物是治疗本病的常用药物，应用时必须仔细复核剂量，注意给药方法，密切观察药物疗效及其不良反应。①每次应用洋地黄前应测脉搏，必要时听心率，若婴幼儿脉率每分钟少于 90 次，年长儿每分钟少于 70 次或脉律不齐时，暂停用药，并与医师联系考虑是否继续用药；②注意按时按量服药，为了保证洋地黄剂量准确，应单独服用，勿与其他药物混合，如患儿服药后呕吐，要与医师联系，决定补服或用其他途径给药；③洋地黄有效的指标是气促改善、心率减慢、肝脏缩小、尿量增加、患儿安静、情绪好转；④洋地黄的毒性反应有食欲减退、恶心、呕吐等消化系统表现，心动过缓或过速、期前收缩、房室传导阻滞等心律失常表现，视力模糊、黄视、嗜睡、昏迷等神经系统表现；⑤钙剂与洋地黄有协同作用，应避免同时使用，低血钾时可促使洋地黄中毒，应适当补充钾盐。

5. 减轻焦虑或恐惧

重症先天性心脏病患儿，对疾病缺乏认识，正常活动受到限制，生长发育落后于同龄儿童，又面临手术，容易产生焦虑、自卑、恐惧心理。因此应给予患儿良好的休息环境，使患儿感觉舒适，以减轻精神负担；医护人员态度要和蔼可亲，对患儿体贴关心，建立良好的护患关系，取得患儿及家长的信任；应鼓励患儿进行适当的游戏和活动；要重视对患儿进行必要的心理咨询，细致了解并让患儿说出焦虑、恐惧的原因，有针对性地向患儿及家长进行卫生知识宣传，解释病情和检查、治疗经过，特别要宣传心脏外科手术的进展、技术的提高、同类疾病治愈的病例，使患儿及家长克服焦虑、紧张、悲观、恐惧等不正常心理现象，增强治愈信心，积极配合检查治疗。

十、健康教育

(1) 向患儿及家长介绍先天性心脏病发生的原因、主要表现、护理要点以及手术适宜年龄，特别要宣传心脏外科手术的进展，增强患儿及家长治愈疾病的信心。

(2) 指导家长合理安排患儿饮食，耐心喂养。可给予高蛋白、高维生素、高能量的食物，以满足生长发育的需要，同时要强调多食含膳食纤维较多的蔬菜、水果等，以保证大便通畅，一般若 2d 不排便，应给予开塞露通便。

(3) 建立合理的生活制度，使患儿劳逸结合；教会家长评估患儿活动耐受力的方法和限制活动的指征；学会观察心力衰竭和脑缺氧的表现，以便及时就诊。

(4) 强调预防感染的重要性，加强护理，按时预防接种，按医嘱合理用药。

(5) 鼓励患儿与正常儿童接触，建立正常的社会行为方式。教会年长患儿自我监测脉搏的方法。定期带患儿到医院复查，调整心功能到最好状态，使患儿能安全到达手术年龄，安度手术关。

(6) 虽然引起先天性心脏病的原因尚未完全明确，但加强孕妇的保健，特别是在妊娠早期适量补充叶酸，积极预防风疹、流感等病毒性疾病以及避免与发病有关的高危因素接触，对预防先天性心脏病具有积极意义。目前，在妊娠早、中期通过胎儿超声心动图、染色体及基因诊断等方法，可对先天性心脏病进行早期诊断和早期干预。

第五节　急性肾小球肾炎

急性肾小球肾炎简称急性肾炎，是不同病因所致感染后免疫反应引起的急性弥漫性肾小球炎性病变，发病率一般为10%～12%，多见于5～14岁儿童，特别是6～7岁小儿，男女比例为2∶1，常呈良性自限过程。预后良好，只有个别病例于急性期死亡。常见的是急性链球菌感染后肾小球肾炎。

一、病因

本病多由A组β溶血性链球菌感染后引起的免疫复合物性肾炎，继发于呼吸道和皮肤感染。除β溶血性链球菌外，其他细菌如金黄色葡萄球菌、肺炎链球菌和革兰阴性杆菌、病毒、支原体等也可致病。

二、发病机制

A组β溶血性链球菌感染后对链球菌的某些抗原成分产生抗体，抗原抗体结合形成循环免疫复合物，随血流抵达肾脏，沉积于肾小球基底膜上并激活补体系统，引起免疫和炎症反应，使基底膜损伤，血液成分漏出毛细血管，尿中出现蛋白、红细胞、白细胞和各种管型。与此同时，细胞因子等又能刺激肾小球内皮和系膜细胞肿胀、增生，严重时可有新月体形成，使肾小球滤过率降低，出现少尿、无尿，严重者发生急性肾衰竭。因滤过率降低，水钠潴留，细胞外液和血容量增多，临床上出现不同程度的水肿、循环充血和高血压，严重者可出现高血压脑病。

三、临床表现

1. 前驱感染

急性肾炎发病前多有呼吸道或皮肤链球菌前驱感染史，尤以咽扁桃体炎常见，夏秋则为皮肤感染。

2. 典型表现

起病时可有低热、食欲减退、疲倦、乏力、头晕、腰部钝痛等非特异症状。

（1）水肿、少尿　水肿为最常见和最早出现的症状。初期多为眼睑及颜面部水肿，渐波及躯干、四肢，严重者遍及全身，呈非凹陷性。尿量明显减少，严重者可出现无尿，一般在1～2周内随尿量增多，水肿逐渐消退。

（2）血尿　起病几乎都有血尿，轻者仅有镜下血尿，30%～70%患儿有肉眼血尿，肉眼血尿多在1～2周消失后转为镜下血尿，而镜下血尿一般持续数月，运动后或并发感染时血尿可暂时加剧。

（3）蛋白尿　程度不等，约有20%患儿达肾病水平。

（4）高血压　30%～80%可有高血压，一般学龄前儿童＞120/80mmHg，学龄儿童＞130/90 mmHg，多为轻度或中度增高，一般在 1～2 周内随尿量增多而恢复正常。

3. 严重表现

少数患儿在病期 2 周内可出现严重症状。

（1）严重循环充血　由于水钠潴留，血浆容量增加而出现循环充血，严重者表现为明显气急、端坐呼吸、咳嗽、咳粉红色泡沫样痰、两肺布满湿啰音、心脏扩大，甚至可出现奔马律、肝大而硬、水肿加重以及胸腔积液和腹水等。

（2）高血压脑病　血压骤升，超过脑血管代偿性收缩能力，脑组织血液灌注急剧增多而致脑水肿。临床上出现头痛、烦躁不安、恶心呕吐、复视或一过性失明，严重者突然出现惊厥和昏迷等。

（3）急性肾衰竭　急性肾炎患儿在尿量减少的同时可出现暂时性氮质血症，严重少尿或无尿患儿出现电解质紊乱和代谢性酸中毒及尿毒症症状。一般持续 3～5 天，在尿量逐渐增多后病情好转。

四、辅助检查

尿波检查。尿蛋白在＋～＋＋＋之间，镜下除见大量红细胞外，可见透明颗粒或红细胞管型。

五、治疗原则

1. 一般治疗

急性期卧床 2～3 周，直到血尿消失、水肿消退、血压正常，即可下床轻微活动。红细胞沉降率正常后可上学，但仅限于完成课堂作业。尿常规正常 3 个月后方可恢复体力活动。

2. 饮食摄入量

对有水肿、血压高者用免盐或低盐饮食。水肿重且尿少者限水。对有氮质血症者限制蛋白质摄入。小儿于短期内应用优质蛋白，可按 0.5g/kg 计算。注意以糖类等提供热量。

3. 感染灶的治疗

对有咽部、皮肤感染灶者应给予青霉素或其他敏感药物治疗 7～10d。

4. 对症治疗

有明显水肿应利尿消肿，高血压者适当降血压。

（1）利尿　对经限水、限盐、卧床休息治疗后仍存在明显水肿者，应使用利尿剂治疗。如氢氯噻嗪，剂量为每天 1～2mg/kg，分 2～3 次口服；肾功能受损及噻嗪类效果不明显者，可应用襻利尿剂，如注射呋塞米，每次 1～2mg/kg，必要时 6～8h 后可重复应用。禁止使用渗透性利尿剂和保钾利尿剂，如螺内酯。

（2）控制血压

① 理想的血压。尿蛋白低于 1g/d 时，血压应在 17.3/10.6kPa（130/80mmHg）以下；尿蛋白超过 1g/d 时，血压应在 16.6/10kPa（125/75mmHg）以下。

② 降压治疗。如经休息、控制饮食及利尿后舒张压仍大于 12.0kPa（90mmHg）时，可考虑降压治疗。

a. 硝苯地平：为降压首选药物，属钙通道阻滞剂，剂量为0.2～0.3mg/（kg·d），每天3～4次口服。

b. 卡托普利：初始剂量为每天0.3mg/kg，之后视病情变化可增量，最大用量为每天2mg/kg，与硝苯地平交替使用降压效果更好。

5. 严重病例的治疗

（1）严重循环充血者的治疗　应减轻心脏负担（休息、限水、限盐、减少饮食、少量多次、利尿、降压）。

（2）表现有肺水肿者的治疗　可用硝普钠5～20mg加入10%葡萄糖液100mL中，以1μg/（kg·min）速度静脉滴注。用药时严密监测血压，以防发生低血压。根据血压调整速度，但最高每分钟不超过8μg/kg。本药应新鲜配制，输液瓶以黑纸覆盖以避光。药物治疗无效可予透析治疗。

（3）高血压脑病的治疗　用强有力的利尿、降压药，首选硝普钠治疗，有惊厥者应镇静、降颅压。

（4）急性肾衰竭的治疗　当呋塞米常规剂量无效时，可增加至每次5mg/kg。若仍无利尿效果，则不必再用。24h入液量控制在400mL/m^2。必须及时处理水潴留、高钾血症和低钠血症等危及生命的水、电解质紊乱，必要时采用透析治疗。

六、护理问题

1. 体液过多

体液过多与肾小球滤过率下降、尿量减少、水钠潴留有关。

2. 活动无耐力

活动无耐力与水肿、低盐饮食及并发症有关。

3. 潜在并发症

（1）高血压脑病　与高血压引起血管痉挛及脑水肿有关。

（2）严重循环充血　与水钠严重潴留有关。

（3）急性肾功能不全　与肾严重受损有关。

4. 知识缺乏

知识缺乏与缺乏疾病的防治知识有关。

七、护理措施

1. 水肿的护理

（1）向患儿及家属讲解体液过多是由于肾小球炎症导致肾小球滤过率下降、进入体内的水钠不能排出体外所致。

（2）饮食　有水肿及高血压的患儿应限制钠盐的摄入，食盐每天1～2g；有氮质血症时应限制蛋白摄入量，每天0.5g/kg；供给高糖饮食以满足小儿热量的需要；除非严重少尿或循环充血，一般不必严格限水。在尿量增加、氮质血症消除后应尽早恢复蛋白质的供应，以保证小儿生长发育的需要。水肿消退、血压正常后，可恢复正常饮食。

(3) 准确记录24h内进出人体的液体量。

(4) 每天测量体重，评估水肿的情形，体重增加表示水分在体内潴留。每天同一时间以同一体重计测量患儿体重，通常最好在早餐前且患儿穿最少的衣服时测量。

(5) 遵医嘱给予利尿药，并注意观察药物的疗效。

(6) 应避免肌内注射，若有必要，应严格遵循无菌操作规范，注射后按压针孔至无渗液为止。

(7) 监测生命体征及电解质。

2. 合理安排运动

规定适合患儿的活动量，逐步提高患儿的活动耐力。

(1) 休息　休息能减少潜在并发症的发生。要向患儿及家长强调休息的重要性以取得合作，并鼓励患儿及家属参与制订休息计划。一般起病2周内患儿应卧床休息；待水肿消退、血压降至正常、肉眼血尿消失时，可下床轻微活动或户外散步；病后2～3个月若离心尿每高倍视野红细胞在10个以下、血沉正常时可上学，但应避免体育活动；随着尿内红细胞逐步减少，ADDIS计数恢复正常后可恢复正常活动。一旦开始活动，应注意观察患儿是否疲劳。

(2) 加强生活护理　患儿卧床期间给予生活帮助，指导患儿进食含盐少、能量高的可口食物。提供一切生活护理，尽量减少患儿的活动量。如果活动耐力降低是由于长期低盐饮食所致，应指导患儿适当增加盐的摄入。

(3) 创造良好的休息环境　病房应宽敞明亮、清洁卫生，对于不能遵医嘱休息的患儿，除耐心说服教育外，可讲故事、听音乐、提供画报及患儿感兴趣的其他物品，但尽量不要让患儿过度兴奋。对有焦虑情绪的年长患儿可进行开导，尽量让患儿处于最佳心态，以促进患儿身心康复。

3. 病情观察

严密观察病情变化，预防并发症的发生。

(1) 观察尿量、尿色，准确记录24h内进出人体的液体量。应用利尿剂时每天测体重，每周留尿标本送尿常规检查2次。患儿尿量增加、肉眼血尿消失提示病情好转；如尿量持续减少，出现头痛、恶心、呕吐等，要警惕急性肾功能不全的发生，并做好透析前的心理护理。

(2) 观察血压变化，若出现血压突然升高、剧烈头痛、呕吐、眼花等，提示高血压脑病，应配合医师积极救治。

(3) 密切观察呼吸、心率、脉搏等的变化，若患儿出现明显气急、端坐呼吸、频咳、心率增快、肝大等，应警惕严重循环充血的发生。

4. 其他措施

向患儿及家属宣教疾病的有关知识，使其配合治疗。

(1) 药物宣教内容聚焦于水剂与降压药，需严密监测其治疗效果及药物不良反应的发生情况。应用降压药后应定时测量血压，检查降压效果，并观察有无不良反应，如应用利血平后可有鼻塞、面红、嗜睡等不良反应。应用降压药的患儿应避免突然起立，以防直立性低血压的发生。应用利尿剂尤其是静脉注射呋塞米后要注意有无大量利尿，有无脱水、电解质紊乱等。

(2) 向患儿及家属宣传本病是一种自限性疾病，无特异疗法，主要是休息、对症处理、加强护理。使患儿及家长了解预防本病的根本方法是预防感染，因此，应锻炼身体、增强体质、避免或减少呼吸道及皮肤感染。

本病一般经过治疗和调理预后良好，痊愈率为90%～95%，急性期重症病死率近年来亦显著降低（1%～2%），转为慢性肾炎者罕见。一旦发生上呼吸道或皮肤感染应及早应用青霉素（或红霉素）彻底治疗，但该病痊愈后一般无需定期给予长效青霉素。

八、健康教育

向患儿及家属宣传本病是一种自限性疾病，强调限制患儿活动是控制病情发展的重要措施，尤以前2周最为关键，同时说明本病的预后良好。锻炼身体、增强体质、避免或减少上呼吸道感染是本病预防的关键，一旦发生了上呼吸道或皮肤感染，应及早应用抗生素彻底治疗。

第六节 生长激素缺乏症

生长激素缺乏症（growth hormone deficiency，GHD）又称垂体性侏儒症（pituitary dwarf ism），是由于腺垂体合成和分泌的生长激素（GH）部分或完全缺乏，或由于结构异常、受体缺陷等所致生长发育障碍，致使儿童身高低于同年龄、同性别、同地区正常儿童平均身高2个标准差（-2SD）或在儿童生长曲线第3百分位数以下，是儿科临床常见的内分泌性疾病之一。

发生率为20/10万～25/10万，男∶女为3∶1，大多为散发性，少部分为家族性遗传。

一、病因

导致生长激素缺乏的原因有原发性、获得性和暂时性三种。

1. 原发性占绝大多数

(1) 遗传因素　占5%左右，大多有家族史。人生长激素基因簇位于17q22～q24，是由CHI（GH-N）、CSHP1、CSH1、GH2、CSH2五个基因组成的长约55kbp的DNA链。GH1是人生长激素的编码基因，它的缺陷即引起单纯性生长激素缺乏症（IGHD）。此外，下丘脑Pit-1转录调控基因缺陷将导致多种垂体激素缺乏综合征（MPHD）。

(2) 特发性下丘脑、垂体功能障碍　下丘脑、垂体无明显病灶，但分泌功能不足，这是生长激素缺乏的主要原因。

(3) 发育异常　垂体不发育、发育异常或空蝶鞍等均可引起生长激素合成和分泌障碍，其中有的伴有视中隔发育不全（septo-opticdysplasia）、唇裂、腭裂等畸形，合并有脑发育严重缺陷者常在早年夭折。

2. 获得性（继发性）

多为器质性，继发于下丘脑、垂体或其他颅内肿瘤、感染、放射性损伤和头部创伤等。

3. 暂时性

社会心理性生长抑制、原发性甲状腺功能减退等均可造成暂时性 GH 分泌功能低下，在外界不良因素消除或原发病治疗后可恢复正常。

二、发病机制

人生长激素（hGH）由腺垂体的生长素细胞分泌和储存，它的释放受下丘脑分泌的生长激素释放激素（GHRH）和生长激素释放抑制激素（GHIH）的调节。GHRH 能刺激垂体释放 hGH，GHIH 对 hGH 的合成和分泌有抑制作用。垂体在这两种激素的交互作用下以脉冲方式释放 hGH，而中枢神经系统则通过多巴胺、5-羟色胺和去甲肾上腺素等神经递质控制下丘脑 GHRH 和 GHIH 的分泌。儿童时期每天 GH 的分泌量超过成人，在青春发育期更为明显。

生长激素的基本功能是促进生长，同时也是体内代谢途径的重要调节因子，调节多种物质代谢。①促生长效应：促进人体各种组织细胞增大和增殖，使骨骼、肌肉和各系统器官生长发育，骨骼的增长即导致个体长高。②促代谢效应：GH 的促生长作用的基础是促合成代谢，可促进各种细胞摄取氨基酸，促进细胞核内 mRNA 的转录，最终使蛋白质合成增加；促进肝糖原分解，同时减少对葡萄糖的利用，降低细胞对胰岛素的敏感性，使血糖升高；促进脂肪组织分解和游离脂肪酸的氧化生酮过程；促进骨骺软骨细胞增殖并合成含有胶原及硫酸黏多糖的基质。当下丘脑、垂体功能障碍或靶细胞对生长激素无反应时均可造成生长落后。

三、临床表现

1. 原发性生长激素缺乏症

（1）生长障碍　患儿出生时的身高和体重可正常，1 岁以后呈现生长缓慢，身高落后比体重低下更为显著，身高年增长速度<5cm，智能发育正常。随着年龄增长，其外观明显小于实际年龄，面容幼稚（娃娃脸），手足较小，身高低于正常身高均数-2SD 以下，但上下部量比例正常，体形匀称。

（2）骨成熟延迟　出牙及囟门闭合延迟，由于下颌骨发育欠佳，恒齿排列不整。骨化中心发育迟缓，骨龄小于实际年龄 2 岁以上，但与其身高年龄相仿。

（3）青春发育期推迟。

（4）智力正常　部分患儿同时伴有一种或多种其他垂体激素缺乏，患儿除有生长迟缓外可有其他症状。如伴 TSH 缺乏，可有食欲缺乏、不爱活动等轻度甲状腺功能不足症状；伴有促肾上腺皮质激素乏者，易发生低血糖；伴有促性腺激素缺乏者性腺发育不全，至青春期仍无性器官发育和第二性征发育。

2. 继发性生长激素缺乏症

可发生于任何年龄，并伴有原发疾病的相应症状，其中由于围生期异常情况导致的常伴有尿崩症。颅内肿瘤多有头痛、呕吐、视野缺损等颅内压增高和视神经受压迫等症状和体征。

四、辅助检查

1. 生长激素刺激试验

生长激素缺乏症的诊断依靠 GH 水平的测定。正常人体 GH 呈脉冲性释放，故随机采血测 GH 无诊断价值。临床多采用 GH 刺激试验来判断垂体分泌 GH 的功能。GH 分泌功能的生理性试验包括运动试验和睡眠试验，两者用于对可疑患儿的筛查。GH 分泌功能的药物刺激试验包括胰岛素、精氨酸、可乐定、左旋多巴试验，有两项不正常方可确诊 GHD。各种药物刺激试验均需在用药前（0min）采血测定 GH 基础值。一般认为在试验过程中，GH 峰值 $<10\mu g/L$ 即为分泌功能不正常。

2. 胰岛素样生长因子-1（IGF-1）和胰岛素样生长因子结合蛋白（IGFBP3）测定

血中 IGF-1 大多与 IGFBP3 结合（95%以上）。两者分泌模式与 GH 不同，呈非脉冲分泌，血中浓度稳定，且与 GH 水平一致，一般可作为 5 岁到青春发育期儿童 GHD 筛查检测。但该指标有一定的局限性，正常人的 IGF-1 和 IGFBP3 水平受各种因素影响，如年龄、性别、营养状况、性发育程度和甲状腺功能状况等，故必须建立不同性别和年龄组儿童的正常参考值范围。

3. CT 扫描、 MRI 检查

对确诊为 GHD 的儿童，根据需要做头颅侧位摄片、CT 扫描、MRI 检查，以了解下丘脑-垂体有无器质性病变，尤其对检测肿瘤有重要意义。

4. 染色体检查

对女性矮小伴青春期发育延迟者应常规做染色体检查，以排除染色体病，如 Turner 综合征等。

5. 根据临床表现可选择性地检测

检测血清 TSH、T3、T4、催乳激素（PRL）、肾上腺皮质激素（ACTH）、皮质醇水平，以判断有无甲状腺、性腺激素等缺乏。

五、治疗要点

采用激素替代治疗。

1. 生长激素替代治疗

基因重组人生长激素（recombinant hGH，rhGH）已被广泛应用，目前大多采用 0.1U/kg，每晚临睡前皮下注射一次，6～7 次/周，治疗应持续至骨折愈合为止。治疗过程中须监测甲状腺功能，若有缺乏，应加用甲状腺激素进行补充治疗。血清 IGF-1 和 IGFBP3 水平检测可作为 rhGH 疗效和安全性评估的指标。恶性肿瘤或有潜在肿瘤恶变者及严重糖尿病患儿禁用。

2. 生长激素释放激素（GHRH）治疗

用于下丘脑功能缺陷、GHRH 释放不足的 GHD 患儿。

3. 性激素治疗

对同时伴有性腺轴功能障碍的GHD患儿，在骨龄达12岁时即可开始用性激素治疗，以促使第2性征发育。男孩用长效庚酸睾酮，每月肌内注射一次，25mg，每3个月增加25mg，直至100mg。女孩用炔雌醇1～2μg/日，或妊马雌酮，剂量自0.3mg/日起，逐渐增加，同时监测骨龄。

六、常见护理诊断/问题

（1）生长发育迟缓　与生长激素缺乏有关。

（2）体像紊乱　与身高低于同龄人有关。

（3）知识缺乏　与患儿及家长缺乏生长激素注射技术有关。

七、预期目标

（1）患儿身高增长加速。

（2）患儿对自身疾病有正确认识。

（3）患儿及家长学会注射生长激素，掌握相关知识。

八、护理措施

1. 用药护理

（1）遵医嘱给予生长激素替代治疗，正确皮下注射生长激素，临睡前注射，注射部位一般在腹壁，每次注射更换部位，以免发生局部皮下脂肪萎缩硬化。

（2）观察生长激素注射的不良反应；如注射部位红肿、暂时性视盘水肿、颅内高压、股骨头骨骺部滑脱和坏死、血糖升高、甲状腺功能减退等。

2. 合理安排饮食与休息

（1）给予患儿高热量、高蛋白、维生素丰富饮食，可补充维生素D与钙剂。

（2）每天运动1h以上。

（3）保证充足睡眠。

3. 心理护理

（1）帮助儿童正确看待自我形象的改变，树立正向的自我概念。

（2）正确看待每天注射，鼓励患儿表达自己的情感。

（3）家长应关注儿童有无心理和行为问题。

4. 健康教育

（1）教会家长或儿童生长激素皮下注射的技术，每天更换注射部位。

（2）告知注射rhGH的不良反应。

（3）强调定期随诊的重要性，每3个月随诊1次，复查血糖、IGF-1、IGFBP-3及甲状腺功能等。

九、护理评价

经过治疗及护理，患儿及其父母是否能掌握生长激素皮下注射方法、患儿心理状态是否正常、是否发生心理和行为问题。

参考文献

[1] 张蕾．实用护理技术与专科护理常规［M］．北京：科学技术文献出版社，2019.

[2] 王雪玲．现代护理新思维［M］．天津：天津科学技术出版社，2018.

[3] 明艳．临床护理实践［M］．北京：科学技术文献出版社，2019.

[4] 张文燕，冯英，柳国芳，等．护理临床实践［M］．青岛：中国海洋大学出版社，2019.

[5] 李秋华．实用专科护理常规［M］．哈尔滨：黑龙江科学技术出版社，2020.

[6] 栾瑞红，温君凤，宋瑞英，等．护理综合临床实践［M］．厦门：厦门大学出版社，2019.

[7] 黄俊蕾，赵娜，李丽沙，等．新编实用临床与护理［M］．青岛：中国海洋大学出版社，2019.

[8] 石焕玲，时贞兰，鲍丽秀．现代消化内镜护理技术［M］．昆明：云南科学技术出版社，2020.

[9] 沈燕．现代临床护理精要［M］．北京：科学技术文献出版社，2018.

[10] 赵春苗，郝继玉，管娜娜，等．现代临床实用护理［M］．沈阳：沈阳出版社，2019.

[11] 赵玉洁．常见疾病护理实践［M］．北京：科学技术文献出版社，2019.

[12] 孙大芳，李芬，官昌艳，等．现代护理技术与临床护理实践［M］．哈尔滨：黑龙江科学技术出版社，2018.

[13] 陈荣珠，朱荣荣．妇产科手术护理常规［M］．合肥：中国科学技术大学出版社，2020.

[14] 宋美茹．最新内科护理精要［M］．天津：天津科学技术出版社，2018.

[15] 王进美．现代消化内镜护理精要［M］．汕头：汕头大学出版社，2019.

[16] 刘芳．脑卒中康复护理［M］．厦门：厦门大学出版社，2018.

[17] 江蕊，王冠容，范乐莉，等．现代实用手术室护理［M］．北京：科学技术文献出版社，2019.

[18] 刘莹．现代手术室护理关键［M］．天津：天津科学技术出版社，2018.

[19] 陈爱萍，谢家兴．实用康复护理学［M］．北京：中国医药科技出版社，2018.

[20] 陈小艳，余丽娜．专科护理师发展及研究进展［J］．护理研究，2019，33（20）：3540-3544.

[21] 曹晶，吴欣娟．专科护士临床护理实践与管理模式［J］．中华护理教育，2019，16（9）：654-656.

[22] 皮红英，唐静萍，王玉玲，等．专科护士队伍的建设与使用［J］．中华护理教育，2019，16（9）：645-648.

[23] 马红梅，陈湘玉，冯亚婷．专科护士的认证和再认证制度研究现状及思考［J］．护理研究，2019，33（14）：2449-2452.

[24] 刘慧玲．中美护理学科建制化过程比较研究［D］．太原：山西医科大学，2009.

[25] 王迪，柏亚妹，朱静，等．我国专科护士核心能力相关文献计量学分析［J］．护理研究，2018，32（19）：3107-3110.

[26] 樊晓奇，刘娟．我国专科护士岗位管理实施现况的研究进展［J］．护理研究，2019，33（6）：1011-1014.

[27] 夏幸阁，黄惠根．日本专科护士教育机构审查制度［J］．中国护理管理，2019，19（4）：632-636.

[28] 孟祥宇．日本护理门诊及专科护士培养现状［J］．中国护理管理，2019，19（1）：9-12.

[29] 李葆华．门诊——护理学科发展新舞台［J］．中国护理管理，2019，19（01）：1-3.

[30] 翁艳秋，郝建玲，张玲娟．阶梯式专科护士培养与使用［J］．中华护理教育，2019，16（9）：661-664.